中国老年健康服务发展报告（2020）

于建荣　崔宝善　主编

科学出版社

北京

内 容 简 介

本书介绍了人口老龄化的现状和发展趋势，概述老年健康服务的定义和内涵，并对国内外老年健康服务的现状、趋势和对策进行了分析，以医疗服务与医养结合、老年护理与长期照护、疗养康复与健康旅游、智慧医疗与智慧健康服务、老年营养与科学养生、适老环境与适老辅具、精神关爱与心理服务、养老保险与健康保险、老年人权益与法律保护九个内容为重点，提出了相应的对策和建议，具有创新性、科学性、实用性和可操作性。

本书适用于老年健康服务领域相关的政府和研究机构、从事老年健康服务产业的企业、社会团体等组织以及其他相关从业人员参考学习。

图书在版编目（CIP）数据

中国老年健康服务发展报告. 2020 / 于建荣，崔宝善主编. —北京：科学出版社，2020.6

ISBN 978-7-03-065448-9

Ⅰ.①中… Ⅱ.①于… ②崔… Ⅲ.①老年人－医疗卫生服务－研究报告－中国－2020 Ⅳ.①R199.2

中国版本图书馆 CIP 数据核字(2020)第 098992 号

责任编辑：罗　静　刘　晶 / 责任校对：严　娜
责任印制：赵　博 / 封面设计：无极书装

科 学 出 版 社 出版
北京东黄城根北街 16 号
邮政编码：100717
http://www.sciencep.com
北京科印技术咨询服务有限公司数码印刷分部印刷
科学出版社发行　　各地新华书店经销

*

2020 年 6 月第　一　版　　开本：889×1194 1/16
2025 年 2 月第三次印刷　　印张：16 1/4
字数：522 000
定价：**168.00 元**

(如有印装质量问题，我社负责调换)

《中国老年健康服务发展报告（2020）》
编委会名单

主　　编：于建荣　　崔宝善

执行主编：毛开云　　范月蕾

副 主 编：江洪波　　张春阳　　陈大明　　王　跃

编写委员会（按姓氏汉语拼音排序）：

自　序

　　健康是民之所望，政之所为。习近平总书记指出"要把人民健康放在优先发展的战略地位"，对"健康中国"建设作出全面部署。近年来，面对我国人口老龄化已经进入快速发展期，高龄老年人和失能老年人快速增加等形势，我国加大推进"健康中国"建设以及促进健康老龄化，不断深化改革，构建现代化的老年医疗保健服务体系，老年健康服务事业发展取得了显著成就。

　　这次史无前例的新冠肺炎疫情抗击斗争，给我们带来很多思考和启示，老年人免疫力差、发病多、病死率高，防控中也暴露了当前老年健康服务领域还存在老年医疗服务供需不匹配、资源布局结构不合理、养老机构发展不平衡及医疗卫生服务体系碎片化等问题和短板。在后疫情时期更需要在这些方面进一步关注和研究。

　　近年来，中国老年保健医学研究会老年健康服务分会在总会的领导下，为不断提高老年人健康水平、改善老年人生活质量，有效提升老年人获得感和幸福感，以"积极老龄观、健康老龄化、幸福老年人"为宗旨，积极开展中国老年健康服务促进行动，实施"九九关爱工程"，开展"双圈行动""双千行动"等活动，有力推进老年健康服务工作。与此同时，积极围绕"改革创新老年健康服务体系"这一主题开展了很多富有成果的研究，自2016年以来，中国科学院上海生命科学信息中心和老年健康服务分会组织专家对中国老年健康服务的历史与现状、实践与探索、经验与教训等问题进行深入调研，积极探索，提出对策，并在先前编写的《中国老年健康服务现状发展报告》的基础上，进一步全面、系统地进行梳理，并从医疗服务与医养结合、老年护理与长期照护、疗养康复与健康旅游、智慧医疗与智慧健康服务、老年营养与科学养生、适老环境与适老辅具、精神关爱与心理服务、养老保险与健康保险、老年人权益与法律保护九个方面，对我国老年健康服务的现状、趋势和对策进行分析和阐述，编写了《中国老年健康服务发展报告（2020）》。

　　一、坚持"新意"，具有鲜明的时代感。该报告以习近平新时代中国特色社会主义思想，深入贯彻习近平总书记提出的"将健康融入所有政策""切实解决影响人民群众健康的突出环境问题""推动全民健身和全民健康深度融合""加强食品安全监管""努力减少公共安全事件对人民生命健康的威胁""为老年人提供连续的健康管理服务和医疗服务"等要求，明确了医疗卫生、环境保护、食品安全、民政养老等部门须"守土有责"，也契合了"把以治病为中心转变为以人民健康为中心"的新主旨。

　　二、抒发"心意"，胸怀强烈的使命感。"健康中国"上升为国家战略，明确显示了"全"与"民"的两大要义。"全"字涵盖"全体人民"的生命"全周期"健康，"民"字是秉持施政所向、心系于民。该报告通过调研考察等多种方式，望闻问切、听取民声、体察民情、了解民愿，思考谋划老年健康服务怎样更真切惠及到每位老人，为他们带去更多、更广、更公平的健康福祉，这些新意背后的心意，是强烈的使命感。

　　三、满载"创意"，带来前沿的科技感。该报告系统分析互联网、云技术、AI、5G等科技手段在老年健康服务中起到的积极作用，数字化技术支撑了老年健康服务信息的收集、传递和应用。互联网和数据智能技术助力为老年健康服务、在线医疗咨询、远程监测监视等，提升了老年健康服务工作的效率，在这次新冠肺炎疫情防控工作中得到了很好的验证，发挥了巨大的作用。

四、体现"诚意"，充满高度的责任感。该报告编写人员以严谨科学的态度，针对当前我国老年健康服务体系的现状，试图以系统和整合的眼光探索我国健康服务体系，对老年健康服务体系进行医学、老年学、管理学、经济学、卫生学、信息学等多学科分析，列举了大量数据和案例，有实用性和可操作性，希望能为研究者和有关部门提供咨询参考。

希望本书能够为我国老年健康服务领域的政策制定、研究、管理、服务人员，以及关心我国老年健康服务发展的社会各界人士提供有益参考。由于时间仓促，有的资料收集还不全面，有的分析不够透彻，有的数据还不太准确，敬请广大读者提出宝贵意见，批评指正。我们将不断探索和研究，努力改进和完善，为我国老年健康服务积极建言献策。

中国老年保健医学研究会老年健康服务分会会长

中国科学院上海营养与健康研究所/中国科学院上海生命
科学信息中心主任

2020 年 4 月 17 日

前　言

当前，我国正处于人口老龄化快速发展阶段，截至 2018 年年底，60 岁及以上老年人口达 2.49 亿，占总人口的比重为 17.9%。而老年人健康状况也不容乐观，2018 年我国人均预期寿命为 77.0 岁，但据研究，人均健康预期寿命仅为 68.7 岁。患有一种以上慢性病的老年人比例高达 75%，失能和部分失能老年人超过 4000 万。

面对如此严峻的老龄化挑战，我国亟须开拓一条中国特色的老龄化服务路径，这将为世界同样步入"未富先老"之列的国家提供中国智慧与中国经验。为此，中共中央、国务院于 2016 年 10 月印发了《"健康中国 2030"规划纲要》，明确提出要为老年人提供治疗期住院、康复期护理、稳定期生活照料、安宁疗护一体化的健康和养老服务。习近平总书记在 2016 年全国卫生与健康大会上强调，要把人民健康放在优先发展的战略地位，努力为人民群众提供全生命周期的卫生与健康服务，为老年人提供连续的健康管理服务和医疗服务。

人口老龄化快速增长为我国健康事业发展带来严峻挑战的同时，也同样带来了巨大的发展机遇。一方面，老年人口的增加，带来了健康服务的巨大需求；另一方面，国家的重视与政策的倾斜，也在不断助推我国老龄健康服务产业的蓬勃发展。随着老龄化程度的加深、养老服务的多样化，老年服务市场逐渐被放开，对本不健全的养老服务市场监管提出了更大的挑战，同时更易使老年服务市场陷入混乱境地。

本书试图全面、系统地梳理我国老年健康服务产业发展状况，并从医疗服务与医养结合、老年护理与长期照护、疗养康复与健康旅游、智慧医疗与智慧健康服务、老年营养与科学养生、适老环境与适老辅具、精神关爱与心理服务、养老保险与健康保险、老年人权益与法律保护等九个方面，对我国老年健康服务的现状、趋势和对策进行分析，旨在进一步明晰当前我国老年服务产业面临的问题与挑战，对进一步提升我国老年健康服务产业具有重要意义。

希望本书能够为我国老年健康服务领域的政策制定者、研究人员、管理人员、从业人员，以及关心我国老龄健康发展的社会各界人士提供有益参考。同时也希望编著者能够积极听取各方意见，不断改进和完善，使其成为我国老年健康服务领域极具价值的报告。由于时间仓促，有的资料收集还不全面，有的分析还不够透彻，有的数据还不太准确，敬请广大读者提出宝贵意见，批评指正。

编写组

2020 年 4 月 15 日

目 录

第一章　中国老年健康服务概述

王　跃[1]　钱芝网[2]　王恒哲[1]　李丹丹[1]

1. 中国科学院上海营养与健康研究所/中国科学院上海生命科学信息中心；2. 上海健康医学院

随着全国人口年龄结构改变和社会经济发展，我国老年人口规模持续扩大。一方面，我国已成为世界上人口老龄化程度较高的国家之一，老年人口数量最多，老龄化速度最快，应对人口老龄化任务最重，对健康服务的需求愈发迫切；另一方面，老龄化人口在对社会形成压力的同时，也意味着我国有着巨大的养老需求，巨大的养老压力引发养老红利，快速发展的人口老龄化创造了一个庞大的消费市场，推动养老机构、康复中心和商业养老保险等服务的发展。

一、老年健康服务行业概述

（一）老年人与老龄化概念

1. 老年人划分标准

在年龄组别标准的基础上，国内外有研究者根据老年人的工作能力、健康情况和对卫生保健及社会照料需求，依据年代年龄（实际年龄或日历年龄）、社会年龄（社会学）、心理年龄（心理学）和生理年龄（生物学）对老年的标准加以界定。从人口学的角度看，有的研究者将老年人的年龄段分为准老年人（55～64岁）、"青年"老年人（65～75岁）和高龄老年人（75岁或80岁以上）；也有的学者将45～59岁定为老年前期（中老年人）、60～79岁为老年期（老年人）、80岁以上为高龄期（高龄老年人）、90岁以上为长寿期（长寿老年人）、100岁以上为百岁老年人。

目前，欧美国家及发达地区多采用65岁作为老年划分标准的界限。而在我国，中华医学会老年学会（1982）建议，将60周岁作为我国划分老年标准的界限。世界卫生组织（World Health Organization，WHO）根据现代人生理、心理结构上的变化，对全球人类素质和平均寿命进行测定，并将人的年龄阶段又做了新的划分，分别是：①44岁以下为青年；②45～59岁为中年人；③60～74岁为年轻老人（the young old）；④75～89岁为老老年人（the old old）；⑤90岁以上为非常老的老年人（the very old），或者称为长寿老人（the longevous）。该标准兼顾了发达国家和发展中国家，既考虑到了人类平均预期寿命不断延长的发展趋势，又是人类健康水平日益提高的必然结果。世界卫生组织的标准已逐步取代我国与西方国家现阶段划分老年人的通用标准。

2. 老龄化社会划分标准

人口老龄化是世界人口发展的普遍趋势，也是科学与经济不断发展进步的结果。老龄化社会是指老年人口占总人口达到或超过一定的比例的人口结构模型。根据1956年联合国《人口老龄化及其社会经济后果》确定的划分标准，当一个国家或地区 65 岁及以上老年人口数量占总人口比例超过 7%时，意味着这个国家或地区进入老龄化。1982 年维也纳老龄问题世界大会，则确定 60 岁及以上老年人口占总人口比例超过 10%，意味着这个国家或地区进入严重老龄化。

3. 老龄化发展特点

目前，全球老龄化发展具有以下几个特点。

第一，人口老龄化的速度加快。联合国经济和社会事务部人口司发布的《世界人口展望（2017 修订）》统计数据显示，1950 年全世界 60 岁以上的老年人大约有 2.0 亿，1990 年则为 4.8 亿，2017 年已达 9.62 亿，约占全世界人口总数的 13%。预计到 2050 年，老年人数量将猛增到 31 亿，占世界总人口的 21%，平均每年增长 9000 万。

第二，老年人口重心从发达国家向发展中国家转移。1950～2050 年的 100 年间，发达国家的老年人口将增加 3.8 倍，发展中国家的老年人口将增加 14.7 倍，因而世界老年人口日趋集中在发展中国家。1950 年到 1975 年，老年人口比较均匀地分布在发展中国家和发达国家，2000 年发展中国家的老年人口数约占全球老年人总数的 60%。预计到 2050 年，世界老年人口中超过 80%将生活在发展中国家。

第三，人口平均预期寿命不断延长。近半个世纪以来，世界各国的平均寿命都有不同程度的增加。19 世纪许多国家的平均寿命只有 40 岁左右，20 世纪末则达到 60～70 岁，一些国家已经超过 80 岁。2015 年世界平均寿命为 70.8 岁，日本平均寿命超过 83 岁，至今保持着世界第一长寿国的地位。

第四，高龄老年人（80 岁以上老人）增长速度快。高龄老人是老年人口中增长最快的群体。1950～2050 年，80 岁以上人口将以平均每年 3.8%的速度增长，大大超过 60 岁以上人口的平均速度（2.6%）。2017 年，全球高龄老人比例高达 2%，人口数量超过 1.52 亿。预计至 2050 年，高龄老人约 3.8 亿，占老年人总数的 1/5。

第五，老年人口中女性占多数，多数国家老年人口中女性超过男性。一般而言，老年男性死亡率高于女性。性别间的死亡差异使女性老年人成为老年人中的绝大多数。例如，美国女性老人的平均预期寿命比男性老人高 6.9 岁，日本为 5.9 岁，法国为 8.4 岁，中国为 3.8 岁。

4. 老龄化对社会发展的影响

随着人口老龄化进程的不断加快，老龄化对社会发展影响是多方面的。第一，劳动力老化和劳力供给长期缺乏。据联合国估计，西欧及日本的人口年龄中位数 1980 年分别为 34 岁和 33 岁，到 2030 年将上升至 52 岁及 37 岁，许多国家面临劳力短缺困境。第二，经济增长放缓。经济增长的要素是劳动、资本的投入、技术进步和制度安排。老龄化使资金中用于储蓄的部分增加，投资减少，欧盟预测若老龄化现象延续且政策不变，欧盟 23 国平均国内生产总值（GDP）增长率将从 2007～2020 年的 2.4%降到 2031～2050 年的不足 1%。第三，对公共财政可持续性造成冲击。美国、欧盟都已出现过养老金储备发生危机的现象。老年人的健康和医疗支出、护理费用等都大大高于其他人群。欧洲的经验性结论是：人口平均预期寿命每提高 1 岁，公共养老金支出占 GDP 比例上升 0.5%。日本在 1960 年到 1994 年之间，医疗费用占 GDP 的比例从 2.5%增加到 5.4%，研究表明，其中人口老龄化影响占 26.8%。第四，影响社会服务的制度性安排。老龄化造成人口结构变化，冲击了从教育、消费品结构、社区建设、医疗、护理等一系列社会服务制度性安排，需要作出相应调整。第五，影响国家及地区的安全。人口总量的过度萎缩将会影响安全。

（二）人口老龄化现状与趋势

1. 全球人口老龄化现状与趋势

《世界人口展望（2017年修订版）》数据显示，全球老龄化趋势继续加剧。全球80岁及以上人口到2100年将增加近7倍。根据WHO发布的《世界人口展望（2019年修订版）》的数据（图1-1），到2050年，全球1/6的人将达到65岁以上（16%），高于2019年的1/10（9%）；预计2019年至2050年，65岁以上人口比例将翻一番的地区包括北非和西亚、中亚和南亚、东亚和东南亚，以及拉丁美洲和加勒比地区。到2050年，居住在欧洲和北美的人口中将有1/4的人年龄在65岁或以上。2018年，全球65岁以上的人口数量史无前例地超过了5岁以下人口数量。此外，WHO还预计80岁及以上的人口数量将增长两倍，从2019年的1.43亿增加到2050年的4.26亿。

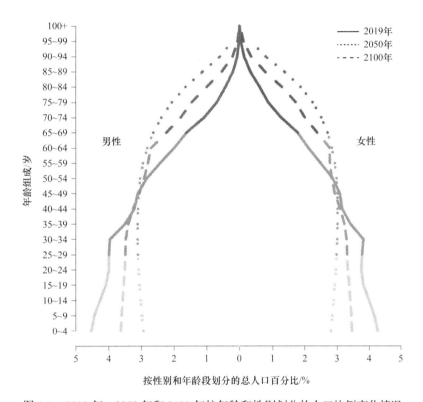

图1-1　2019年、2050年和2100年按年龄和性别划分的人口比例变化情况
数据来源：《世界人口展望（2019年修订版）》

在全球范围内，日本是老龄化程度最高的国家。日本内阁府2019年发布的《高龄社会白皮书（2019年版）》显示，截至2018年3月底，日本65岁以上人口占总人口比例高达27.7%，已经进入超高龄社会（图1-2）。全体劳动力人口（6720万人）中，65～69岁（454万人）和70岁以上（367万人）合计占到总劳力的12.2%，呈逐渐上升趋势。另据经济合作与发展组织（Organization for Economic Co-operation and Development，OECD）相关数据，日本的老年抚养比率超过50%；预计到2050年将进一步上升至接近80%。可以说，老龄化问题已经成为日本最严峻的社会问题之一。

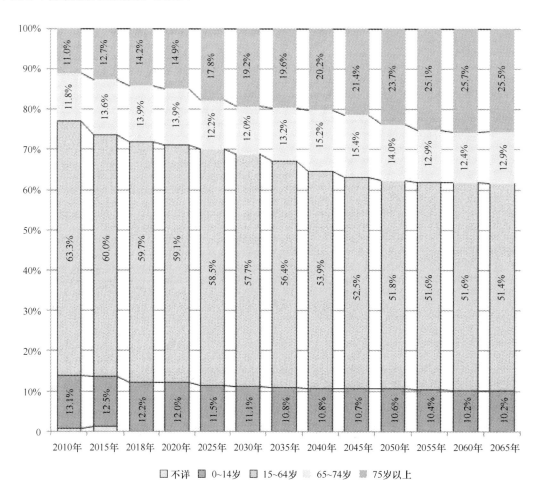

图 1-2　日本人口年龄阶层的分布情况（占总人口百分比）

数据来源：《高龄社会白皮书（2019 年版）》

　　根据美国人口普查局公布的数据，2018 年全美人口年龄中位数上升至 38.2 岁，表明美国已有一半人口年龄超过 38 岁；按性别划分，女性的年龄中位数为 39.5 岁，而男性为 36.9 岁。预计到 2060 年，美国人口年龄中位数将从现在的 38 岁提高到 43 岁。与此同时，2018 年 80 岁及以上的美国人口达到创纪录的 1270 万，高于 2010 年人口普查的 1120 万。该机构还预计，到 2035 年，美国老龄人口数量将超过儿童，达到 7800 万。

　　欧盟 2015 年发布的老龄化报告显示，欧洲大多数国家的人口正在迅速老龄化。根据欧盟统计局（Eurotast）公布的 2018 年欧盟国家人口统计，欧盟统计局预计欧盟人口数量将从 2044 年开始下降，老龄化问题将越来越严重，80 年以后整个欧盟的人口将从现在的 5.13 亿减少到 4.29 亿；到 2100 年，欧盟 65 岁以上人口的比重将会由 2019 年的 20%增至 31%；80 岁以上的人口数量约增长 3 倍，即从现在的 6%增长到 2100 年的 15%。

2. 中国人口老龄化现状与趋势

　　我国目前面临着老龄人口总量大、增速快的发展趋势。从老龄人口总量来看，根据国家卫生健康委员会老龄健康司发布的数据，截至 2018 年年底，我国 60 岁及以上老年人口达 2.5 亿，2018 年我国人均预期寿命为 77.0 岁（图 1-3）。另据国家统计局数据，截至 2018 年年底，我国 65 岁以上老年人口占比从 2017 年的 11.39%上升至 11.94%，已达 16 658 万人，其中 2017 年新增老年人口首次超过 1000 万。从 1999 年进入人口老龄化社会到 2018 年的 19 年间，我国老年人口净增 1.18 亿，是目前世界上唯一一老年人口超过 2 亿的国家。

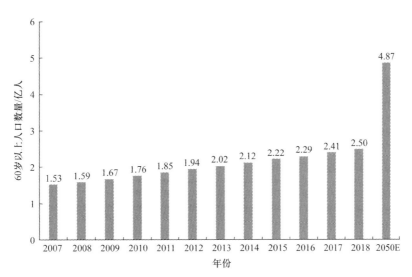

图 1-3　2007～2050 年中国 60 岁以上人口数量

数据来源：国家统计局，国家卫健委（原国家卫生计生委）

　　健康是保障老年人独立自主和参与社会的基础，推进积极老龄观、健康老龄化、幸福老年人是积极应对人口老龄化的长久之计。我国老年人健康状况有待进一步改善，2018 年我国健康人均预期寿命仅为 68.7 岁，老年人平均有 8 年多的时间带病生存，患有一种以上慢性病的比例高达 75%，患病人数接近 1.9 亿，失能和部分失能老年人超过 4000 万，老年人对健康服务的需求愈发迫切。

　　从人口增速角度看，中国已经属于人口增速最慢的国家之一。2010 年第六次人口普查的数据显示，同 2000 年第五次全国人口普查的 12.66 亿人相比，10 年共增加 7390 万人，平均每年增加 739 万人，年平均增长率仅为 0.58%。

　　我国人口老龄化程度在未来 40 年还将进一步加速推进，并最终保持在高位稳态水平。预计我国的人口年龄结构将呈现出老年人口规模迅速扩大、老年人口比重持续提高，老龄化速度高于其他国家。同时，大规模的老年人口也将创造一个庞大的消费市场，推动养老机构、康复中心和商业养老保险的发展。

　　与人口特征改变密切相关的是健康状况和流行病学方面的变化，包括疾病负担逐渐从妇幼卫生问题和传染性疾患向慢性非传染性疾病转变。与人口老龄化相关的主要问题之一就是慢性病疾病负担随之增加。根据 WHO 2016 年的报告，中国的疾病谱已经开始从传染病转向非传染性疾病。到 2030 年，慢性非传染性疾病的患病率将至少增加 40%。大约 80% 的 60 岁及以上老年人将死于慢性非传染性疾病。随着人口老龄化程度加剧，与年龄密切相关的疾病，诸如缺血性心脏病、癌症、脑卒中、关节炎和老年痴呆症等慢性非传染性疾病所累及人口的绝对数字将持续增加。

　　2012 年，中国 60 岁及以上人口中有近 80% 死于非传染性疾病，据预测，到 2030 年，中国人口快速老龄化将导致慢性非传染性疾病负担至少增加 40%（图 1-4），且男性和女性的情况有所不同，因为男性的慢性病危险因素持有率更高。到 2030 年，与现在相比，患有一种及以上慢性病的人数将增加 3 倍以上——包括男性和女性。

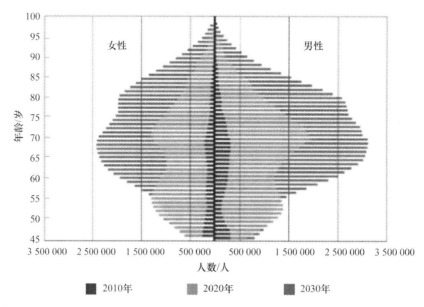

图1-4　中国老龄化的影响——2010年、2020年、2030年不同性别患有1种及以上慢性（非传染性）疾病的人数

数据来源：《WHO健康中国报告（2016）》

　　在所有的老年人慢性疾病中，心血管疾病是老年人健康的头号杀手，尤其是缺血性心脏病。2015年，发表于《柳叶刀》（*The Lancet*）杂志上的论文数据表明，造成老年人疾病负担的主要原因是心血管疾病（占60岁及以上老年人总负担的30.3%）、恶性肿瘤（15.1%）、慢性呼吸道疾病（9.5%）、肌肉骨骼疾病（7.5%），以及神经和精神疾病（6.6%）。我国老年人的患病特点与之类似，《中国健康城市建设研究报告（2017）》的调查结果显示，慢性病占中国老年人群死因的91.2%，其中心脑血管疾病、恶性肿瘤、呼吸系统疾病等是造成60岁以上老年人群期望寿命损失的重要原因（图1-5）。

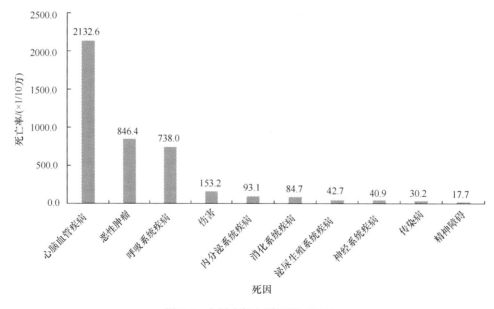

图1-5　中国老年人群死因TOP10

数据来源：《中国健康城市建设研究报告（2017）》

二、中国人口老龄化进程

（一）人口老龄化的保障体系

1. 养老保险制度

当前，我国养老保险制度不断完善，覆盖范围不断扩大，保障水平进一步提高。截至2018年年底，全国参加基本养老保险人数为94 293万人，比上年末增加2745万人。全年基本养老保险基金总收入55 005亿元，基金总支出47 550亿元。年末基本养老保险基金累计结存58 152亿元。

从我国城镇职工基本养老保险来看，2013～2018年全国城镇职工基本养老保险参保人数持续增长（图1-6）。2018年年末全国参加城镇职工基本养老保险人数为41 902万人，比上年末增加1703万人。其中，参保职工30 104万人，参保离退休人员11 798万人，分别比上年末增加836万人和772万人。年末城镇职工基本养老保险执行企业制度参保人数为36 483万人，比上年末增加1166万人。2018年全年城镇职工基本养老保险基金收入51 168亿元，基金支出44 645亿元。年末城镇职工基本养老保险基金累计结存50 901亿元。2018年7月1日，建立实施企业职工基本养老保险基金中央调剂制度，2018年调剂比例为3%，调剂基金总规模为2422亿元。

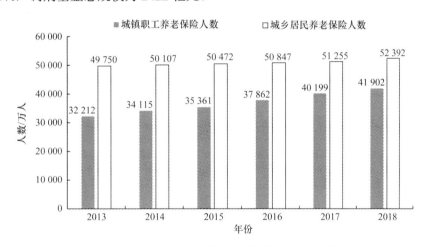

图1-6　2013～2018年全国养老保险参保人数统计

数据来源：人力资源社会保障部

此外，经过多年的改革发展，我国的养老保险覆盖范围不断扩大，养老保险制度从城镇扩大到乡村，建立起统一的城乡居民养老保险制度，成为世界上覆盖人群最多的养老保障计划。截至2018年年底，城乡居民基本养老保险参保人数52 392万人，比上年末增加1137万人（图1-6）。其中，实际领取待遇人数15 898万人。2018年，全国60岁以上享受城乡居民基本养老保险待遇的贫困老人2195万人，实际享受代缴保费的贫困人员2741万人，城乡居民基本养老保险使4936万贫困人员直接受益。全年城乡居民基本养老保险基金收入3838亿元，基金支出2906亿元。年末城乡居民基本养老保险基金累计结存7250亿元。

全国31个省（自治区、直辖市）全部出台了养老保险省级统筹办法，建立了全国范围内省级统筹制度。

此外，城乡基本养老保障制度一体化进程已基本实现。各地根据当地实际，创新城市居民养老保障制度，扩大保障范围，大大加快了城市居民养老保障的制度化进程。北京、天津、重庆、浙江等地率先探索和建立城乡统一的居民养老保险制度；海南建立了农垦系统基本养老保险制度；安徽等省份相继出台城镇无业居民养老保障办法。2014 年 2 月 7 日，国务院合并新型农村社会养老保险和城镇居民社会养老保险，建立了全国统一的城乡居民基本养老保险制度，使全体人民公平地享有基本养老保障，实现了城乡居民基本养老保险制度的全覆盖。

2. 老年医疗保障

各地的医疗保障制度不断完善，覆盖范围不断扩大。城镇居民基本医疗保险全面推进，新型农村合作医疗基本实现全覆盖，"老有所医"进一步落实。根据国家医疗保障局发布的数据，截至 2018 年年末，全国基本医疗保险参保人数 134 452 万人，参保覆盖面稳定在 95%以上。其中参加职工基本医疗保险人数 31 673 万人，比上年末增加 1351 万人，增长 4.5%；参加城乡居民基本医疗保险人数 89 741 万人，比上年末增加 2382 万人，增长 2.7%；新型农村合作医疗参保人数 13 038 万人。在职工基本医疗保险参保人员中，在职职工 23 300 万人，退休人员 8373 万人，分别比上年末增加 1012 万人和 339 万人。2013~2018 年，我国医保覆盖面进一步扩大，全国医疗保险参保人数不断增长，几年间参保人数翻了一番（图 1-7）。

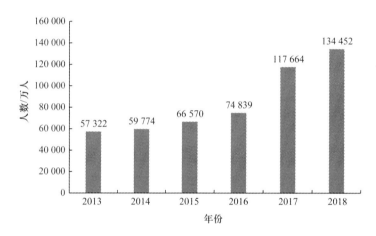

图 1-7　2013~2018 年全国医疗保险参保人数统计

数据来源：国家医疗保障局

中国老龄科学研究中心 2018 年发布的《中国城乡老年人生活状况调查报告（2018）》显示，2015 年，我国城乡享有医疗保障的老年人比例分别达到 98.9%和 98.6%，比 2006 年上升 24.8 个百分点和 53.9 个百分点。

3. 老年社会救助

城乡"低保"、五保供养、医疗救助、专项救助和临时救助等制度进一步健全，救助标准不断提高，较好保障了城乡贫困老年人的基本生活。

首先，城乡低保基本做到了"应保尽保"。截至 2018 年 2 月底，全国共有城乡低保对象 5164.6 万人，其中，城市低保对象 1224 万人，农村低保对象 3940.6 万人。全国平均城市低保标准为 541 元/(人·月)，农村低保标准为 4301 元/（人·年），农村特困人员救助供养人数为 460 万人。扎实开展"寒冬送温暖"专项救助活动，自 2017 年 11 月到 2018 年 4 月专项活动期间，全国共救助生活无着的流浪乞讨人员 59.6 万人次，其中未成年人 2.5 万人次，全国救助管理机构护送返乡 5.6 万人次。在 2018 年一季度，民政部组织开展全国救助和托养机构排查整改工作，并对排查整改工作成效进行了专项督查和跨省交叉检查，切实消除了风险隐患，提高了救助管理与服务水平。

其次，农村"五保"供养得到了较好的落实，2017 年农村"五保"集中供养标准每人每年补助 5100 元；分散供养标准每人每年补助 3800 元；并且每户享受 76 元电费年度补贴。此外，养老服务方面，深化养老服务业的"放管服"改革，推进取消养老机构设立许可；推进各地建立健全农村留守老年人关爱服务制度。积极推动老年人福利制度提标扩面，经济困难的高龄老年人津贴制度实现省级全覆盖。

（二）人口老龄化的健康服务需求

1. 健康状况（生理）

由于机体内部各种组织的衰退，修复能力减弱，老年人的脏器、组织、器官功能有所下降，诱发多种疾病，常见的有动脉硬化、高血压、冠心病、高脂血症、脑卒中后遗症、前列腺增生、痴呆和肿瘤等。这些疾病具有以下特征。

（1）多病共存：2 种或 2 种以上的慢性病往往共存于同一个老年人，随着年龄的增长，人体的免疫机能和各器官机能下降，各种症状的出现率及损伤的累积效应增加，导致多种疾病共存。

（2）发病缓慢：动作缓慢、肢体发僵和智力减退、记忆力下降等表现，常常会被误认为是自然衰老所引起的变化，但实质上却可能是神经退行性疾病的早期症状。因而，老年疾病具有起病隐匿、发展缓慢、生理或病理性变化难于区别等特点。

（3）病因复杂：老年人由于机体老化、免疫功能下降、器官和组织功能衰退，任何一种因素都可能引起老年人发病，多种原因都可能导致疾病的发生，因而在早期发现和诊治上也就更为复杂。

（4）疾病突发：老年人可无诱因突发疾病，且症状不典型，易引起其他脏器功能紊乱。若在夜间发病，稍不注意就可能带来生命危险。老年人常见突发疾病主要有心绞痛、脑梗死、哮喘发作、急性腹痛、痛风发作、尿潴留等。在及时救治情况下，多数患者会很快转危为安。

（5）变化迅速：由于老年人抵抗力低下，极易发生感染或多病共存，常常伴有多脏器功能衰竭或是多系统功能障碍。由于脏器、组织、器官功能的衰退，储备功能低下，导致代偿能力差。因而，病情一旦发生，容易触发多米诺效应，迅速恶化，诱发多器官功能衰竭，危及生命。例如，老年性肺炎起病时仅轻微咳嗽，但很快就会出现休克、心力衰竭及神经系统症状；老年心肌梗死起病时，仅有胸闷、气短、头晕，但很快便出现心力衰竭、心源性休克甚至猝死；肺部肿瘤很容易合并肺部感染；卧床老人容易出现褥疮、坠积性肺炎等。

（6）临床体征不典型：由于老年人机体形态改变和功能衰退，反应性减弱，对于疼痛和疾病的反应不敏感，故病症容易被忽略。同时，老年人往往多病共存，因而一种疾病的症状可能被另一种疾病所掩盖。

（7）药物不良反应多：老年病患者通常是多病共存，有时还伴有多脏器的衰竭或多系统功能的障碍，因此多重用药和联合用药非常普遍。由于老年人机体的退行性改变，生理、生化功能的衰退，药物吸收、分布、代谢、排泄过程都发生了诸多变化，药物在体内分布、代谢及药效特点都呈现出与年轻人不同的特点，因而容易出现毒副作用。

（8）治疗难度大、预后差：老年人的机体器官逐渐丧失了对内、外环境变化所致挑战的适应能力，老年疾病往往伴随着感染、多脏器损伤等其他疾病的发生、发展，因而治疗难度大、预后差。

2. 认知状况（心理）

一些科普资料表明，由于大脑功能的退化，以及离退休前后生活的急剧变化，多数老年人存在着心理问题。产生这种情况的主要原因是老年人离退休后，其家庭和社会角色、地位、权力、作用、经济状况等情况急转突变，不少人一时难以适应，加之生理机能的衰退和社会客观因素的影响，使得一些老年人角色转变困难，从而导致不良的社会适应问题。除此之外，老有所养与经济保障不充分、老有所为与身心衰老等矛盾也困扰着老年人，随着冲突的加剧，一些不良情绪滋生并积淀成为心理问题。这在离退休老人中显得更加突出，离退休老年人的心理激荡比其他老年人更剧烈、更为复杂多样。因此，人到老年，随着生理老化和社会角色变化，心理也将产生一系列变化。老年心理健康有其特点，要关注认知功能和适应能力。

在老年人口迅速增长的同时，老化对老年人健康的影响主要表现为认知功能减退、慢性病患病率高和生活自理障碍，还有部分老人存在不同程度的抑郁症状和自尊低下。现在的家庭结构不能满足老年人在身体、心理方面的需求，这就需要得到社会服务事业的支持，以补充家庭养老功能的不足。传统观念认为老年护理是尽善尽美地服侍老人直至死亡。随着老年医学的发展，1991年第46届联合国大会提出老年人"独立、参与、照顾、自我充实、尊严"五大原则，明确指出老年人的健康要在既符合人道又安全可靠的环境中得到保护和康复，老年人有权利自己选择照顾的方式和生活质量，并且应当享有人道关怀、远离歧视的生活。老年护理应当重新燃起老年人对生活的热爱，训练老年人独立生活的信心和能力，重返家庭。老年护理是以老年人为主体，从老年人身心、社会文化的需要发展，去考虑他们的健康问题及护理措施，解决老年人的实际需要。

3. 福利状况（金融）

老年人社会福利是指根据老年人特殊需要和老年人自身特点，提供给老年人的养护、医疗、康复、娱乐、维权等方面的物质和服务。机构养老是指让老年人入住到养老机构的一种养老方式。目前的养老机构主要有养老院、老年公寓、托老所、护理院、敬老院等，这些养老机构具有专业化、社会化、市场化的特征，为老年人提供专业化的生活照顾服务及健康护理。

受一些因素影响，中国未来入住养老机构的老年人比例将迅速上升，特别是当大量的独生子女父母们身体状况欠佳时更是如此。在部分地区，特别是大城市，入住养老机构的老年人数量与比例将会经历一个爆炸性增长。对此，我们应该有充分的思想准备。这些影响因素如下。

（1）伴随着社会的变迁，人们的思想观念已经并仍将发生重大变化，传统文化中那种对养老机构的排斥将逐渐减弱，取而代之的是人们已经或将逐渐接受机构养老这一养老方式。

（2）伴随着工业化与城市化的进程和生活节奏的不断加快，人们的职业转换速度也将随之加快。许多成年人面临工作、生活的巨大压力，自顾不暇，难以抽出时间陪伴和照顾老年父母。

（3）伴随工业化与城市化的进程，人口迁移流动增加。成年子女的迁徙实际上起到了"撕裂"家庭的作用，降低了家庭养老功能及照顾老人的能力。例如，农村地区到城市打工的多为青壮年劳动力，这不仅加快了农村人口老龄化的速度，也降低了农村老年人对家庭及子女的可依赖程度，使得许多老年人即便儿孙满堂，但由于儿孙们远走他乡，"远水不解近渴"，有形同无。

（4）伴随着社会经济发展与以前计划生育工作的开展，家庭规模急剧收缩，传统家庭养老功能急剧弱化，许多家庭成为独生子女家庭，空巢家庭也大量增加，当生活其中的老年人身体状况欠佳时，进住养老机构成为一个必然的抑或是无奈的选择。

（5）伴随着生产方式与生活方式的现代化，妇女生育率降低、家庭规模小型化、城乡居民住房条件不断改善，近10年来老年人口的居住方式发生了很大的变化：两代户与三代户的比例大幅度减少，而纯老人户的比例大幅度增加。老年人口居住方式的变化，一方面说明老年人越来越独立，更多拥有了自己独立的生活空间；另一方面也会带来照料资源的减少和精神慰藉的缺乏及一系列心理问题。特别是对于生活不能自理的独居或纯老人户而言更是如此。

（6）女性参加工作的比例越来越高，而女性是家庭中护理老人的主要力量，女性劳动参与率的提高降低了家庭照顾老年人口的能力。

（7）伴随着城乡居民收入水平的提高与生活条件的改善、社会保障制度的逐步完善与保障水平的提高，有越来越多的老年人已经具备或基本具备了入住养老机构的经济支付能力。以往中国入住养老机构的老年人比例低的重要原因之一便是经济上承受不起，这一状况在今后将逐渐得到改观。

（8）自进入 21 世纪后，政府对社会养老事业越来越重视，对机构养老的扶持力度不断增大，相关配套政策逐渐趋于完善。尽管目前养老机构硬件设备、服务水平等参差不齐，但总的来说，机构养老的软、硬件条件较以往有了较大的改善。

（9）许多人的家庭观念发生了或正在发生很大的变化，很多人不愿意和老年人住在一起，造成老年人独居者增多，使得老年人的心理健康问题也相应地严重起来。

以上这些因素都降低了家庭养老的功能，家庭养老功能的弱化与需要照顾的老年人数的大量增加，必然导致我国未来老年人需要更多的由正式机构提供的长期护理，这将使社会及政府老年人口的照料负担越来越沉重，由此引起的长期护理费用将会成为卫生费用急剧增长中的重要一环，国家必须对此采取相应的措施，为老年人口提供长期护理与保健，满足这部分日益增长的需求。

（三）人口老龄化应对政策发展历程

1. 国家政策

从 2011 年至 2019 年，国家层面连续出台了 33 项有关应对人口老龄化的政策文件，从这些政策文件的频繁出台不难看出医养结合被寄予了厚望（表 1-1）。纵观我国针对人口老龄化"医养结合"政策的发展历程，大致经历了四个阶段，分别是：酝酿萌芽阶段、起步探索阶段、发展落实阶段、深化完善阶段。

2011 年 12 月，国务院办公厅印发了《社会养老服务体系建设规划（2011—2015 年）》，提出机构养老要具备为老年人提供突发性疾病和其他紧急情况的应急处置救援服务能力，鼓励老年养护机构中内设医疗机构，并提出重点推进医护型养老社会建设。紧接着，国务院办公厅又印发了《社区服务体系建设规划（2011—2015 年）》，指出开展面向全体社区居民的包含医疗卫生在内的服务项目，满足老年人、残疾人等社会群体的服务需求，开展老年人保健服务。

2011 年出台的这两个政策尽管还未明确提出医养结合这一概念，但是在政策内容中已经开始对满足老年人康复护理的需求予以重视。这两个政策的发文机关都是国务院，其他政府部门还没有开展医养结合的相关工作，但是可以看出，有关医疗和养老相融合的理念已经处于萌芽阶段，相关工作已在酝酿之中。

在 2013 年 9 月，国务院印发了《国务院关于加快发展养老服务业的若干意见》，正式将"积极推进医疗卫生与养老服务相结合"作为养老服务业发展的六大主要任务之一。文件提出，卫生管理部门要支持有条件的养老机构设置医疗机构。医疗机构要积极支持和发展养老服务，有条件的二级以上综合医院应当开设老年病科，增加老年病床数量，做好老年慢病防治和康复护理；要探索医疗机构与养老机构合作新模式，医疗机构、社区卫生服务机构应当为老年人建立健康档案，建立社区医院与老年人家庭医疗契约服务关系，开展上门诊视、健康查体、保健咨询等服务，加快推进面向养老机构的远程医疗服务试点。

这一政策也被称为我国养老服务业发展史上的里程碑式文件，是我国医养结合政策制定的指导性文件，也是医养结合政策的原点。此后，有关医养结合政策的出台也大多以 2013 年发布的两个文件为指导。可以说，从提出鼓励养老机构中设置医疗机构，到正式提出将医疗卫生服务与养老服务相结合、推进医疗机构与养老机构的合作，我国医养结合工作已经更进了一步。在这一阶段，尽管仍然未明确使用医养结合这一概念，但是已经开始探索建立医疗与养老融合发展的形式，有关医养结合的政策已经处于起步阶段。

　　此后，民政部、国家发展和改革委员会（以下简称国家发展改革委）、国务院办公厅等相继发布了《关于加快推进健康与养老服务工程建设的通知》《关于鼓励民间资本参与养老服务业发展的实施意见》《关于推进医疗卫生与养老服务相结合指导意见》等重磅政策，积极引导我国老龄化服务产业的健康发展。

表 1-1　国家关于促进人口老龄化医养结合相关政策梳理

发布时间	政策名称	机构	相关内容
2011 年 12 月	《社会养老服务体系建设规划（2011—2015 年）》	国务院办公厅	提出机构养老要具备为老年人提供突发性疾病和其他紧急情况的应急处置救援服务能力，鼓励老年养护机构中内设医疗机构，并提出重点推进医护型养老社会建设。
2011 年 12 月	《社区服务体系建设规划（2011—2015 年）》	国务院办公厅	指出开展面向全体社区居民的包含医疗卫生在内的服务项目，满足老年人、残疾人等社会群体的服务需求，开展老年人保健服务。
2013 年 9 月	《国务院关于加快发展养老服务业的若干意见》	国务院办公厅	正式将"积极推进医疗卫生与养老服务相结合"作为养老服务业发展的六大主要任务之一。文件提出，卫生管理部门要支持有条件的养老机构设置医疗机构。医疗机构要积极支持和发展养老服务，有条件的二级以上综合医院应当开设老年病科，增加老年病床数量，做好老年慢病防治和康复护理；要探索医疗机构与养老机构合作新模式，医疗机构、社区卫生服务机构应当为老年人建立健康档案，建立社区医院与老年人家庭医疗契约服务关系，开展上门诊视、健康查体、保健咨询等服务，加快推进面向养老机构的远程医疗服务试点。对于养老机构内设的医疗机构，符合城镇职工（居民）基本医疗保险和新型农村合作医疗定点条件的，可申请纳入定点范围，入住的参保老年人按规定享受相应待遇。
2013 年 9 月	《国务院关于促进健康服务业发展的若干意见》	国务院办公厅	针对"推进医疗机构与养老机构等加强合作"提出应在养老服务中充分融入健康理念，加强医疗机构和养老机构间的业务协作，增强服务能力，统筹医疗服务与养老服务资源等要求，并鼓励做好健康延伸服务。
2014 年 9 月	《关于加快推进健康与养老服务工程建设的通知》	国家发展改革委、民政部等 9 部委	正式出现了医养结合的表述，指出养老服务体系包括社区老年人日间照料中心、老年养护院、养老院和医养结合服务设施、农村养老服务设施等 4 类项目。
2015 年 2 月	《关于鼓励民间资本参与养老服务业发展的实施意见》	民政部等 10 部委	鼓励民间资本参与养老服务业发展，在相关机构的政策支持、医保支付、人员待遇、人才培养等方面提出要求，并指出促进医疗卫生资源进入社区和居民家庭。支持有条件的养老机构内设医疗机构或与医疗卫生机构签订协议，为老年人提供优质便捷的医疗卫生服务。各级卫生计生行政部门要对养老机构设立医务室、护理站等医疗机构给予大力支持，积极提供便利；按规定进行设置审批和执业登记。养老机构内设医疗机构符合职工基本医疗保险、城镇居民基本医疗保险和新型农村合作医疗定点医疗机构条件的，要按规定申请纳入定点范围。在定点医疗机构发生的符合规定的医疗康复项目费用，可按规定纳入基本医疗保险支付范围。扶持和发展护理型养老机构建设。对民间资本投资举办的护理型养老机构，在财政补贴等政策上要予以倾斜。要将养老机构内设医疗机构及其医护人员纳入卫生计生行政部门统一指导，在资格认定、职称评定、技术准入和推荐评优等方面，与其他医疗机构同等对待。
2015 年 3 月	《全国医疗卫生服务体系规划纲要（2015—2020 年）》	国务院办公厅	该文件正式明确了"医养结合"的概念，并以专门的篇幅对推进医疗机构与养老机构的合作、发展社区健康养老服务方面提出了如下要求：推动中医药与养老结合，充分发挥中医药治未病和养生保健优势；建立健全医疗机构与养老机构之间的业务协作机制，鼓励开通养老机构与医疗机构的预约就诊绿色通道，协同做好老年人慢性病管理和康复护理；增强医疗机构为老年人提供便捷、优先优惠医疗服务的能力；支持有条件的医疗机构设置养老床位；推动二级以上医院与老年病医院、康复疗养机构、养老机构内设医疗机构等之间的转诊与合作；在养老服务中充分融入健康理念，加强医疗卫生服务支撑；支持有条件的养老机构设置医疗机构。同时，在此前文件的基础上增加了统筹医疗服务与养老服务资源、研究制定专项规划、形成健康养老服务网络、推动开展远程服务和移动医疗、健康延伸服务等要求。

发布时间	政策名称	机构	相关内容
2015 年 4 月	《中医药健康服务发展规划（2015—2020 年）》	国务院办公厅	提出积极发展中医药健康养老服务，推动中医医院参与养老服务及养生保健、医疗、康复、护理服务，并开展中医药健康养老服务试点项目。
2015 年 10 月	《关于申报 2015 年外国政府贷款备选项目的通知》	国家发展改革委办公厅、财政部办公厅	符合规定的医养结合项目可申请外国政府贷款支持，用于购买医疗设备、建设养老服务设施、开展人员培训等工作。
2015 年 11 月	《进一步规范社区卫生服务管理和提升服务质量的指导意见》	国家卫生计生委、国家中医药管理局	鼓励社区卫生服务机构与养老服务机构开展多种形式的合作，加强与相关部门配合，协同推进医养结合服务模式。
2015 年 11 月	《关于推进医疗卫生与养老服务相结合指导意见》	国家卫生计生委、民政部、发展改革委等9 部委	正式落实有关医养结合的相关要求，进一步推进医疗卫生与养老服务相结合，对基本原则、发展目标、重点任务、保障措施、组织实施等进行了说明。在这一文件中，首次明确提出了"医养结合机构"的概念，指兼具医疗卫生和养老服务资质及能力的医疗卫生机构或养老机构。同时提出了 5 项工作要求：一是建立健全医疗卫生机构与养老机构合作机制；二是支持养老机构开展医疗服务；三是推动医疗卫生服务延伸至社区、家庭，推进基层医疗卫生机构和医务人员与社区、居家养老结合，与老年人家庭建立签约服务关系，为老年人提供连续性的健康管理服务和医疗服务；四是鼓励社会力量兴办医养结合机构；五是鼓励医疗卫生机构与养老服务融合发展。 此外，还提出"医养结合体制机制和政策法规体系""医养结合服务网络"，并在养老机构和医疗服务机构的合作模式、融资和财税价格政策、规划布局和用地保障、人才队伍建设等方面提出了更进一步的要求。可以说，这一文件明确了医养结合的诸多概念，是医养结合政策中的一个重要里程碑。
2016 年 1 月	《2016 年卫生计生委工作要点》	国家卫生计生委	进一步优化社会办医的发展环境，落实同等待遇，优先支持社会力量举办非营利性医疗机构，加快形成多元化办医格局。简化医师多点执业程序，促进优质医疗资源平稳有序流动。 实施健康老龄化工程，启动医养结合项目试点，大力发展健康养老等生活性服务业，推动发展护理、康复、临终关怀等延伸服务，完善政策措施，推动国产医用设备发展应用，积极发展医疗旅游。
2016 年 2 月	《关于中医药发展战略规划纲要（2016—2030 年）的通知》	国务院办公厅	发展中医药健康养老服务，促进中医医疗资源进入养老机构、社区和居民家庭，探索设立中医药特色医养结合机构，建设一批医养结合示范基地。
2016 年 3 月	《医养结合工作重点任务分工方案》	国家卫生计生委办公厅、民政部办公厅	细分了 36 项工作任务，明确了医养结合的工作重点及负责单位。
2016 年 4 月	《关于做好医养结合服务机构许可工作的通知》	国家卫生计生委	要求申办人拟举办医养结合服务机构的，民政、卫生计生部门应当在接到申请后，按照首接责任制原则，及时根据各自职责办理审批，不得将彼此审批事项互为审批前置条件，不得互相推诿。 同时指出，支持医疗机构设立养老机构，支持养老机构设立医疗机构。《通知》要求，各地民政、卫生计生部门高度重视做好医养结合服务机构许可工作，加强沟通、密切配合，打造"无障碍"审批环境。
2016 年 6 月	《民政事业发展第十三个五年规划》	民政部、国家发展改革委	对医养结合发展，《规划》提出，统筹医疗卫生与养老服务资源布局，支持养老机构开展医疗服务。重点发展医养结合型养老机构，增加养护型、医护型养老床位，提高养老服务有效供给。到 2020 年每千名老年人口拥有养老床位数达到 35～40 张，其中护理型床位比例不低于 30%。
2016 年 6 月	《关于确定第一批国家级医养结合试点单位的通知》	民政部、国家卫生计生委	根据 2016 年 5 月《国家卫生计生委办公厅民政部办公厅关于遴选国家级医养结合试点单位的通知》，启动国家级医养结合试点工作，通过遴选试点城市（区），探索建立符合国情的医养结合服务模式。6 月，确定北京市东城区等 50 个市（区）作为第一批国家级医养结合试点单位。通知要求各试点单位要结合实际，统筹各方资源，全面落实医养结合工作重点任务；要在各省级卫生计生部门和民政部门的指导下，制订年度工作计划，建立部门协作、经费保障和人员保障机制，加强管理，确保试点取得积极进展，收到良好社会效果。同时指出各省（自治区、直辖市）要积极探索地方医养结合的不同模式，并积极协调解决存在的困难和问题，2016 年年底前每省份至少启动 1 个省级试点，积累经验、逐步推开。国家卫生计生委和民政部将会同相关部门适时组织督导调研。

发布时间	政策名称	机构	相关内容
2016 年 7 月	《关于开展长期护理保险制度试点的指导意见》	人力资源社会保障部办公厅	协同推进长期护理服务体系建设和发展。积极推进长期护理服务体系建设，引导社会力量、社会组织参与长期护理服务，积极鼓励和支持长期护理服务机构和平台建设，促进长期护理服务产业发展。充分利用促进就业创业扶持政策和资金，鼓励各类人员到长期护理服务领域就业创业，对其中符合条件的，按规定落实相关补贴政策。加强护理服务从业人员队伍建设，加大护理服务从业人员职业培训力度，按规定落实职业培训补贴政策。逐步探索建立长期护理专业人才培养机制。充分运用费用支付政策对护理需求和服务供给资源配置的调节作用，引导保障对象优先利用居家和社区护理服务，鼓励机构服务向社区和家庭延伸。鼓励护理保障对象的亲属、邻居和社会志愿者提供护理服务。
2016 年 9 月	《关于确定第二批国家级医养结合试点单位的通知》	国家卫生计生委	确定北京市朝阳区、天津市南开区等 40 个市（区）作为第二批国家级医养结合试点单位。 《通知》指出，根据《国家卫生计生委办公厅民政部办公厅关于遴选国家级医养结合试点单位的通知》要求，经各省（自治区、直辖市）卫生计生和民政部门推荐，确定了北京市朝阳区等 40 个市（区）作为第二批国家级医养结合试点单位。 《通知》要求，各试点单位要结合实际，统筹各方资源，全面落实医养结合工作重点任务；要在各省级卫生计生和民政部门的指导下，制定年度工作计划，建立部门协作、经费保障和人员保障机制，加强管理，确保试点取得积极进展，收到良好社会效果。同时，各省（自治区、直辖市）要积极探索地方医养结合的不同模式，并积极协调解决存在的困难和问题。
2016 年 12 月	《"十三五"卫生与健康规划》	国务院	推动医疗卫生与养老服务融合发展，进一步明确医养结合工作中的任务和负责单位。 提高老年人健康素养。开展老年常见病、慢性病的健康指导和综合干预，推广以慢病管理、中医药和老年营养运动干预为主的适宜技术，65 岁以上老年人健康管理率达到 70% 以上，有效改善老年人群营养健康状况，降低失能风险。开展长期护理保险试点，探索建立长期护理保险制度。开展老年心理健康和心理关怀服务。积极防治老年痴呆症（国家卫生计生委、人力资源社会保障部、保监会负责）。 健全老年健康服务体系。重点发展社区健康养老服务，提高基层医疗卫生机构为居家老年人提供上门服务的能力。所有医疗机构开设为老年人提供挂号、就医等便利服务的绿色通道，加强综合性医院老年病科建设。提高基层医疗卫生机构康复、护理床位占比，鼓励其根据服务需求增设老年养护、安宁疗护病床。完善治疗—康复—长期护理服务链，发展和加强康复、老年病、长期护理、慢性病管理、安宁疗护等接续性医疗机构（国家卫生计生委负责）。 推动医疗卫生与养老服务融合发展。统筹医疗卫生与养老服务资源，创新健康养老服务模式，建立健全医疗机构与养老机构之间的业务协作机制。鼓励二级以上综合性医院与养老机构开展对口支援、合作共建。推动二级以上综合性医院与老年护理院、康复疗养机构、养老机构内设医疗机构等之间的转诊与合作。支持养老机构按规定开办医疗机构，开展老年病、康复、护理、中医和安宁疗护等服务。推动中医药与养老结合，充分发挥中医药在养生保健和疾病康复领域优势（国家卫生计生委、民政部牵头，国家中医药局参与）。
2017 年 1 月	《中国防治慢性病中长期规划（2017—2025 年）的通知》	国务院办公厅	促进慢性病全程防治管理服务与居家、社区、机构养老紧密结合。深入养老机构、社区和居民家庭开展老年保健、老年慢性病防治和康复护理，维护和促进老年人功能健康。支持有条件的养老机构设置医疗机构，有条件的二级以上综合医院和中医医院设置老年病科，增加老年病床数量，为老年人就医提供优先便利服务。加快推进面向养老机构的远程医疗服务试点。鼓励基层医疗卫生机构与老年人家庭建立签约服务关系，开展上门诊视、健康查体、健康管理、养生保健等服务。
2017 年 3 月	《"十三五"健康老龄化规划》	国家卫生计生委等 13 部委	提出积极推动医养结合服务，提高社会资源的配置和利用效率。一是大力发展医养结合服务。建立健全医疗卫生机构与养老机构合作机制，鼓励多种形式的签约服务、协议合作。支持有条件的养老机构按相关规定申请开办康复医院、护理院、中医医院、安宁疗护机构或医务室、护理站等，重点为失能、失智老人提供所需的医疗护

发布时间	政策名称	机构	相关内容
2017 年 3 月	《"十三五"健康老龄化规划》	国家卫生计生委等 13 部委	理和生活照护服务。公立医院资源丰富的地区可积极稳妥地将部分公立医院转为老年康复、老年护理等机构；推进医疗卫生服务延伸至社区、家庭；推进基层医疗卫生机构和医务人员与居家老人建立签约服务关系，为老年人提供连续性的健康管理和医疗服务；提高基层医疗卫生机构为居家老人提供上门服务的能力；鼓励社会力量以多种形式开展医养结合服务；研究出台老年人健康分级标准，健全相关服务规范、管理标准及监督评价机制，研发相应的质量管理办法。 二是推动居家老年人长期照护服务的发展。强化基层医疗卫生服务网络功能，积极推广家庭医生签约服务，为老年人提供综合、连续、协同、规范的基本医疗和公共卫生服务。充分利用社区卫生服务体系，培育社会护理人员队伍，为居家老年人提供长期照护服务，为家庭成员提供照护培训，探索建立从居家、社区到专业机构的比较健全的长期照护服务供给体系。
2017 年 3 月	《关于落实<政府工作报告>重点工作部门分工的意见》	国务院	推动服务业模式创新和跨界融合，发展医养结合等新兴消费，开展新一轮服务业综合改革试点，支持社会力量提供教育、文化、养老、医疗等服务并明确了落实部门。
2017 年 4 月	《关于推进医疗联合体建设和发展的指导意见》	国务院办公厅	鼓励护理院、专业康复机构等加入医联体。建立医联体内转诊机制，重点畅通向下转诊通道，将急性病恢复期患者、术后恢复期患者及危重症稳定期患者及时转诊至下级医疗机构继续治疗和康复，加强医疗卫生与养老服务相结合，为患者提供一体化、便利化的疾病诊疗—康复—长期护理连续性服务。
2017 年 5 月	《深化医药卫生体制改革 2017 年重点工作任务的通知》	国务院办公厅	要求：推动开展长期护理保险试点；继续推动国家级医养结合试点工作，推进社区居家层面医养结合；启动中医药健康养老工作；推动健康和相关行业融合发展，推进健康医疗旅游示范基地建设，同时明确了牵头和负责单位。
2017 年 5 月	《关于支持社会力量提供多层次多样化医疗服务的意见》	国务院办公厅	提出推动发展多业态融合服务，促进医疗与养老融合，支持兴办医养结合机构。
2017 年 6 月	《国民营养计划（2017—2030 年）》	国务院	指导医养结合机构和养老机构营养配餐，推动多部门协作机制，实现营养工作与医养结合服务内容的有效衔接。
2017 年 11 月	《"十三五"健康老龄化规划重点任务分工的通知》	国家卫生计生委办公厅	对加强医疗卫生服务体系中服务老年人的功能建设，以及大力发展医养结合服务等任务提出了目标；对建立健全医疗卫生机构与养老机构合作机制，研究出台老年人健康分级标准，建设综合性医养结合服务机构示范基地和社区示范基地，建设医养结合监测平台并开展监测和评估工作，探索建立中医药特色的医养结合机构等方面提出要求。
2017 年 11 月	《关于养老机构内部设置医疗机构取消行政审批实行备案管理的通知》	国家卫生计生委办公厅	提出要推进医疗领域放管服改革，对部分养老机构内设医疗机构取消行政审批，实行备案管理。要求养老机构内部设置诊所、卫生所（室）、医务室、护理站，取消行政审批，实行备案管理。在通知中，提出四点要求。 一是养老机构内部设置的诊所、卫生所（室）、医务室、护理站应当符合相应的医疗机构基本标准，主要为服务对象提供健康管理、疾病预防、老年保健、常见病和多发病的一般诊疗及护理、诊断明确的慢性病治疗、急诊救护、安宁疗护等服务，有条件的可以采取家庭病床、巡诊等服务方式。 二是养老机构内部设置诊所、卫生所（室）、医务室、护理站的，应当向所在地的县区级卫生计生行政部门（含中医药管理部门，下同）备案，并提交设置单位或者其主管部门设置医疗机构的决定和设置医疗机构的备案材料。 三是卫生计生行政部门收到备案材料后，对材料齐全且符合本通知要求的，应当在 10 个工作日内发放《医疗机构执业许可证》；材料不全或者不符合本通知要求的，应当当场或在 5 个工作日内一次性告知备案人需要补正的全部材料及内容。 四是在发放《医疗机构执业许可证》后，卫生计生行政部门应当加强事中事后监管，卫生计生监督机构每年现场监督检查不少于 2 次，在开业后 3 个月内进行第一次现场检督检查。养老机构内部设置的诊所、卫生所（室）、医务室、护理站应当与周边医疗机构建立转诊协作机制，不断提升医疗服务能力，确保医疗质量安全。

续表

发布时间	政策名称	机构	相关内容
2018年6月	《关于进一步改革完善医疗机构、医师审批工作的通知》	国家卫健委	核心内容是深化医疗卫生领域"放管服"改革。 一是简化医疗机构审批申请材料：地方各级卫生健康行政部门应当全面组织清理医疗机构审批申请材料，凡缺乏法律法规依据的，一律取消；可以通过与其他部门信息共享获取相关信息的，不得要求申请人提供证明材料；申请医疗机构执业登记的，不再提供验资证明，申请人应当对注册资金的真实性负责。 二是二级及以下医疗机构设置审批与执业登记"两证合一"：除三级医院、三级妇幼保健院、急救中心、急救站、临床检验中心、中外合资合作医疗机构、港澳台独资医疗机构外，举办其他医疗机构的，卫生健康行政部门不再核发《设置医疗机构批准书》，仅在执业登记时发放《医疗机构执业许可证》。在申请执业登记前，举办人应当对设置医疗机构的可行性和对周边的影响进行深入研究，合理设计医疗机构的选址布局、功能定位、服务方式、诊疗科目、人员配备、床位数量、设备设施等事项。在申请执业登记时，申请人应当提交《医疗机构管理条例实施细则》第二十五条第一款第二项至第七项规定的材料（不含验资证明）。卫生健康行政部门受理医疗机构执业登记申请后，应当对申请登记的医疗机构基本情况进行公示，并按照《医疗机构管理条例实施细则》第二十六条进行审核；审核合格的，发给《医疗机构执业许可证》；审核不合格的，将审核结果和不予批准的理由以书面形式通知申请人。
2019年9月	《关于深入推进医养结合发展的若干意见》	国家卫健委、民政部等12部委	一是强化医疗卫生与养老服务衔接。 制定医养签约服务规范，鼓励养老机构与周边的医疗卫生机构开展多种形式的签约合作。改扩建一批社区（乡镇）医养结合服务设施，城区新建社区卫生服务机构可内部建设社区医养结合服务设施，有条件的基层医疗卫生机构可设置康复、护理病床和养老床位。 二是推进"放管服"改革。 要求各地简化医养结合机构审批登记，优化流程和环境，涉及同层级相关行政部门的，实行"一个窗口"办理；鼓励社会力量举办医养结合机构，支持社会办大型医养结合机构走集团化、连锁化发展道路；鼓励保险公司、信托投资公司等金融机构作为投资主体举办医养结合机构。卫生健康部门和民政部门要加强行业监管。 三是加大政府支持力度。 税费优惠方面，经认定为非营利组织的社会办医养结合机构，按规定享受房产税、城镇土地使用税优惠政策。投入支持方面，各地要加大向社会办医养结合机构购买基本医疗卫生和基本养老等服务的力度，各级用于社会福利事业的彩票公益金要适当支持开展医养结合服务。土地供应方面，要保障医养结合机构建设发展用地。对使用社区综合服务设施开展医养结合服务的，予以无偿或低偿使用，符合规划用途的农村集体建设用地可依法用于医养结合机构建设。金融支持方面，鼓励金融机构根据医养结合特点，创新金融产品和金融服务，拓展多元化投融资渠道。 四是优化保障政策。 研究出台上门医疗卫生服务的内容、标准、规范，完善上门医疗服务收费政策，为开展上门服务提供保障。加大医保支持和监管力度，厘清"医""养"支付边界，基本医保只能用于支付符合基本医疗保障范围的医疗卫生服务费用。大力发展医疗保险，针对老年人风险特征和需求特点，开发专属产品，增加老年人可选择的商业保险品种。 五是加强队伍建设。 设立一批医养结合培训基地，要求各地分级分类对相关人员进行培训。支持医务人员到医养结合机构执业，明确提出医养结合机构中的医务人员享有与其他医疗卫生机构同等的职称评定、专业技术人员继续教育等待遇。
2019年11月	《关于建立完善老年健康服务体系的指导意见》	国家卫健委、国家发改委等8部委	提出要构建包括健康教育、预防保健、疾病诊治、康复护理、长期照护、安宁疗护的综合连续、覆盖城乡的老年健康服务体系，围绕这6个环节，提出了工作任务和目标。

2. 地方政策

除了国家层面积极推动医养结合的政策外，各省份也积极响应国家号召，纷纷出台了本地的实施方案，如上海市印发了《关于全面推进本市医养结合发展的若干意见》的通知（2015 年 8 月），北京市卫生计生委等部门联合印发了《关于推进医疗卫生与养老服务相结合的实施意见》（2016 年 12 月），江苏省出台了《关于深入推进医疗卫生与养老服务相结合的实施意见》（2017 年 7 月），山东省人民政府办公厅印发了《关于加快推进医养结合发展的指导意见》（2016 年 12 月）和《关于印发山东省创建全国医养结合示范省工作方案的通知》（2018 年 2 月），安徽省卫生计生委等十部门联合出台了《关于推进医疗卫生与养老服务相结合的实施意见》（2016 年 6 月），河南省人民政府办公厅印发了《河南省推进健康养老产业转型发展方案若干政策和产业布局规划的通知》（2017 年 9 月），吉林省民政厅和吉林省卫生计生委联合发布了《关于做好医养结合服务机构许可工作的通知》（2016 年 12 月），等等。

在这些政策的鼓励和支持下，各地养老市场尤其是养老机构积极响应，探索开展医养结合服务，并取得了一定的成效，部分老年人能在养老机构中接受及时的小病治疗和康复服务，减少了频繁前往医院就医的麻烦。

三、老年健康服务的定义与内涵

（一）老年健康服务的定义

老年健康服务是指发展和维护老年健康生活所需的功能发挥所提供的服务，包括医疗服务、健康管理与促进、健康保险及相关服务，涵盖生理健康、心理健康、道德健康和社会适应健康多方面的内容（表 1-2）。

表 1-2　世界卫生组织（WHO）对健康的定义内涵

层次	内涵
生理健康	人体的组织结构完整和生理功能正常。人体的生理功能是指以人体内部的组织结构为基础，以维持人体生命活动为目的，协调一致的复杂而高级的运动形式。生理健康是其他健康层次的基础，是自然人的健康。
心理健康	判断心理是否健康有 3 项基本原则：①心理与环境的同一性，指心理反映客观现实，无论在形式或内容上均应同客观环境保持一致；②心理与行为的整体性，指一个人的认识、体验、情感、意识等心理活动和行为是一个完整和协调一致的统一体；③人格的稳定性，指一个人在长期的生活经历过程中形成的独特的个性心理特征具有相对的稳定性。
道德健康	道德健康以生理健康、心理健康为基础，并高于生理健康和心理健康，是生理健康和心理健康的发展。
社会适应健康	社会适应是指一个人在社会生活中的角色适应，包括家庭角色及学习、娱乐中的角色转换与人际关系等方面的适应。社会适应良好，不仅要具有较强的社会交往能力、工作能力和广博的文化科学知识，能胜任个人在社会生活中的各种角色，而且能创造性地取得成就贡献于社会，达到自我成就、自我实现。缺乏角色意识、发生角色错位是社会适应健康不良的表现。

（二）老年健康服务的内涵

世界卫生组织《关于老龄化与健康的全球报告》中指出，"相关证据显示，与老龄化相关的典型失能与一个人的实际年龄并非密切相关。'典型'的老年人并不存在。老年人的能力和健康需求的多样化并不是随机产生的，而是根源于整个生命过程中的所有事件和经历，而这些常常是可以被改变的，这也就突显了开展贯穿生命始终的卫生保健服务的重要性。虽然很多老年人最终都会面临众多的健康问题，但是年老并不意味着无法独立。"由此可见，老年健康服务并不仅仅局限于老年疾病的治疗，通过采取健康行为而预防或延缓疾病的发生、在尽早发现的情况下控制疾病的发展、在面临压力的时候为老年人提供精神支持、通过高质量的照料等服务减少严重失能的发生率或提高其生活质量等，同样十分重要。

因此，老年健康服务的内容可以分为以下几类。

（1）老年医疗服务：主要是指为老年人提供疾病诊断和治疗服务。

（2）智慧健康服务：主要是指面向老年疾病的预防和疾病早期干预的健康促进服务。

（3）老年养生服务：主要是指面向老年人的日常保健和抗衰老所提供的服务。

（4）老年营养服务：主要是指面向老年人的营养需求所提供的服务。

（5）老年心理服务：主要是指为老年人所提供的心理测试、心理辅导、心理咨询等精神支持服务。

（6）老年护理服务：主要是指面向老年人的照护需求所提供的服务。

（7）老年康复服务：主要是指面向老年人已丧失的功能能尽快地、尽最大可能地得到恢复和重建服务。

（8）健康保险服务：主要是指为保障老年人的基本生活需求、为其提供稳定可靠的生活来源所提供的健康保险服务。

（9）老年权益服务：主要是指服务和保障老年人作为普通公民所享有的权利，以及老年人作为特殊群体所享有的权益。

四、老年健康服务发展分析

（一）老年健康服务发展阶段

2012 年之后，中国的老龄服务产业进入了一个新的发展阶段。党的十八届三中全会明确指出，要"使市场在资源配置中起决定性作用和更好发挥政府作用""积极应对人口老龄化加快建立社会养老服务体系和发展老年服务产业"。2013 年，国务院连续出台《关于加快发展养老服务业的若干意见》《关于促进健康服务业的若干意见》等一系列政策文件。

国家民政部、自然资源部、国家卫健委（原国家卫生计生委）等相关部门相继制定、出台措施，并拟将养老用地纳入国有建设用地供应计划。随着民间资本投入老龄服务业的积极性空前高涨，一些地方也纷纷出台相关的政策和措施，如在老龄服务机构的用地方面，北京、广州等地已经开始进行积极的尝试；上海、深圳等地开始积极吸引境外资金投入老龄服务市场；一些大型金融机构支持老龄服务市场发展的趋势也更加明显。老龄服务业的发展，不仅引起了党和政府的高度重视，也引起了社会各界特别是民间资本的强烈关注，从而为老龄服务业的发展营造了良好的社会环境。

与欧美等发达国家相比，中国老龄服务业目前还处于起步阶段，服务水平较低。以民营养老机构为例，服务水平低主要有以下几个方面的原因。

一是人才队伍不健全、不专业，这在养老服务市场上表现特别突出。据山东英才学院 2013 年的调查，被访的养老服务机构中，40 岁以上的护理服务人员占到了 64%，下岗职工和农村务工人员占到了 74%，有中级职称的仅占 1%，没有职称的高达 79%。

二是护理人员数量少、流动性大。据调查，民办养老服务机构的护工中，每三个人中就有一个来自外地。在北京、上海、广东这些地区，外地护工人员与本地护工人员之比更是达到了 1∶1 甚至是 3∶1。

三是管理人员缺乏且管理理念陈旧，进而影响到服务质量的提升。调查显示，全国民办养老机构中近六成的管理人员为中专或者中学学历，一成左右是小学学历，有管理专业证书的仅占 1% 多一点。

（二）老年健康服务影响因素

1. 促进老年健康服务发展的有利因素

当前，在我国仍处于并将长期处于社会主义初级阶段的基本国情下，促进我国老年健康服务发展有以下优势。

（1）政治优势。我国是社会主义国家，具有统一意志、集中力量、齐心协力应对重大问题的政治优势和经验。科学发展观已成为国家发展的指导思想，执政为民、以人为本已经成为执政党与政府施政的核心理念，公平、正义、共享已经成为新时期的主流价值取向，让人人享有基本社会保障和服务已经成为党和政府对人民的庄严政治承诺。应对人口老龄化关键领域的建设和发展，已经成为国家发展的重要目标指向。

（2）经济优势。我国经济总量已经位居全球第二位，基本形成了较为完备的国民经济产业体系，为从经济层面应对人口老龄化提供了进行产业结构与经济结构调整的较大空间。在未来十几年内我国保持较高国民储蓄率的基本格局不会有根本性的改变，这为应对人口老龄化赢得了一定的资本积累基础。此外，国家财政实力的增加对促进经济发展、加强经济和社会中的薄弱环节、切实改善民生、有效应对各种风险提供了有力的资金保障。

（3）资源配置优势。随着我国社会主义市场经济体制的建立与不断完善，通过市场机制实现配置资源的效率将不断提高，国家宏观经济调控能力和进行资源动员与配置的能力将进一步增强，综合国力将不断上升，市场经济国家地位将得到国际社会更多的承认，在世界范围配置资源的能力不断增强。这一切都为我国统筹配置国内外资源、分散人口老龄化风险提供了有利条件。

（4）劳动力总量优势。伴随着人口老龄化，我国劳动年龄人口总量在2012年前后开始下降，但在2020年之前下降的速度并不快，预计到2020年，中国15～59岁的人口总量为9.13亿，比峰值时的9.4亿仅减少约2700万人。总体上看，我国劳动力总量在2020年之前仍是充足的，人口老龄化对劳动力供给的影响还不是很明显。

（5）文化传统优势。我国历史悠久，文化底蕴深厚，具有几千年的优良文化传统。尊老爱老养老的孝道文化、崇尚和谐、重视家庭伦理亲情、注重自我修为，这些文化传统因素都为引导和动员个体、家庭和社会等积极应对人口老龄化奠定了良好的思想观念基础。

（6）区域差异化优势。我国幅员辽阔，城乡和地区间人口老龄化进程、经济发展水平差异显著，这为在国家层面将人口发展机会和经济增长机会相结合创造了有利条件。例如，可以利用各地老龄化程度的差异，引导人口跨区域合理迁移和流动，采取相应的错位发展策略，延长各地区人口机会窗口的开启时期，最大限度地收获人口红利。

（7）后发优势。我国作为发展中国家，人口老龄化起步晚，应对人口老龄化的一些制度安排可以充分汲取发达国家在这方面的经验和教训，以减少自身面临的不确定性风险，在发展路径的选择、关键制度的初始建设方面，充分考虑人口老龄化的影响，避免二次改革的被动局面。

2. 影响老年健康服务发展的不利因素

我国仍处于并将长期处于社会主义初级阶段，这一基本国情决定了我国在应对人口老龄化方面还存在着不容忽视的劣势。

（1）我国的人均GDP水平仍然很低，不及美国的1/10，属于中等收入国家的行列，尚未完全实现工业化，城乡发展、区域发展及产业结构发展不均衡。总体来看，我国人均GDP水平及经济结构方面，同发达国家相比尚有较大差距，应对人口老龄化的经济能力还不够强。

（2）综合反映我国社会发展水平的人类发展指数（HDI）仍然排名世界第85位（2019年排名，不含港澳台地区数据），远远落后于发达国家，也落后于许多发展中国家；贫富差距较大，贫困人口和低收入人口还有相当大的规模，基尼系数超过0.5，远超过了国际社会公认的0.4的社会安全警戒线。这说明，我国应对人口老龄化的社会发展水平还比较落后。

（3）目前我国的总体教育水平、劳动力素质及核心竞争力同发达国家相比仍有很大差距，教育优先发展的战略地位尚未得到完全落实，实现从人口资源大国向人力资源强国的转变依然任重道远。关键技术自给率低、科学研究质量不够高、科技投入不足、科技创新体制机制还存在不少弊端、自主创新能力还不强，这些因素都使我国依靠科学技术进步应对人口老龄化还面临诸多困难。

（4）在当前国际竞争中，我国处于国际分工中的低端位置，发达国家常以绿色壁垒、技术壁垒及汇率等多种方式实行新的贸易保护主义，试图遏制中国崛起。在受到发达国家掣肘的同时，我国原有的比较优势正不断丧失，印度、巴西等发展中国家正凭借人口年龄结构较年轻的优势，形成与我国直接竞争的态势。因此，应对人口老龄化的国际竞争环境不容乐观。

（5）我国有着典型的"长寿不健康"现象，老年人平均健康余寿比发达国家低10岁左右；同时，退休低龄化趋势明显，实际退休年龄只有53.3岁，与发达国家相差十多年。这使得我国在同等老龄化水平下，面临着比西方发达国家更沉重的养老、医疗和照护服务压力。

（6）我国老龄工作体制存在综合决策和协调机制不健全、涉老部门职能定位交叉重叠、监督检查和考核评估机制不到位、投入保障机制不完善、老龄委办事机构执行力不够强、基层老龄工作机构薄弱等问题，这些都直接阻碍了我国应对人口老龄化挑战的组织领导能力和战略执行能力的提升。

（7）全社会尚未在人口老龄化问题严峻性、重要性和紧迫性方面达成共识，对人口老龄化问题的理论认识流于表面，甚至存在许多认识偏差。特别是对于人口老龄化给我国宏观经济、社会、政治、文化、生态环境建设所产生的全局性、基础性、长远性、战略性影响尚未引起足够的重视，积极、科学地应对人口老龄化的社会共识尚未形成。

五、国内外老年健康服务基本特点与现状

（一）全球老年健康服务的基本特点

为应对不断增加的养老压力，世界许多国家（地区）都在对其养老体系进行调整，根据本国的老年人的不同需求采用多层次、多元化的养老模式。

1. 老年健康服务的多样性

全球老年健康服务呈现出明显的多层次、多元化的特征，其原因来自于多方面，包括老年人特征的多样化、经济和社会发展水平的不一致、文化特点的差异等。鉴于老年人不同的年龄段、不同的老年人会有不同的养老需求，各国（地区）都形成了家庭养老、机构养老、社区（老年公寓）养老等多种养老模式，其中所提供的老年健康服务也呈现出明显的多样化特点。

2. 老年健康服务的参与性

尽管人口老龄化的趋势大体上是不可逆转，但是"健康老龄化"作为积极的认知，在全球范围内得到越来越多的认可。其中，对老年人和老龄化所持的消极态度，迫切需要改变，这已为有识之士所认知。世界卫生组织在《关于老龄化与健康的全球报告》中特别强调，"根据年龄认为老年人必须依赖他人"是一种臆断，并分别以发达国家和发展中国家的举例说明了老年人对经济的诸多贡献。此外，在各种资源条件下，老年人还通过很多无法用经济方法衡量的方式（为社会）作贡献，例如，在面临压力的时候为他人提供精神支持，或对具有挑战性的问题提供指导等，都是老年人发挥多重贡献之处，政策上应多注重培养。

英国老年人慈善组织（Age UK）于2013年发布的《提高晚年生活质量》则认为，提供服务时应禁止年龄歧视，以让老年人群应该有参与经济和社会生活的机会，结合工作、学习、休闲、家庭责任和他

们所选择的任何方式的公民参与，老年人获得自主、尊严、尊重、公平和平等的基本权利必须得到尊重。

由此可见，创造条件让老年人积极地参与适宜的工作、学习、休闲等社会活动，已成为"健康老龄化"的重要策略。这些适宜的活动，对于老年人的健康尤其是心理健康而言，具有十分重要的作用。

3. 老年健康服务的发展性

在人口老龄化的同时，全球化、城镇化带来人口流动的加剧和劳动力市场的变化等重大的改变，意味着未来人们的老龄化过程会与前几代人的经历有很大差别。因此，对于未来老年健康服务的模式，必须用发展的眼光来看待。

同时，科学技术的日新月异，也在创造着前所未有的机遇。互联网技术的发展，使得家庭成员之间的远程沟通十分便捷，也为远程医疗、远程心理服务等模式的开启提供了可能。可穿戴设备等智能健康产品的快速发展，为老年健康状况的全面监测提供了契机，使得护理、养老等模式的重大变革正在孕育。

（二）国内外老年健康服务的现状

1. 中国

1）积极应对人口老龄化的政策布局

党的十八大报告明确提出，"积极应对人口老龄化，大力发展老龄服务事业和产业"。十八届三中全会提出，"积极应对人口老龄化，加快建立社会养老服务体系和发展老年服务产业"。2015年，第十二届全国人民代表大会常务委员会第十四次会议对《中华人民共和国老年人权益保障法》进行了修正，总则明确指出，"积极应对人口老龄化是国家的一项长期战略任务""国家和社会应当采取措施，健全保障老年人权益的各项制度，逐步改善保障老年人生活、健康、安全以及参与社会发展的条件，实现老有所养、老有所医、老有所为、老有所学、老有所乐"。

《中华人民共和国国民经济和社会发展第十三个五年规划纲要》强调，"开展应对人口老龄化行动，加强顶层设计，构建以人口战略、生育政策、就业制度、养老服务、社保体系、健康保障、人才培养、环境支持、社会参与等为支撑的人口老龄化应对体系""建立以居家为基础、社区为依托、机构为补充的多层次养老服务体系。统筹规划建设公益性养老服务设施，支持面向失能老年人的老年养护院、社区日间照料中心等设施建设。全面建立针对经济困难、高龄、失能老年人的补贴制度；加强老龄科学研究；实施养老护理人员培训计划，加强专业化养老服务护理人员和管理人才队伍建设；推动医疗卫生和养老服务相结合；完善与老龄化相适应的福利慈善体系；推进老年宜居环境建设；全面放开养老服务市场，通过购买服务、股权合作等方式支持各类市场主体增加养老服务和产品供给。加强老年人权益保护，弘扬敬老、养老、助老社会风尚"。

针对老年健康服务，国务院先后出台了《国务院关于加快发展养老服务业的若干意见》《国务院关于促进健康服务业发展的若干意见》，民政部发布了《民政部关于鼓励和引导民间资本进入养老服务领域的实施意见》，对老年健康服务相关的金融、专业人才培养、养老机构、社区、居家、行政审批、管理、外资介入、医养结合、社会力量介入、政府购买服务、标准化等方面进行了全面部署。尤其是在2019年11月，经国务院同意，国家卫健委、国家发改委、教育部、民政部、财政部、人力资源社会保障部、国家医保局、国家中医药局等8部委联合印发了《关于建立完善老年健康服务体系的指导意见》（国卫老龄发〔2019〕61号），按照老年人健康特点和老年人健康服务需求，提出要构建包括健康教育、预防保健、疾病诊治、康复护理、长期照护、安宁疗护的综合连续、覆盖城乡的老年健康服务体系，围绕这6个环节，提出了工作任务和目标。据了解，该指导意见是我国第一个关于老年健康服务体系的指导性文件，有利于促进资源优化配置，逐步缩小老年健康服务的城乡、区域差距，促进老年健康服务公平可及；有利于激发市场活力，鼓励社会参与，满足多层次、多样化的老年健康服务需求；有利于引导全社会广泛参与，共同促进老年健康服务的有序发展；有利于促进预防关口前移，对影响健康的因素进行干预。它的实施，对加强我国老年健康服务体系建设，提高老年人健康水平，推动实现健康老龄化具有重要的里程碑意义。

2）大力促进健康老龄化的服务需求

第六次全国人口普查的数据显示，从 60 岁及以上老年人的健康状况来看，健康的比例为 43.82%（其中男性 49.22%，女性 39.64%），基本健康的比例为 39.33%（其中男性 36.90%，女性 41.64%），不健康但生活能自理的比例为 13.90%（其中男性 12.37%，女性 15.36%），生活不能自理的比例为 2.95%（其中男性 2.52%，女性 3.35%）。

从城乡结构特征来看，城市人口中健康的比例为 49.95%，基本健康的比例为 39.41%，不健康但生活能自理的比例为 8.29%，生活不能自理的比例为 2.35%。乡镇人口中健康的比例为 46.00%，基本健康的比例为 39.22%，不健康但生活能自理的比例为 12.18%，生活不能自理的比例为 2.60%。乡村人口中健康的比例为 40.42%，基本健康的比例为 39.33%，不健康但生活能自理的比例为 16.94%，生活不能自理的比例为 3.32%。

从年龄特征来看，60～64 岁的老年人中 60.8%自评为健康，65～69 岁的老年人中 48.4%自评为健康，70～74 岁的老年人中 35.2%自评为健康，80～84 岁的老年人中 20.5%自评为健康，85～89 岁的老年人中 12.7%生活不能自理，95～99 岁的老年人中 26.1%生活不能自理，100 岁及以上的老年人中 29.2%生活不能自理。

从婚姻状况特征来看，有配偶人口中健康的比例为 49.5%，基本健康的比例为 38.0%，不健康但生活能自理的比例为 10.6%，生活不能自理的比例为 2.0%。离婚人口中健康的比例为 44.6%，基本健康的比例为 39.3%，不健康但生活能自理的比例为 13.7%，生活不能自理的比例为 2.4%。未婚人口中健康的比例为 33.3%，基本健康的比例为 39.2%，不健康但生活能自理的比例为 23.4%，生活不能自理的比例为 4.1%。丧偶人口中健康的比例为 29.7%，基本健康的比例为 42.8%，不健康但生活能自理的比例为 22.1%，生活不能自理的比例为 5.5%。

从主要生活来源特征来看，以劳动收入为主要来源的人口中健康的比例为 63.2%，基本健康的比例为 33.5%，不健康但生活能自理的比例为 3.2%，生活不能自理的比例为 0.1%。以离退休金养老金为主要来源的人口中健康的比例为 50.9%，基本健康的比例为 39.9%，不健康但生活能自理的比例为 7.3%，生活不能自理的比例为 2.0%。以财产性收入为主要来源的人口中健康的比例为 50.2%，基本健康的比例为 38.0%，不健康但生活能自理的比例为 10.3%，生活不能自理的比例为 1.6%。由家庭其他成员给养的人口中健康的比例为 28.5%，基本健康的比例为 43.1%，不健康但生活能自理的比例为 23.3%，生活不能自理的比例为 5.1%。以最低生活保障金为主要来源的人口中健康的比例为 19.0%，基本健康的比例为 38.4%，不健康但生活能自理的比例为 35.1%，生活不能自理的比例为 7.5%。

由此可见，我国老年健康服务的基本需求呈现出以下基本特点。

（1）健康风险控制和疾病预防是我国老年健康服务的主体需求。从人口普查的数据可以看到，83.15%的老年人处于健康或者基本健康状态，说明我国老年人的总体健康状况良好，该类群体是我国老年健康服务的最主要群体对象，其基本需求是维护和促进健康状态，通过健康干预有效控制健康风险因素，降低疾病风险。

（2）控制疾病进展和主动干预是我国老年健康服务的庞大需求。尽管不健康老年人的比例只占16.85%，但是考虑到我国的人口基数，全国约有 3000 万老年人处于不健康状态，意味着医疗、护理等方面的服务都有着庞大的需求，尤其是 80 岁及以上的老年人需求巨大。

（3）长期生活照料和综合服务是我国老年健康服务的特定需求。尽管生活不能自理的老年人的比例只有 2.95%，但是对于特定群体而言，长期生活照料的需求仍然十分明显。这些群体的典型特征包括高龄、丧偶、农村生活等。

3）各路资本纷纷涌入

随着政策扶持力度的加大和市场需求的扩大，各路资金支持老龄服务市场发展的趋势也更加明显。央企、险资、外资等国内外各种资本纷纷投入老龄服务市场。《中西部地区外商投资优势产业目录（2013 年修订）》中，22 个省（自治区、直辖市）均鼓励外商投资养老服务机构。

《养老机构设立许可办法》中，第一次明确许可外国组织可以独资或者合资设立养老机构。广东省专门出台了鼓励港澳老龄服务机构的政策，允许港澳服务提供者在广东以民办非企业单位形式开办养老服务机构，开展居家养老服务。许多国外的老龄服务机构已经开始涉足中国的老龄市场，例如，Cherish Yearn 公司在上海建成了 800 套养老公寓，美国最大的养老机构 Fortress Investment Group 已经计划投资 10 亿美元进入中国的老龄服务业市场，大型外资养老项目——镇海 LR 高端养老项目也引进了美国养老服务连锁机构 Sunrise Living Buffalo Grove 的经营和管理模式。

此外，日本、英国等许多国家和地区的老龄服务机构、培训机构也纷纷进入中国市场。

4）"医养护模式"赢得市场青睐

医疗、养老和护理是老年人最需要的服务，从近年来老龄服务业的市场发展情况来看，"医养护"结合型的老龄服务项目发展迅速，其主要的发展模式包括如下三种。

（1）在老龄服务机构中内设医疗机构。例如，厦门市就明确规定，准许规模较大的养老机构申请办理内设医疗机构，北京、上海、江苏、广东等地的老龄服务机构特别是大型老龄服务机构中，医疗机构的配套已经非常普遍。

（2）医院直接建立老龄服务机构。例如，国家发改委批准重庆医科大学附属第一医院设立的老年护养中心，就是依托重庆医科大学附属第一医院的医疗优势，将老年人的医疗、护理、养老、康复服务融合在了一起。老年护养中心共设置养护床位 3000 张、医疗床位 1000 张，是全国第一家大型公立医院主办的养老机构；辽宁省的沈阳德济医院成立了该省第一家集医疗和养老为一体的民营老年人关爱服务中心。

（3）一些专业的护理机构、老年病医院也是目前民间资本开始进入的领域。例如，浙江医院与众安集团将合作建立集治疗、康复、保健、养生于一体的综合性医疗机构；如恩老年产业集团旗下的重庆颐宁医院，就是一家以治疗和预防老年病为特色的，集医疗、预防、保健与康复为一体的二甲综合性医院；河南省成立了老年医养协作联盟，依托郑州市第九人民医院老年医学专业的优势，按照"小病就地诊治，急危重病人到医院，经医院治疗好转或痊愈的老人送回养老院"的医养合作模式，把郑州第九人民医院建设成为养老机构的医疗保障基地。

5）大型老龄服务项目趋之若鹜

从目前市场投资的热点来看，大型、高端、综合性且兼具持续照顾性的老龄服务项目依然是市场投资的热点。例如，上海的泰康之家养老社区，按照入住群体的年龄、身体状况，将社区划分为独立生活、协助生活、专业护理、记忆障碍等不同功能的居住单元，为不同老年人提供养老服务；上海星堡中环养老社区借鉴美国养老社区经验建立的"持续照料退休社区"（CCRC 社区），可为入住老年人提供从自理到协助护理、全护理、临终关怀护理各个阶段的服务。

北京的太申祥和山庄、保利集团的北京和熹会老年公寓、无锡九如城养老产业集团的九如城（泉山）养老综合体等，都是这类综合型的大型老龄服务机构/社区。

6）小型、专业、网络化项目初露头角

顺应市场需求，一些小型、专业、连锁化的老龄服务机构也开始成为新的发展方向。例如，北京的寸草春晖养老院作为一家专门针对失能、半失能老年人的专业养老护理机构，通常开设在市内老年人较多的社区，床位数仅有 100 张，由于满足了老年人的刚性需求和不愿离家太远的心理特点，取得了很好的社会效益和经济效益。

另外，一些为老年人提供专业护理的专业化、连锁化护理院，也是目前市场上需求较大、发展较好的行业代表。例如，上海日月星护理院就是一家连锁性的专业医疗护理机构，专门为失能、术后老年人提供专业的医疗、康复和护理服务。未来，这种规模不大但专业化较强的连锁型老龄服务机构应该是老龄服务市场的重要力量。

7）智能化、信息化项目方兴未艾

智能化、科技化养老服务项目成为新的发展热点。远程医疗、电子健康等都是目前中国老年健康服务业的一个主要发展内容。另外，基于智能化的网络服务平台，或者利用科技、智能化的老龄服务产品，也是目前中国老龄服务业发展的一个重要方向。

一是借助智能化平台，整合老龄服务资源。例如，上海海阳集团的"96890"一站式为老服务平台以及各地的其他为老服务信息平台等，都是利用智能化、科技化的信息手段，通过整合社会服务资源，将老年人和服务资源有效对接，以满足老年人的服务需求。

二是通过直接建立"智慧社区""智能化养老基地"等来实现科技化的为老服务。例如，北京市从 2013 年就开始推进的"智慧社区"建设，NEC（中国）智能老年公寓信息化系统，全国老龄办在全国范围内推进的智能化老龄服务示范基地等，都是利用物联网、云计算、移动互联网、信息智能终端等新一代信息技术，通过对老年人服务需求信息的感知、传送、发布和对服务资源的整合共享，来实现对老年人的数字化、网络化和智能化服务。

8）教育培训市场应运而生

老龄服务业的发展需要有专业的服务管理人员和专业服务人员，随着中国老龄服务业的快速发展，催生出了一批直接为老龄服务机构提供运营、管理和培训的服务机构与组织。

一些来自美国、德国、日本的专业养老服务公司纷纷入驻国内市场，与国内企业合作，联合成立养老服务公司，为国内老龄服务企业提供咨询、规划、运营管理队伍输送、护理人员队伍培训和输送等服务。例如，金陵饭店集团有限公司与美国养老机构诺滨逊国际管理公司合资成立了专业养老服务公司，北京九华集团与北京吉利大学合作开展办学、培训、顾问服务等项目。

2. 美国

1）PACE 为主的老年健康服务模式

美国的老年健康服务模式是以老年人全面照护计划（PACE）为主的社区老年健康服务体系。美国为应对人口老龄化趋势下老年健康服务需求的增加，于 20 世纪 70 年代首次提出 PACE，这一计划采用一种全方位、个性化、团队化的方式为老年人提供服务。一个 PACE 团队可能包括项目负责人、医疗服务专家、初级保健医生、有护理学基础的社工、营养师、物理治疗师、作业理疗师、活动协调员、注册护士、家庭护理员、司机等，有时还包括全职护理师充当初级保健服务的提供者。PACE 的参与者需年满 55 岁，具有入住养老院的资格，并且长期居住在 PACE 的服务半径之内。据统计，PACE 的参加者通常在 80 岁以上，且患有 8 种以上的慢性病，他们通常在生命即将结束的最后几年参与到该项目中。PACE 模式以社区为基础，参与者在家里或社区接受服务。

一个典型的 PACE 可能包括的服务项目具体如下。

（1）健康服务：基本医疗，如接诊、开具处方、实验室检查、X 射线检查等；专科诊疗，如五官科、口腔科、眼科等；住院治疗，包括急诊在内的住院和护理。此外，如果参与者在参加项目后健康状况发生变化而需要入住养老院，PACE 将为其支付入住费用并继续参与其健康管理工作。

（2）康复服务：包括物理治疗、作业治疗、娱乐治疗及心理治疗等。PACE 的日间照护中心配有各类康复设施，并有治疗师给予指导，定期组织文化、娱乐、教学等活动；此类服务的目的是恢复和维持参与者的日常功能状态，减少因衰老导致的功能衰退等。

（3）支持性服务：由工作人员考察参与者的居住条件，改善可能增加意外风险发生的因素，如将台阶改为方便轮椅进出的斜坡、在老年人浴室中安放防滑座椅及扶手、改装老年人专用坐便器等，还提供送餐、协助洗浴及家政清洁服务。此外，接送服务是 PACE 的重要内容，包括去日间照护中心参加活动和接受治疗的参与者的日常接送服务，参与者也可预约其他交通工具接送服务。除了为参与者提供上述服务，PACE 还为参与者的家庭成员提供一系列服务，包括照护技能培训、临时看护、心理疏导等，这些服务的目的是为缓解家属长期照顾老年人所产生的负面情绪。

2）实行市场化经营、产业化发展

美国的养老服务社会化、市场化程度较高，养老机构基本由社会力量举办。美国的健康服务机构分为公立和私立两种。公立的老年健康服务机构主要包括美国健康与人类服务部（Department of Health and Human Services，HHS），是政府的健康服务机构，由国会提供 4290 亿美元作为全民照护服务的支出。联邦政府的老人医疗保险（medicare），是针对 65 岁以上的老人所提供的健康保险服务，而政府医疗保险（medicaid）则是提供穷人医疗健康的服务。

私立机构方面，美联邦法律规定，"任何个人和社团所经营的机构或组织，其各项纯收益均不作为任何个人或合股者的利益"，也就是说，非营利性机构关键不在于是否营利，而在于营利的归属。非营利养老机构完全自主运营，政府向社会购买服务，并采取税收优惠、经费补贴政策予以扶持，政府承担服务的老人的居住、助餐、文化、家政等服务全部交给社会服务机构承担，为社会力量兴办养老服务业提供了有力政策法律支持，营造了良好发展环境。

3）提倡自主自助养老

美国的主流文化一直强调奋斗自强，不能完全依赖政府和社会的支持，提倡自主养老，有以下几个主要特点。一是社区针对老年人的服务项目多，如日间护理中心、廉价营养午餐、老人服务中心等。二是以老助老。雇佣尚有劳动能力且收入低的老人去帮助生病的、年龄更高的各种有需要的老人，包括陪护、照料、做饭和付账等。三是为高龄的老年人提供雇佣项目。为 55 岁及以上且经济条件困难的老人提供工作岗位，老人在体检合格、在职培训和其他相关服务后，就可以在社区内的医院、学校、老人服务中心等单位兼职，可领取一定量的工资补贴家用。四是招募老年志愿者。红十字会、社会服务机构和福利团体等非营利组织招募和培训老年人做志愿者，并提供志愿性免费服务，如接送服务对象、做维护性工作、让住院患者心情愉快等。

4）重视志愿者组织的作用

美国政府十分看重非营利的志愿者组织的作用，通过扶持培育第三部门来承担养老服务的具体事务。美国的志愿者服务群众基础广泛，志愿者来自各行各业，包括退休人员、在校学生、艺术家、公务员等。由有威望、有号召力的社区居民组织领导，争取政府、宗教界、企业、慈善组织的资金、政策、人力等方面的支持与合作，进行社区老年服务，如照料老人、家庭纠纷调解、医疗保健、助老购物、再就业培训、定期探望、电话陪聊等。美国内华达州有世界最大的养老服务机构——居家养老院，在全球

范围内共设有 850 个分支机构，为居家的老年人提供生活照顾、安全、医疗保健等方面的服务，资金来源主要是社会慈善捐款。类似"阳光家庭服务"和"流动餐车"协会一类的老人收容救助机构，主要为处于社会底层、流离失所、需医疗救助的老人提供食宿和临时帮助。政府为了鼓励人们积极参与志愿服务，采取了各种扶持措施，如税收减免、财政补贴，作为学生入学升学和员工招聘的条件等。

3. 日本

1）国家主导的福利型老年健康服务模式

面对不断增加的养老服务需求与国家能力的有限性之间的矛盾，日本政府自 20 世纪 80 年代开始注重发展社区居家养老，改变之前依靠机构养老的单一模式，但是无论推行何种养老模式，日本都是国家主导的福利型老年健康服务模式典范。在日本，老年人的养老模式主要有在宅服务和设施服务（即在养老机构接受全方位的服务）两种。由于深受儒家孝道文化的影响，大部分家庭都选择老年人和家人共同生活、以尽孝心，加之费用控制等原因，日本政府更为鼓励在宅服务，并为之提供了上门服务和社区服务两种形式，前者包括护理员上门为行动不便的老年人提供身体护理、生活咨询、家政清洁等服务；后者指每日定期接送老年人前往"日托护理中心"，对他们进行包括入浴、用餐、日常生活训练、生活指导等各种服务。

此外，日本还开发了名为"二代居"的建筑形式，即特别设计的适合老少多代共居的大型居住单元，对厨房、卫生间、客厅及卧室的功能按照多代人生活方式和生活规律上的差异进行了相应处理，方便子女和老年人共同居住。

除了居家社区养老外，日本的养老机构也按照老年人衰弱程度而划分为老年人安养之家、养护老年人之家及特别养护之家。不同机构的服务项目均有针对性地为各种老年人设计，在使用功能上注重多元化与标准化，入住老年人根据专业评估和本人意愿选择适合自己的服务类型，享受全方位的护理。

2）完善的法律制度

日本医养结合特点是拥有完善的法律制度。日本的居家护理服务注重以法律为基础推进养老服务发展。1963 年，日本制定了被称为老年人宪章的《老年福利法》；1982 年颁布《老人保健法》，强调老人保健的社会基础是家庭和市町村；1989 年日本启动"黄金计划"，由政府财政拨款培训 10 万名家庭看护员；2000 年实施《护理保险法》，解决老年人的护理负担问题，建构全社会共同参与的居家养老服务体系；2004 年日本政府开始实施地区互助事业和护理预防。此外，还有《高龄老人保健福利推进 10 年战略计划》等相关政策、法规。通过一系列的立法，基本上建成了较健全的居家养老护理服务的法律保障体系。正因为有这些法律政策，老年人得到了福利、保健、保险等方面强有力的制度保证和法律支持。老年照护的费用主要来源于保险费用和公费，他们承担 90%，老年人只承担剩余的 10%。

3）居家护理服务地方化

日本倡导以市町村地方各级政府为主体的居家护理服务，同时，重视养老设施的投资建设，为居家养老的老年人提供完善的、配套的、体系化的护理服务，建立由家庭、地区、近邻三方组成的综合性、地方化的支持老年人社会生活的护理制度。

4）居家护理服务多元化

福利多元主义范式认为，政府不应是福利服务的唯一提供者，企业、非营利部门、社区和家庭等部门也应加入进来，共同负担。日本厚生省和地方各级政府分级设立了老人保健福利部、福利事务所和保健所，专门负责对老年人的营养、卫生保健给予指导。日本也重视来自民间的力量，地方公共团体、志愿者、企业等都参与到市町村养老服务事业中来，为老年人提供各种养老服务。

5）居家护理服务多样化

日本开展的居家护理服务，主要向老人提供医疗保健、福利及各种综合性服务，以满足不同层次、不同身体健康状况的老年人的需要，包括老年保健、长期照顾、日托、短时托付服务、信息咨询等多种方式。相关的居家护理服务主要由市町村老人保健设施提供，包括老人保健服务所、老人家庭护理站、老人公寓、日托中心、老人护理中心等。

6）居家护理服务专业化

日本对从事护理服务的专业人才要求很高，必须在大学或专门学校学习过专业知识，毕业后要经全国统一笔试、口试、面试，即使是考试合格后，还要经过一段时间的严格培训才能上岗工作。为吸引人们投身到社会福利事业中，1992 年日本出台了《福利人才确保法》，立法对福利人才培养予以保障。在日本，差不多所有社会福利工作者与被护理人员的比例为 2∶1 或 3∶1，甚至还专门配备"语言娱乐师"陪老人聊天，以解决老年人精神心理孤独的问题。

4. 英 国

1）从社区照护到综合照护的健康服务模式

英国早在 20 世纪 30 年代就进入了老龄化社会，学界对老年人健康问题的研究已持续多年。目前英国已拥有相对成熟的社会养老照护体系和完善的法律支撑。与美国相似，英国最先得到重视的也是社区养老服务，其是指"提供适当程度的支持，使老年人能获得最大的自主性，为老年人提供暂时托管和日间照护，并提供居家照护服务"。其主要内容包括生活照料、物质支持、医疗保健及整体关怀，形成逐层递进的服务体系。

受益于英国国民健康服务系统（National Health Service System，NHS）的资源调动能力，英国的老年健康服务充分体现了医疗机构与社区结合的优势，社区中配备健康访视员，定期到老年人家中探视，提供治疗、康复、营养等方面的服务和建议，并建立医院与社区的联系。据英国政府统计，目前英国 95% 的老年健康服务活动都在社区进行，社区包括老年公寓、日间照护中心、老年活动中心、护理机构等设施。

2）强化社会关怀

英国政府推行了养老金领取者的最低收入保障制度，将其从 1997 年的每周 68.80 英镑提高到 2009 年以后的每周 114 英镑。此外，还配套设有养老金教育基金，主要用于针对目标人群开展教育活动的开销。英国政府强化的社会关怀还体现在针对贫穷老人的相关福利政策上，如为有 60 岁以上老人的家庭提供冬季取暖费，为有 75 岁以上老人的家庭提供免费电视收视服务，60 岁以上的老人还同时享有养老信用、市政福利和住房福利，残疾老人还可以享受专项补贴。

3）提供多样化养老服务

社区养老被英国政府视为社会化养老的最佳服务模式，所以各种服务设施都设立在社区，提供的社区服务方式也尽量与老年人的生活相融合。尽管有些提供服务的设施地方狭小，但功能齐全且方便实用，并不影响对老年人细致入微、体贴周到的服务质量。提供陪老人说话聊天、帮老人洗澡、清洗衣物，以及照顾体弱甚至卧床不起生活不能完全自理或部分不能自理的高龄老人生活、喂饭换药、帮助做家务等，使老年人尽可能地在自己的家或居住地社区机构接受服务，过着类似家庭环境的正常生活。政府还要求尊重老年人对自己的生活方式及所需服务的决定权。在提供社区养老服务时采取适度的看护与支持相结合，尽可能协助老年人高度发挥独立自主性，使基本的生活技能和潜能得到最大的发挥，并鼓励有关部门和社会志愿者组织为老年人提供各种福利设施和各类社区服务，从事护理服务的人员必须经过严格的职业培训，有些还要经过国家指定机构举办的考试，并获得国家认可的职业资格方可工作。

5. 加拿大

1）养老保障制度体系完善

加拿大养老服务业起步较早，经过 80 多年发展，已形成以长期护理为主体的社会养老服务保障体系，老年社会福利、社会保险与商业保险相结合的养老制度成熟完善，保障水平高，为老年人实现老有所养提供了重要经济支撑，养老消费需求拉动了养老服务业的发展。加拿大养老保障制度由老年保障金计划、强制性养老保险计划、雇主养老保险计划和个人退休储蓄计划三部分组成，其中老年保障金计划是指凡是 65 岁以上、在加拿大居住满 40 年以上的老人，都可享受由联邦政府提供的全额老年保障金。同时，加拿大还建立了国民健康保险制度，65 岁老人基本上享受免费医疗和长期护理服务。

2）养老服务业态充分

加拿大养老机构发展具有很强的层次性和针对性。例如，加拿大养老机构分为护理安老院、护士中心、退休人士之家三个层次：护理安老院主要服务全失能老人，护工 24 小时照顾，属于政府托底性工程；护士中心主要是为生活能基本自理或经过护理安老院照顾情况好转的老人服务；退休人士之家主要为生活能完全自理的老人服务，有护士 24 小时监护，社区医生定期巡访，如果老人身体出现状况可随时送医院，进而安排进入护里安老院或护士中心。

此外，居家养老是加拿大老年人养老的主要方式，服务供给充分。首先，社区老年服务体系完善，大多数社区建有老年日间照护中心，主要为高龄、体弱、慢性病老年人提供护理、康复等服务，且各类生活辅助、文化、体育等设施非常健全；其次，居家养老组织发达，服务功能完善，可以为居家老年人提供生活照料、医疗护理、出行帮助、精神关爱等全方位服务；再次，养老机构的辐射作用突出，一些养老机构都设有为居家老年人服务的活动场地、阅览室、手工制作室等，并定期组织社区内的老年人开展活动。例如，多伦多贝克莱斯特养老院的服务辐射周边十几个社区。另外，对经过养老机构康复训练、身体状况明显好转、要求回归家庭的老年人，出院前还要进行诸如做饭、洗衣、清扫卫生等综合能力评估，回家后再安排专职护士定期跟踪回访，实行家访式服务。

3）实行市场化经营和产业化发展

坚持所有养老服务都由社会提供、按市场规律运营、实行产业化发展，是加拿大提供养老服务的主要方式，也是实现养老服务业健康有序、持续快速发展的关键所在。社会力量是发展养老服务业的绝对主体。据考察了解，加拿大养老机构多数由慈善组织、社会公益组织和个人举办，政府独立举办或与企业合作举办的养老机构不到 20%。政府独立举办或与企业合作举办的养老机构主要为失能、半失能老年人服务，全部实行公建民营。其他养老机构建设、运营包括日常监督管理等，全部由社会力量承办或实施。此外，养老机构普遍实行连锁化经营、集团化发展。这种模式最大的好处就是有利于规模化发展和品牌化建设，可以降低管理、人才培训和物资采购等成本。例如，加拿大的蒙特利尔剑桥养老院、多伦多贝克莱斯特养老院等，每家连锁机构都在 10 家左右。

6. 瑞典

1）构建老年社会福利体系

由于长期受到平等博爱思想的影响，瑞典实施"福利型社会保障制度"，是世界上贫富差距最小的国家之一,被称为"福利国家的橱窗",其社会福利体系也十分强调全民性和平等性,福利待遇涵盖了每个公民"从摇篮到坟墓"的几乎所有福利。瑞典政府规定,所有的老年人,无论他们多大年纪、是男是女、是何种族、居住在何地,都有权利平等地享受老年社会福利,而政府有义务为65岁上的老人提供护理服务。瑞典老年社会福利体系的一般目标是"确保老年人有一个稳定的经济状况、良好的住宅,以及与自身需求相匹配的服务和照料"。

2)多样化的养老方式

瑞典的养老方式主要有家庭养老、机构(养老院)养老、社区居家养老三种模式。在20世纪50年代之前,瑞典的公共养老服务主要是住院式养老,有养老服务需求的老年人离开自己的家,到政府建造的养老机构或医院中居住,接受专业的养老和医疗服务。这种住院式养老将老年人安置在一个较为封闭的环境中,虽然养老机构内服务设施齐全,并配有专业的服务人员,但老年人与外界几乎隔离,与正常的社会生活发生了脱轨,容易出现消极的生活态度,生活质量并没有得到实质性的改善。1957年,瑞典政府提出公共养老服务不应该继续采取住院式养老,而应该根据老年人的自身需求,结合家庭帮助的需要,让他们生活在自己家中享受养老服务。据此,瑞典逐步展开了养老服务的去机构化运动,居家养老服务得以推广。

同时,政府还出台了其他便利措施,如对居家养老的老人的住房进行适老改造;安装安全报警系统;提供特别免费服务和交通服务;设立老人活动中心,方便老人社会交往。这些服务的收费标准都低于市场价格。

参 考 文 献

杜鹏, 董亭月. 2015.促进健康老龄化: 理念变革与政策创新——对世界卫生组织《关于老龄化与健康的全球报告》的解读. 老龄科学研究, 31(12): 3-10.

国家统计局. 2007—2018. 中国统计年鉴. 北京: 中国统计出版社.

劳伦斯·史密斯.2016. 老人潮如何影响世界权力版图. 党政论坛(干部文摘), (8): 38-39.

王红漫. 2019.重视中国老年人群健康状况 推进健康老龄化国家战略. 中华流行病学杂志, 40(3): 259-265.

王瑞文. 2006.我国人口老龄化对社会发展的影响. 天津商学院学报, 26(4): 41-45.

吴玉韶, 党俊武. 2013.中国老龄事业发展报告(2013). 北京: 社会科学文献出版社.

张建, 华琦. 2010.中国老龄化的特征发展趋势与对策. 中国心血管杂志, (1): 87-88.

赵志华. 2014.年龄划分新标准. 开卷有益: 求医问药, (12): 38.

Cohen A J, Brauer M, Burnett R, et al. 2017.Estimates and 25-year trends of the global burden of disease attributable to ambient air pollution: an analysis of data from the Global Burden of Diseases Study 2015. Lancet, 389(10082): 1907-1918.

The World Bank. 2018.Toward a healthy and harmonious life in China: stemming the rising tide of non-communicable diseases. [2018-07-26].

United Nations, Department of Economic and Social Affairs, Population Division. 2017. World Population Prospects: The 2017 Revision, Key Findings and Advance Tables. Working Paper No. ESA/P/WP/248.

United Nations, Department of Economic and Social Affairs, Population Division. 2019. World Population Prospects: The 2019 Highlights. New York: United Nations.

World Health Organization. China country assessment report on ageing and health. Geneva: WHO, 2016.

第二章 医疗服务与医养结合

郭丽君[1] 鲍 勇[2] 李燕燕[3] 罗 艺[4]

1. 上海健康医学院；2. 上海交通大学健康管理与服务创新中心，
上海交通大学中国城市治理研究院；3. 原中国人民解放军第 105 医院；4. 中央军委政治工作部

一、老年医疗服务概述

老年人口，由于机体衰老，抵抗力减弱，多病缠身，患病率高、就诊率高，治疗效果差，病程长，是医疗卫生资源的重要消费对象。探索建立符合国情的医疗卫生服务体制，重视老年医疗服务，为老年人创造专业化的医疗团队，让老年人的晚年过得充实有意义，已成为当前一项重大而迫切的任务。

（一）老年医疗服务的相关概念

1. 老年病

老年病是指老年期易患的或多发的疾病。老年病有九"多"：一是多种因素共同触发老年病的发生，二是多数老年患者患有慢性病，三是多数老年病的体征和症状不典型，四是老年病多数为多病共体，五是常伴多系统功能障碍或有多脏器衰竭，六是有多种老年综合征的表现和多种老年问题的出现，七是老年病常常存在多重用药和药物副作用的问题，八是需要专业的医师参与诊治，九是需要多学科团队参与康复和护理。

2. 老年医学

老年医学是指探讨人体衰老的起因、发生机制和发展过程，研究影响衰老的有关因素，实施老年保健，防治老年性疾病，提高人类平均寿命和生活质量的临床医学。老年医学涉及流行病学、预防医学、基础医学、临床医学、康复医学等内容。该学科把患者作为一个整体进行综合评估，并给予全面管理，其目的除了预防和治疗老年相关疾病外，还要最大限度地维持和恢复患者的功能状态[2]。

3. 老年医疗服务

国家财政部税务总局《关于医疗卫生机构有关税收政策的通知》（2000）第 42 号文件中指出，医疗服务是指医疗服务机构对患者进行检查、诊断、治疗、康复和提供预防保健、接生、计划生育等方面的服务，以及与这些服务有关的提供药品、医用材料器具、救护车、病房住宿和伙食的业务。

《医院管理词典》中关于现代的医疗服务，已从医院内扩大到医院外，形成了综合医疗的概念，医疗内容也日益广泛，包括增进健康、预防疾病和灾害、健康咨询、健康检查、急救处理、消灭和控制疾病、临床诊疗、康复医疗等。医疗服务是指医院或医疗技术人员向人群提供的一种健康服务。

（二）老年医疗服务需求

1. 老年人对医疗资源的需求

2019 年 11 月 1 日，国家卫健委举行的新闻发布会上，卫健委老龄健康司司长王海东指出，当前，中国正处于人口老龄化快速发展阶段，截至 2018 年年底，60 岁及以上老年人口达 2.5 亿。2018 年中国人均预期寿命为 77.0 岁，而中国人均健康预期寿命仅为 68.7 岁。患有一种以上慢性病的老年人比例高达 75%，失能和部分失能老年人超过 4000 万。

另据 2014 年一项三省九市抽样调查显示，有慢性病的老年人比例达到 79%，过去一年去医院就诊次数 4 次以上的比例达到 17%，80 岁及以上失能半失能老年人比例达到 21%。而卫生部统计数据显示，60 岁以上老年人慢性病患病率是总人口患病率的 3.2 倍，老年人的伤残率是总人口伤残率的 3.6 倍。老年人口所消耗的医疗卫生资源是总人口平均消耗医疗卫生资源的 1.9 倍，老年人对健康服务的需求非常迫切。

2. 老年人服务需求的多样化

截至 2015 年，我国城乡老年人自报需要照护服务的比例为 15.3%。其中，社区为老服务中上门看病需求居于首位；2015 年，城乡老年人的居家养老服务需求项目排在前三位的分别是上门看病、上门做家务和康复护理，其比例分别是 38.1%、12.1%、11.3%。其他需求依次是：心理咨询或聊天解闷服务，为 10.6%；健康教育服务，为 10.3%；日间照料服务，为 9.4%；助餐服务，为 8.5%；助浴服务，为 4.5%；老年辅具用品租赁服务，为 3.7%。

3. 老年人就诊需求

一项针对我国中西部地区云南、新疆、陕西、青海、湖北和重庆 6 个省（自治区、直辖市）的 20 个县市、65 个乡镇、130 个行政村的全部 60 岁及以上老年人的调查显示，中西部农村地区老年人两周患病率较高，为 28.53%，患病种类主要为慢性病，卫生服务需求较高，而就诊率及住院率较低，卫生服务利用情况较差。老年人慢性病高发病率和严重的致死、致残率，以及由此引起的巨额医疗费已成为政府亟待解决的公共卫生问题。

4. 老年人精神关怀需求

根据我国城市居家养老服务研究报告显示，目前全国城市老年人空巢家庭（包括独居）的比例已高达 49.7%，与 2000 年相比提高 7.7%。相关调查也发现，空巢老人中存在孤独感的占 24.6%，认为精神生活充实愉快的仅为 23.1%。上海市的一项研究也证明，城市老年人的心理健康状况现处于中等水平，不同群体间的心理健康状况存在差异。不同性别群体的老年人，其心理健康状况的确存在一定差距，男性的心理健康状况较女性更好。不同文化程度老年人的心理健康状况得分差距较大，文化程度较低的老年人的心理健康状况中位数处在相对较低的位置。独居生活的老人心理健康状况明显比纯老生活（纯老指两个或两个以上老年人共同居住的群体）和与子女同住生活的两个群体低。老年人是否患慢性疾病对其心理健康状况是存在影响的，没有慢性疾病困扰的老年人表现出更优的心理健康状况。在此基础上，对精神关怀服务深入探究，结果发现，精神关怀服务需求的选择主要与年龄、月医疗费用、心理健康状况和自理能力有关。此外，在对该项服务的需求量进行估计时发现，现实需求或潜在需求方面都可以看出，该服务存在很大的需求潜力。

（三）中国医疗服务业的发展趋势

1. 医疗环节链条化

随着我国人口老龄化进程加快，医院诊疗人次不断攀升、市场需求的不断扩大、消费水平的升级等，助推了医疗服务产业的上、中、下游产业链条不断细化和完善，医疗相关领域不断被剥离"治疗"主体，形成了"医疗前""医疗中""医疗后"三大服务内容（图 2-1）。

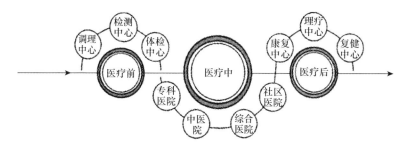

图 2-1　医疗服务链条

1）医疗前

深化检测、体检、调理等功能。形成了专业的检测中心、体检中心、调理中心等部门，如专注眼科的爱尔眼科医院、专注口腔医疗服务的通策医疗、专注体检服务的慈铭体检及美年大健康等。根据市场需求增加相关服务的种类，由市场机制提升相关服务的品质。

2）医疗中

形成层级递进的治疗体系。在原有公立医疗机构的基础上，其他专业化医疗机构也逐渐兴起，如癌症治疗中心、心血管诊疗中心等。

3）医疗后

对患者病后、术后的康复环节进行市场化管理，提供更加独立、专业和私密的治疗后康复中心、理疗中心等。针对不同病种提供相应的康复方案，帮助病患缓解疾病痛苦，提升身体素质。

2. 医院就诊分级化

构建医共体联盟，发挥综合医院和社区医院的各自优势，建立分级诊疗和双向转诊机制，合理分配医疗服务资源，真正做到"小病进社区，大病进医院"，利用社区医院的网点资源吸纳小病患者，让更为紧迫的大病、重病、疑难杂症的治疗到大医院。

3. 辅助环节市场化

新兴的医疗辅助机构助力医疗产业的发展，大大节约了医疗成本，提升了医疗服务质量，成为医疗环节重要的补充。医疗服务辅助部门主要有医技保障部门和后勤保障部门等。

1）医技保障部门

医技保障部门主要包括第三方医疗服务中心，如检验检测中心、影像中心、制剂中心、医疗器械维护中心、医疗设备共享中心和血液供应中心等，实现了资源共享和有效利用。

2）后勤保障部门

后勤保障部门主要是对医疗机构配套服务部门的剥离，如消毒供应中心、被服洗涤中心、餐饮供应中心和财务结算中心等。委托第三方机构运营，形成区域的服务供应商，服务于多家医疗机构，实现规模化、集中化操作。

（四）中国老年医院及老年科发展概况

近代，西医逐渐占据主流医学地位，老年病的防治主要以西医为主。1949 年北京建立了老年医院，北京医院和中国科学院动物研究所提出振兴中国老年学与老年医学事业，中国现代老年医学的发展始于此时。

1. 老年医院和疗养院

我国的老年医院大部分是在经过针对老年人特点的无障碍、人性化改造后，由已有的医疗机构转型而来，有的仅在原名称上加挂一块牌子。例如，2001 年北京胸科医院加挂北京老年医院院牌，成为北京首家三级老年医院，并在 2008 年摘掉北京胸科医院的牌子，成为防治老年病的专门医院；福建省老年医院也是在省干部疗养院以增挂牌子的形式成立的。由于老年病常常需要长期治疗，到老年医院就诊，既节省大医院的资源，又降低了医药费用，更能获得长期的健康照顾。老年医院有良好的发展前景：传统的医院设计只能满足基本的医疗需求；针对老年人生理特点的功能设施在医院少之又少；由于有关规范、设计指标和造价等因素的限制，现有医院环境不利于老年人的康复治疗。

2015 年 3 月 4 日，国家卫生计生委正式批复同意于北京医院设置国家老年医学中心，并实施了"夕阳红健康工程"，即建立"全国老年病防控体系"，这是国家医药卫生科学数据共享工程中的一个子项目，目的是通过中国老年康保网在全国范围内为老年人的医疗、保健开辟一条绿色通道，从而推动中国老年健康事业的发展。"夕阳红健康工程"以中国老年康保网为平台，以信息化技术为手段，以老年科专家数据库、老年健康状况评估数据库、老年健康档案与诊疗信息数据库、老年多发病及慢性病数据库、老年科普知识数据库等为主要建设内容，以网上预约专家挂号为特点，以北京老年医院及其下属的区级老年医院、社区卫生服务中心和社区卫生服务站为试点进行全国老年病防控体系的建立。

2. 城乡基层卫生服务机构

目前，我国已经初步建立了覆盖城乡的基层卫生服务网络，开展的社区老年服务包括开设家庭病床、建立托老中心和老年护理医院等。社区老年服务主要包括生活照料、医疗保健、心理慰藉、社会参与和文体娱乐等内容。在养老资源相对有限的情况下，依托社区老年服务实现居家养老，相比机构化养老社会成本更低且更加符合老年人的实际意愿。上海是我国最早进入老龄化的城市，老年护理医院建设取得了较大发展，其中有一半以上依附于社区卫生服务机构。目前存在的问题是社区卫生服务机构缺乏经过老年医学专门培训的医护人员和社会工作人员，我国的社区老年卫生服务发展受到严重制约。而基于中国老年人健康长寿影响因素调查（CLHLS）纵向调查结果显示，10 年间社区老年服务的需求和供给都有显著增长。从需求层面来看，医疗保健和生活照料服务的需求增长更为明显；中西部地区老年人的需求增长显著高于东部地区；农村老年人对医疗保健和精神文化服务需求的增长也高于城镇老年人。从供给层面来看，生活照料服务和精神文化服务的供给增长较为滞后，农村和中西部地区供给增长显著低于城镇和东部地区。

3. 综合性医院

截至 2017 年，我国县级以上老年病医院总共 124 家，其中民营 24 家，三级医院 2 家，数量少、规模小，远不能满足老年人庞大的就医需求。三级医院老年病科设立率不足 10%，在庞大的老年医疗需求之下，我国老年医疗机构的数量增长十年来趋于停滞；老年人住院时间长、护理工作量大、花费多，与年轻人相比，医院实际付出医疗费较高、床位周转时间长，医保报销却"一视同仁"。

目前，综合性医院提供的老年医疗服务仍起着重要作用，许多大型医院专门设立了老年门诊和老年病房，在很大程度上满足了老年人的医疗需求。但老年人在临床治愈进入康复期后，或者继续住在医院里占用不必要的医疗资源，或者在家中由非专业人员看护，基本没有其他选择余地，凸显了老年人健康照顾存在的空白。在当前情况下，一是要加强大医院与社区卫生服务机构的双向转诊联系，社区卫生服务机构进行疾病筛选和及时转诊，并负责大医院转诊下来老年人的康复护理；二是政府制定准入标准和服务规程，加快推进专业的老年健康照顾机构（老年护理院等）建设，与社区卫生服务机构建立合作关系，由社区卫生机构提供技术支持，以进一步满足老年健康需求。

此外，我国于 2011 年 9 月成立了全国老年医院联盟，由北京老年医院牵头，会同全国 6 家省市级老年医院共同组建，是由联盟成员自愿结合组成专业性、非营利性和自律性的协会性组织，现有联盟成员近百家。

（五）国内外老年医学发展概况

目前，国内外的老年医学学科都还没有得到充分的发展，老年病学方面的医疗人才严重缺乏，老年医疗资源配置问题研究尚处于起步阶段，存在巨大的研究空间。

1. 国外老年医学发展概况

1）老年病特异性研究

Balakrishnan Kichu R. Nair 在他的《老年医学——基于问题的方法》一书中分析了包括痴呆症、抑郁症、跌倒、多药、失禁等相关老年人面临最多的问题。

2）老年病干预措施研究

Chia-Ming Li 通过一组随机对照试验发现，在虚弱的老年人中实施预防性干预措施，包括锻炼计划或物理治疗等，对综合老年病评估干预计划有效。

James George、Lan Sturgess 认为对于体弱的老年人来说，住院治疗应该是最需要的一个有益的干预措施，应该包括对急性医疗问题进行适当和及时的治疗，并对整体健康状况进行全面的多学科评估。同时他们提出改善体弱老人的医疗质量的最佳实践原则是：老年综合评估；专科老年医疗队和病房的可用性；医疗信息在护理机构之间分享评估和协调。

Marie Boltz、Elizabeth Capezuti、Nina Shabbat 认为老年人住院常常导致与所造成的问题无关的并发症，因此老年人的特殊需求要有对应的老年急性护理模型。

3）老年病临床治疗指南研究

Michael W. Rich、Deborah A. Chyun 发现美国目前的心血管疾病治疗指南无法为常规临床实践中典型的老年患者的诊断和治疗提供有据可依的建议。尽管心血管疾病对老年人的生活质量、发病率和死亡率有很大影响，但大多数主要的心血管病试验中，年龄在 75 岁以上的患者的代表性明显不足，而且几乎所有的试验都排除了复杂并发症的老年患者，或认知障碍、身体虚弱，或住在养老院，或需要辅助生活设施。

2. 中国老年医学发展概况

1）老年医学专门报刊

老年医学学术期刊是老年医学专业人员提高业务水平、发表研究成果、进行学术交流的重要平台，各种科普性质的报刊也对普及老年保健知识、促进老年人健康起到了积极作用，是我国老年卫生保健体系不可或缺的一部分。我国的老年医学学术期刊主要有《中华老年医学杂志》《中华老年心脑血管病杂志》《中国老年学杂志》《老年医学与保健》《中华老年多器官疾病杂志》《实用老年医学》《中华老年口腔医学杂志》《国外医学·老年医学分册》《中国老年保健医学》等，其中前7种是2009版中国科技论文统计源期刊，前3种是北京大学图书馆认定的中文核心期刊。主要面向老年人的医学科普报刊有《长寿》《健康长寿指南》《中老年保健》《健康指南（中老年）》《益寿之友》《益寿文摘报》等数十种杂志和报纸。

2）有关老年医学研究方面的书籍

国内有关老年医学研究方面的书籍主要从2000年左右开始增多。例如，潘天鹏的《现代系统老年医学》（1998）、耿德章的《中国老年医学》（2002）和陆惠华的《实用老年病学》（2006）都在书中按呼吸系统、循环系统、消化系统、生殖系统等对常见的老年疾病进行分类研究分析。这些书籍涉及老年基础医学、老年临床医学、老年心理学和老年社会学，致力于提高广大医务工作者诊治老年病的能力。

3）有关老年医学研究方面的期刊论文

国内有关老年医学研究方面的期刊论文报道有很多。例如，2016年张世阳分析了老年病科1957例住院患者，研究分析发现其中70～80岁占21.46%，80～90岁占42.92%，住院目的主要以治疗循环、神经及呼吸系统疾病为主，老年人二次住院率高、费用高，故必须加强老年病科建设。2009年，蹇在金提出老年人应分为低龄老年人（60～79岁）和高龄老年人（≥80岁）。高龄老年人的生活自理能力差、致残率高、医疗费用高，对医疗保健和生活服务的需求大，是老年医学研究的重点和难点。2012年，张波、闰雪莲等对老年人用药目的、用药习惯和用药量等用药问题进行分析，发现老年人多重用药问题不仅严重，而且很普遍，认为以老年专业医疗团队的模式诊治老年患者，可以更好地处理老年患者多重用药问题。2017年，林秀芳提出老年医学应该从以疾病为中心的治疗转变为对老年人的全面照护，在此过程中要重视老年综合征，进行综合预防及干预对老年患者至关重要。2016年，阎青春指出新时期我国老年人医疗资源总体不足，分布不均，老年人医疗卫生需求矛盾突出。2017年，齐海梅认为目前我国的老年卫生资源分配不均且资源配置不足，老年病诊疗医院间缺乏有效分工与合作，老年医疗临床和护理人才缺乏，复合诊断及连续多角度诊治难以深入实施。

4）老年医学教育和培训

老年卫生保健事业发展的重要举措之一是加强医学院校老年医学教育。许多医学院校纷纷开设了老年医学课程，或设置了相应的研究生专业。首都医科大学整合各附属医院老年医学学科资源，于2007年组建了全国医学院校首家老年医学系。但仅仅依靠培养数量极为有限的老年医学专门人才显然不够，对现有医护人员开展培训，通过成人学历和非学历教育，使他们掌握老年医学的基本理论、知识和技能，成为目前的当务之急。

（六）缓和医疗概述

死亡质量在国际上已经得到越来越广泛的重视。2014 年，世界卫生大会发布国际决议，该决议呼吁各国将缓和医疗融入本国的医疗体系中。2017 年 2 月，国家卫生计生委相继印发《安宁疗护实践指南（试行）》和《安宁疗护中心基本标准和管理规范（试行）》，明确提出安宁疗护是以临终患者和家属为中心，为疾病终末期患者在临终前通过控制痛苦和不适症状，提供身体、心理、精神等方面的照护和人文关怀服务，以提高生命质量，帮助患者舒适、安详、有尊严地离世。安宁疗护的内涵可等同于临终关怀，但与缓和疗法是不同的。

1. 临终关怀的概念和内涵

临终关怀又称为安宁疗法，中国临终关怀学创始人崔以泰和中国第一所"临终关怀研究中心"创办人黄天中认为，所谓临终关怀是一种照护方案，为临终患者及其家属提供缓和性和支持性的照顾。WHO 采用了美国国家癌症研究所对临终关怀（hospice care）的定义：由卫生专业人员和志愿者提供的生命末期照护，包括医疗、心理和精神支持，通过控制疼痛和其他症状，帮助临终患者获得平和、安慰和尊严，同时为患者家庭提供支持服务。

2. 缓和医疗的定义和内涵

1990 年，WHO 首次提出缓和医疗（palliative care）的定义，并于 2002 年将定义修改为：缓和医疗是一种通过早期识别、积极评估、控制疼痛和其他痛苦症状（包括身体、心理、社会和精神困扰）来预防和缓解身心痛苦，从而改善面临威胁生命疾病的患者（成人和儿童）及其家属生活质量的一种方法。"palliative care"的中文译法有"缓和医疗""舒缓医疗""姑息治疗"等。

3. 缓和医疗的任务

缓和医疗作为一种基本卫生服务，适用于患有严重疾病，尚未进展至终末期患者。缓和医疗应在疾病早期与疾病治愈性治疗措施一起使用，帮助患者积极面对疾病，能够更好地承受专科治疗。缓和医疗作为病因治疗的辅助，其目的是帮助患者顺利舒适地完成疾病治疗和康复过程，服务结果自然是有可能改变疾病进展的趋势，甚至延长生命。缓和医疗作为疾病非终末期的辅助治疗，应与专科医疗相结合，故不能独立于医院成立缓和医疗中心，缓和医疗也不应成为必要的治愈性治疗的替代品。

4. 缓和医疗的原则

WHO 于 1990 年提出了缓和医疗的实践原则。2011 年世界缓和医疗联盟（world palliative care alliance，WPCA）对 WHO 缓和医疗原则做了补充解释。2018 年 10 月 8 日，WHO 出版了关于将缓和医疗纳入初级卫生保健的新指南，旨在为全民提供公平、安全、高质量、满足全民期待的连续性医疗服务。与此同时，在 WPCA 对缓和医疗原则补充解释的基础上，提出了缓和医疗新的实践原则，从"不推迟死亡"到"不过度推迟死亡"，再到"不是加速死亡"原则的变化可看到缓和医疗的理念与适用范围在不断向疾病早期推进。

5. 国内外缓和医疗发展现状

20 世纪 70~80 年代，世界范围内掀起了临终关怀运动，使得无数临终患者和家庭从中受益。与此同时，临终关怀的核心原则，即减轻患者痛苦、给予患者及家属爱与关怀的这一理念得到发展扩大，逐步延伸至所有患有严重疾病的患者群体，形成了缓和医疗的理念。

1）美国

美国是世界上较早开展缓和医疗的国家，1965 年耶鲁大学护理学院院长弗洛伦斯·沃尔德邀请桑德斯博士宣传临终关怀，1974 年弗洛伦斯·沃尔德与两名儿科医生及一名牧师建立了康涅狄格临终关怀中心。在卫生专业培训和认证方面，美国要求对疗养院各级工作人员进行缓和医疗培训；确保全国护理机构、牧师学校和医学院有足够数量的缓和医疗教学机构。在医疗许可和监管方面，增加对医院和疗养院的资助，为急需的患者提供优质的缓和医疗和临终关怀服务。在加强循证研究方面，政府资助开展预防和缓解疼痛及其他症状的研究，并改善处于晚期疾病的患者的沟通、决策支持和护理过渡。2002 年，美国护理专业委员会建立了临终关怀和姑息护理认证。2006 年，国家质量论坛公布《美国缓和医疗与临终关怀质量的框架和首选实践》，建立了质量指南，显著促进了缓和医疗的标准化发展。美国国家综合癌症网络 2018 版《缓和医疗临床实践指南》中指出，缓和医疗应根据患者的意愿和选择，从疾病诊断开始，与疾病治愈性治疗共同提供，适用于任何疾病、任何疾病阶段、任何年龄的患者。目前，美国 80%以上的大型医院（床位超过 300 张）都有缓和医疗团队，6000 多名医生获得了美国医学专科委员会的缓和医学认证。根据 2015 年年底的数据显示，具有 50 张住院床位以上的大中型医院缓和医疗的普及率约 95%。

2）日本

日本是亚洲最早开始缓和医疗的国家，缓和医疗于 1973 年在 Presbyterian Yodogawa 基督教医院开始，1981 年日本静冈县建立第一家缓和安宁病房，且发展迅速。缓和安宁病房在 1990 年仅有 5 家，至 2010 年已有 235 家。据统计，至 2014 年，日本已有 321 家缓和安宁病房，且多数建立在综合医院里。

日本的国民保险涵盖缓和医疗在内的所有医疗保健。1990 年，国民保险开始纳入住院患者缓和医疗服务；1992 年扩展到社区家庭护理服务；2002 年，国民保险资助医院缓和医疗团队的费用；2006 年，家庭临终关怀诊所和日托临终关怀院进入国民保险体系。由于保险已覆盖，所以缓和医疗服务没有涉及慈善团体和非政府组织。

日本没有单独的临终照顾法律和缓和医疗政策，但制定了相关法律和政策。例如，《国家健康保险法》《长期护理保险法》和《癌症控制法案》等常用来管理临终服务，对缓和医疗的开展发挥了十分重要的作用。日本制定积极老龄化政策，覆盖健康、就业和社会服务等方面以应对人口老龄化。日本的《癌症控制法》（2006 年）为促进肿瘤缓和医疗的发展发挥重要作用，使得缓和医疗理念在日本全国范围内迅速传播，其目的是改善所有癌症患者的生存质量。该法案要求提供癌症治疗的机构也要提供缓和医疗，形成癌症治疗缓和医疗服务网。此外，日本建立了医疗护理专业协会，临终姑息治疗协会是全国性的总机构，临终关怀基金会为研究、专业发展和公众教育提供慈善资金。

近年来，WHO 还支持专科缓和医疗（specialist palliative care）或专业缓和医疗（specialty palliative care）的发展及广泛应用。专业的缓和医疗团队通常由接受过专业缓和医疗培训的医生和护士、心理学家和社会工作者组成，专注于减轻和预防痛苦，而不是负责治愈疾病，与专科医生跨学科协作，提高照护的安全性和有效性，加强医院和居家服务之间的连续性。

3）德国

德国医疗保险为缓和医疗提供财政补偿，其覆盖范围包括门诊服务（如社区缓和医疗团队、普通门诊缓和医疗咨询）和住院服务（如缓和医疗病房、临终关怀中心）。在临终关怀等某些特殊情况下，机构承担 10%的费用，其费用可通过募捐获得。德国缓和医疗可提供多种服务，其中为老年人提供缓和医疗服务需确保家庭环境和护理设施的支持。同时，社区缓和医疗小组和志愿者对于提供缓和医疗至关重要。

德国制定相关的法律法规，建立各种专业学会以促进老年缓和医疗的发展。《社会法典》和《民法典》涵盖有关社区缓和医疗小组、住院和门诊患者临终关怀、阿片类药物管制、患者自主权和照顾者的规定。德国缓和医疗学会是从事老年缓和医疗的主要组织，与德国临终照护学会密切合作，促进老年缓和医疗的发展。德国老年医学会是代表老年医学的组织，发布了一系列重要的立场文件（如《2012 年欧洲健康报告：描绘幸福之路》），以及根据《欧洲缓和医疗学会布达佩斯承诺》实施国家缓和医疗老年人计划。

为促进缓和医疗和老年医学的教育发展，德国将老年医学与缓和医疗相结合，并发布了一系列缓和老年医学的规章制度，设立慕尼黑、海德堡、汉堡、曼海姆和达姆施塔特等地为示范点。自 2009 年起，缓和医疗和老年医学成为医学教育内容。目前，科隆大学医院设有老年医学讲座和缓和医学讲座，提供各种医学、教育和科研合作。除了学术培训外，联邦临终关怀学会和罗伯特•博世基金会为进一步指导老年人照顾者和志愿者的工作提供支持。

4）中国

中国开展缓和医疗相对较晚，20 世纪 80 年代，临终关怀的概念传入中国。1987 年在北京成立的松堂医院是中国第一家临终关怀医院。1988 年 7 月，天津医学院成立了中国内地第一个临终关怀研究机构。随后 1988 年 10 月在上海成立了另一所临终关怀医院——南汇医院。1990 年，我国将 WHO 癌症三阶梯止痛方案推向全国，在一些城市中有了相当长时间的尝试：昆明第三人民医院在 1996 年开设的"关怀科"，成都华西医科大学第四附属医院姑息关怀科，上海复旦大学附属肿瘤医院姑息治疗科，大连市中心医院关爱病房，沈阳盛京医院宁养病房，北京德胜社区卫生服务中心关爱病房，郑州第九医院的姑息治疗暨宁养关爱病区等。1998 年，由李嘉诚资助的中国第一所免费临终关怀机构在汕头大学附属第一医院建立，为晚期癌症患者提供缓和医疗。上海市通过 2012 年和 2014 年市政府实施缓和医疗项目，已全面完成 17 个区（县）76 个试点机构建设任务。但由于长期以来缺乏国家缓和医疗战略或指导方针，护理质量不均衡，没有具体标准可以遵循。2017 年 12 月，国家卫生计生委家庭司开办了国家安宁疗护试点工作骨干培训班，并开展了在上海普陀区、北京海淀区、四川德阳、河南洛阳、吉林长春五个地区的安宁疗护试点工作。教育层面上，全国有包括北京协和医学院、北京大学医学部、中国医科大学、华西医科大学等在内的十几所大学开设了"姑息医学"或称"舒缓医学"的课程，基本上都是面向本科生或研究生的选修课。

二、医养结合养老服务概述

2019 年 10 月 25 日，国家卫健委等 11 部委联合发布《关于深入推进医养结合发展的若干意见》，推出要进一步完善居家为基础、社区为依托、机构为补充、医养相结合的养老服务体系，更好地满足老年人健康养老服务需求。医养结合养老服务模式，是对传统养老服务模式的延伸，是在人口老龄化加剧的新时期，人们对养老服务内容之间关系的重新思考。

（一）养老服务的概念

养老服务，是一种为满足人们进入老年期后由于年龄增长、疾病等原因而导致身体机能衰退，从而在生理、心理及其他方面产生的特殊需求而引致的一系列应对活动，主要包括生活照料、医疗卫生、康复护理和精神文化服务等。

养老服务一般指国家和社会为了发扬敬老爱老美德，以安定老人生活、维护老人健康、充实老人精神文化生活为目的而采取的政策措施和提供的设施及服务。

（二）医养结合养老服务的概念

医养结合是指将医疗卫生资源与养老服务资源相结合，实现社会资源最优化配置。其中，"医"具体包括健康咨询、健康检查、疾病诊治和护理、大病康复服务及临终关怀的医疗服务；"养"主要包括生活照护、精神心理引导、文化活动等服务。利用"医养结合"的发展模式，把医疗、康复、养生及养老集中为一体。

"医养结合"养老模式是指由具有专业医疗、护理资质的医疗养老结合机构为老年人提供医疗照护服务和日常生活照料，使高龄、患病、失能和半失能老人能够在一个固定的机构内享受"一站式服务"，甚至临终关怀，满足其多种养老需求并给予其多重护理保障，形成一个既不同于医院，又不同于养老院，但兼顾两者优势的统一新功能体系。简单来说，"医养结合"就是一种未病疗养、有病治病、病后护理，医疗和养老相结合的机构养老模式。"医养结合"可以视为"整合医疗"（integrated care）的一个分支概念。

1. 医养结合的服务主体

医养结合的服务主体即"医养结合"服务的提供方，具体包括老年公寓、护理院、临终关怀院、各级医院、社区卫生服务中心和社区居家养老服务中心等服务人员。"医养结合"养老模式侧重于满足老年人的医疗服务需求，因此对服务人员也有严格的要求。首先，与家庭建立契约关系的医生必须是具有执业医师资格的全科医生，并且熟悉老年病的诊断和治疗。其次，养老机构必须要根据需要增加具有职业医师资格的医生和专业护士。再次，医疗机构为了满足入住老年人的需求，也要增加相应的护理人员。

2. 医养结合的服务对象

医养结合的服务对象，包括居家、社区及机构中的全体老年人，但重点面向生活不能自理的老年人，主要包括残障老年人、慢性病老年人、易复发病老年人、大病恢复期老年人及绝症晚期老年人等。

3. 医养结合的服务内容

医养结合的服务内容即"医养结合"的服务项目。"医养结合"养老模式服务内容广泛，包括以下三个方面：一是基本的生活护理服务；二是医疗救治、健康咨询、健康检查、大病康复及临终关怀等医疗保健服务；三是精神慰藉、心理安慰、老年文化娱乐等精神文化服务。这种模式更强调对老年人的健康管理。因此，"医养结合"养老模式的服务内容在着重提供医疗护理服务的同时，强调健康管理对减少老人陷入失能、半失能状态的重要性。通过探讨老年医疗及护理家庭化、社区化和机构化的全面发展，引导医疗资源对自理老人的早期预防和早期干预，这比仅仅对失能老人的疾病治疗更有意义，也能更好地减少医疗费用支出和提高人口的健康素质，真正做到健康老龄化。

4. 医养结合的服务方式或模式

"医养结合"养老服务的服务模式，即"医养结合"的服务方式。目前国内比较常见的"医养结合"的运行模式主要包括九种，即并设模式、增设模式、协议服务模式、医养结合进社区和家庭模式、候鸟式医养结合模式、康养旅游三结合模式、大型社区服务模式、专业化特色模式和智能化、信息化模式。

1）并设模式

（1）定义。并设模式就是医疗机构内设养老机构，也就是鼓励原有医疗卫生机构开展养老服务。现有的医院、社区医疗服务中心，只要有条件就可以开办养老服务。

（2）机制。有条件的医疗机构设置一定的养老床位。作为单独一个科室，配置一定的医护人员，当然还要有一定的老年护理人员。养老床位可以分为高端、中端和一般床位进行收费，根据老人入住时身体状况的评估来收取医疗服务费用，达到住院条件的老人应该按照住院费用报销标准进入医保。

（3）优势。完全解决医养结合问题，医护人员可以共享，医疗设备可以共享，医疗保险也可以共享。特别是在医疗管理和健康管理方面没有任何障碍。

（4）问题。在现有的情况下，面临的问题主要有以下几个方面。①医疗机构和养老机构的并设问题。在公立医疗机构可能会有准入问题，特别是医疗保险如何介入；在社会医疗机构没有这些问题，但是医务人员的技术、是否能得到老人的信任也是问题。②政府的扶植问题。在公立医疗机构，由于场地限制，可能没有空间给老人建立养老床位。③绩效问题。现在的社区卫生服务机构基本实行收支两条线政策，该政策很难对医务人员有激励作用。

（5）范例。长庚养生文化村以长庚医院为背景建设，是台湾目前最大的养老社区，拥有一个专业的医疗服务和技术团队，长庚大学为这个医疗服务团队的培养提供技术和人员的支持，这是目前比较成功的案例。

2）增设模式

（1）定义。增设模式就是原有的养老机构可增设医疗机构或者医疗服务资质。这种模式就是鼓励现有的养老院内设医疗机构，或者与有关医院和社区卫生服务中心联动从而具有医疗资质。

（2）机制。此种模式更多关注的是"养"的设计，"养"是主体，依托自己机构增开的医疗资源，或者是收购原来的医疗机构对养老社区进行辐射和支持，实现"养医结合"。

（3）优势。增设模式在养老机构开设老年病医院、专科医院、护理医院、康复医院等专业医疗机构，彻底解决医养结合问题。同时可以利用增设的医疗机构培养养老院的护理队伍，提高养老院的护理水平。

（4）问题。开设的老年病医院、专科医院、护理医院、康复医院、护理站等的基本标准，以及从人员、房屋、设备、制度等方面如何做出规定。如果养老院是社会办理，增设医疗机构还有人才的引进和培养问题。对于投资人来讲，在养老社区建立一个医院，无疑是一个巨大的经营负担。甚至部分老年人也不买账，尤其是对于社区里面的健康老年人来讲，他们不愿意靠近医院居住，而是倾向于生活在一个有医疗服务的居家社区里面。

（5）范例。上海市政府提出的一个15分钟医疗急救圈是个较为合适的距离，鼓励在一定规模的护理机构里面内设医疗机构。对于护理型老年人来说，这一制度确实是能解决其现阶段医养结合问题的刚性需求。

3）协议服务模式

（1）定义。协议服务即养老机构与医疗机构之间进行合作，建立"双向转诊"机制，由综合性医院或者专科医院向养老机构提供医疗服务，为老年人进行医疗检查和诊治，养老机构为医院的老年人提供康复期或稳定期的护理服务。

（2）机制。养生社区自行建立信息预警平台，并和当地社区卫生院合作，依托于卫生院自有的急救体系，在收到老年人预警信号3分钟之内救护车就能到达养生社区。同时，确保有急救需求的老年人15分钟内就能到达最近的三甲医院。很多老年人出于对自己熟悉的大型医疗机构的信任，常常习惯于去市区的三甲医院就诊。基于此，我们对入住老年人提供陪医的服务，每周提供一些定点的班车，由服务团队陪同老年人去指定的医院进行就医；也会请特定的专家进行上门服务。

（3）优势。医养协作联盟的形成实现了养老机构与医疗资源的整合和共享，优势互补。建立预约就诊绿色通道和高效有序的双向转诊机制等服务，最大限度地提高了医院床位的周转率和养老床位的利用率。养老院建在社区服务中心附近，社区卫生服务中心可以定期上门巡诊，遇到紧急情况，社区服务中心也能及时处理、及时转诊。这种模式也是国家特别鼓励的。

（4）问题。首先，社区卫生服务中心现在实行的是收支两条线，需进一步完美机制调动工作积极性；其次是医保的衔接问题。

（5）范例。富椿佘山养生社区与当地社区卫生服务机构合作，同时与上海市第一人民医院松江分院联动，构建了服务圈；加上有政府的支持，医保的衔接也没有问题。

4）医养结合进社区和家庭模式

（1）定义。针对采用传统家庭养老和社区居家养老方式的老年人，由基层医疗机构提供家庭医生上门服务，形成以"居家/社区养老，居家/社区养老+家庭病床"的医养结合的社会养老服务方式。

（2）机制。对居住在社区（日托）的老年人进行建档，同时进行健康风险评估，根据风险情况采用干预和保险相结合的方法。对居住在家庭（家庭病床）的老年人，也是在建档的基础上进行健康风险评估，根据风险情况采用干预和保险相结合的方法。

家庭医生服务模式是借鉴先进的健康管理理念，开展以家庭医生服务团队为核心，在充分告知、自愿签约、自由选择、规范服务的原则下与家庭签订协议，为老年人提供主动、连续、综合的健康责任制管理服务。家庭医生养老模式的运行需要坚持政府主导、多部门参与的原则，政府要充分发挥其主导和监督管理作用，建立严格的家庭医生资格准入制度，建立和完善家庭医生服务规范和服务流程，建立健全完善的家庭医生服务监督管理机制，完善家庭医生服务的工资制度和医疗保险制。

（3）优势。依靠社区卫生服务网络，通过推行家庭医生模式，为社区老人提供上门服务。特别是采取健康风险评估，对老人的医保制度采用"跟人不跟机构"的方法。

（4）问题。首先，社区卫生服务中心现在实行的是收支两条线，需要进一步完善机制调动工作积极性；其次是医保的衔接问题。

（5）范例。上海市的家庭病床就是一个典范。

5）候鸟式医养结合模式

（1）定义。根据老人的身体具体情况和我国辽阔的地域（各个地域的气候差异）选择性居住在不同地区，加上医疗和疗养性质的服务。

（2）机制。该模式的重点是良好的机制。当一个老人夏天去哈尔滨、冬天去三亚、春秋居住在昆明的时候，当地提供的老人公寓或者是医养结合公寓要有很好的居住环境，同时医保要能够跨省结算。

（3）优势。依靠当地医院和社区卫生服务网络，为候鸟式社区老人提供上门服务。同时老人还能享受当地良好的环境和气候，对疾病和健康都有好处。

（4）问题。和第三种模式一样，也存在绩效服务和医保的衔接问题。

（5）范例。海南陵水农垦医养结合基地。

6）康养旅游三结合模式

（1）定义。以旅游为基础，康复、养身、养心、养性、养学为延伸，构建不同地区、不同人群的医养结合模式。附加功能医学和游学的服务。

（2）机制。该模式的重点是良好的三结合机制。当一类人群是短期旅游，就用养身、养心、养性一体化服务；当一类人群有较长时间旅游，就可以利用养学（开办高档次研修班）进行服务。

（3）优势。养身、养心、养性一体化服务可以利用自身机构的康养学院和功能医学中心进行服务；养学（开办高档次研修班）可以和有关高等院校联合举办。

（4）问题。一是服务和医保的衔接问题；二是人群的定位问题。

（5）范例。云南心景康养旅游集团就是这样的案例。

7）大型社区服务模式

从目前市场投资的热点来看，大型、高端、综合性且兼具持续照顾性的老龄服务项目依然是市场投资的热点。例如，上海的泰康之家养老社区，按照入住群体的年龄、身体状况，将社区划分为独立生活、协助生活、专业护理、记忆障碍等不同功能的居住单元，为不同老年人提供养老服务；上海星堡中环养老社区借鉴美国养老社区经验建立的"持续照料退休社区"（CCRC 社区），可为入住老年人提供从自理到协助护理、全护理、临终关怀护理各个阶段的服务。另外，北京的太申祥和山庄、保利集团的北京和熹会养老公寓、无锡九如城养老产业集团的九如城养老综合体等，都是这类综合型的大型老龄服务机构/社区。

8）专业化特色模式

顺应市场需求，一些小型、专业、连锁化的老龄服务机构也开始成为新的发展方向。例如，北京的寸草春晖养老院作为一家专门针对失能、半失能老年人的专业养老护理机构，通常开设在市内老年人较多的社区，床位数仅有 100 张，由于满足了老年人的刚性需求和不愿离家太远的心理特点，取得了很好的社会效益和经济效益。

另外，一些为老年人提供专业护理的专业化、连锁化护理院，也是目前市场上需求较大、发展较好的行业代表，如上海的日月星护理院就是一家连锁性的专业医疗护理机构，专门为失能、术后老年人提供专业的医疗、康复和护理服务。未来，这种规模不大但专业化较强的连锁型老龄服务机构应该是老龄服务市场的重要力量。

9）智能化、信息化模式

利用物联网、云计算、移动互联网、信息智能终端等新一代信息技术，通过对老年人服务需求信息的感知、传送、发布和对服务资源的整合共享，来实现对老年人的数字化、网络化和智能化服务。

远程医疗、电子健康等都是目前中国老年健康服务业的一个主要发展内容。另外，基于智能化的网络服务平台或者高科技的老龄服务产品，也是目前中国老龄服务业发展中的一个重要方向。

一是借助智能化平台，整合老龄服务资源。例如，上海海阳集团的"96890"一站式为老服务平台，以及各地的其他为老服务信息平台等，都是利用智能化、科技化的信息手段，通过整合社会服务资源，将老年人和服务资源有效对接，以满足老年人的服务需求。

二是通过直接建立"智慧社区""智能化养老基地"等来实现科技化的为老服务。例如，北京市从 2013 年就开始推进的"智慧社区"建设，NEC（日本电气股份有限公司）建立的智能老年公寓信息化系统，全国老龄办在全国范围内推进的智能化老龄服务示范基地等。

5. 医养结合的管理机制

医养结合的管理机制即"医养结合"养老模式的管理及相关政策制度，具体包括"医养结合"服务提供机构的准入机制、管辖部门、管理方式、扶持政策的制定等。医疗服务是一项需要高精技术的服务，因此，政府要发挥主导作用，根据各地老龄化现状及未来趋势，因地制宜，建立完善医养结合服务法律法规及相关促进发展的扶植政策，如服务人员培养机制、专业的规范制度、完善的设施标准、服务标准、人员标准和管理规范；建立严格的行业准入机制、监管协同机制及评估机制，在此基础上，鼓励全社会广泛参与。

（三）开展医养结合养老服务的目的

人口老龄化使失能、患病老人的医疗和养老问题很难区分，特别是单纯的养老院、敬老院等公共养老机构已经很难满足高龄、失能、空巢、患病老人的医疗和养老的多重需求，面对"医""养"分离的困境，养老问题日益严重。为此，我国正积极推进医疗卫生与养老服务相融合的"医养结合"创新模式的发展。

"医养结合"养老模式可以视为"医疗"与"养护"相结合的老年人长期照顾模式，它应该是从属于大多数学者研究下的"长期照护"模式的细分部分，首度将医疗和养护相结合，区分于传统的居家养老、社区养老及机构养老模式。此种养老模式不仅仅包括了传统的生活照料养老服务，即日常文娱活动、常规生活照料、精神慰藉等服务，同时更加注重老年人的医疗保健、康复理疗、疾病诊治，以及临终关怀等专业医护服务，水平相当于正规医院同级水平，可以处理各种突发事件，具备健全的诊疗项目、专业医护人员的配备，并且有相当水平的医疗器械等，能够给予老人更多、更及时的专业帮助。此种医疗与养护相结合的模式，对于老年群体中的弱势群体，即失能及半失能老人尤为重要，可以切实提高失能及半失能老人的生活质量。

"医养结合"的目的是要突出医疗功能。对此，全国各地积极探索，形成了"医中有养""养中有医""居家巡诊""两院一体"等多种医养结合类型。"医养结合"养老模式不仅强调老年照顾中的照护，更加突出医疗对安全养老的重要性。该模式能很好地改善"医养结合"的难题，有利于进一步减轻家人及社会负担，对解决日益突出的失能、半失能、高龄老人的照料、护理和医疗问题具有重要意义，彰显了健康老龄化的可持续养老之路。随着中国人口老龄化的发展及政府职能的转变，老龄服务业最终将走向产业化、市场化和社会化发展的道路。

（四）开展医养结合养老服务的意义

党的十八大报告明确提出，积极应对人口老龄化，大力发展老龄服务事业和产业。一方面，加快发展老龄服务业是积极应对人口老龄化的战略需要。中国快速发展的人口老龄化伴随着日益明显的高龄化、失能化、家庭结构小型化和空巢化趋势，老年人在生活照料、医疗卫生、康复护理等方面的服务需求越来越高，迫切需要加快发展老龄服务业。另一方面，加快发展老龄服务业对促进中国经济持续健康发展具有重要意义。中国目前正处于经济转型升级、加快推进社会主义现代化的重要时期，加快发展服务业是产业结构优化升级的主攻方向。与发达国家服务业增加值占 GDP 比重普遍在 70% 以上相比，中国服务业的发展空间还很大。在老龄社会条件下，加快发展老龄服务业，不仅有利于快速提升第三产业在国民经济发展中的占比，而且有利于释放消费潜力，促进消费结构升级，对调整中国产业结构、提高就业、促进经济持续健康发展具有重要意义。

面对人口老龄化的加速发展，《"十三五"国家老龄事业发展和养老体系建设规划》确立了养老体系"四梁八柱"的目标任务，提出了健全养老服务体系等重点任务，为健全居家为基础、社区为依托、机构为补充、医养相结合的养老服务体系提供了强有力的政治保证。养老既是事业也是产业，"医养结合"养老服务体系建设是老龄化国家必须面对的重要问题，已成为很多国家战略的一部分。

三、中国医养结合发展的制约因素

（一）理念制约

1. 全社会对养老服务认识不足，积极老龄化、健康老龄化理念尚待更新普及

1991 年联合国大会通过的《联合国老年人原则》指出，老年人应该始终融合于社会，积极参与制定和执行直接影响其福祉的政策，并将其知识和技能传给子孙后辈；老年人应该享受保健服务，以帮助

他们保持或恢复身体、智力和情绪的最佳水平并预防或延缓疾病的发生；老年人居住在任何住所、养老院或治疗所时，均能享有人权和基本自由，包括充分尊重他们的尊严、信仰、需要和隐私，并尊重他们对自己的照顾和生活品质做抉择的权利；养老服务模式的选择应该建立在维护老年人权利与尊严的基础上，以老年人身体健康状况为主要依据，以老年人家庭支持与意愿为辅要依据，引导老年人选择适合自己的养老方式。

世界卫生组织指出，积极老龄化的目的是使处于高生产能力阶段的人群极少早逝，使老年人享有更好的生活质量，使老年人能够积极参与政治、经济、社会文化活动，使老年人的医疗和照料支出减少。而健康老龄化的目的是帮助老人实现最大限度的独立和最小限度的依赖，降低老年人失能发生率。

老年人是社会中很重要的成员，他们的生活经验和社会经验都应该被重视，发挥老人的社会价值。养老服务不仅应该提高老人的生活质量，还能支持与帮助老人在养老生活中保持自立，帮助失能、半失能老人恢复自立。自立包括身体性自立、心理性自立和社会性自立。现在我国仍然以死亡率和人均预期寿命等指标衡量健康状况，其实人口健康预期寿命才能反映生命的质量。

2. 医养结合综合养老模式尚未建立

现阶段受国情制约和传统观念的影响，依靠子女为老年人提供精神慰藉和日常看护等生活照料的家庭养老仍是我国最普遍的养老模式。随着社会发展，家庭养老也在向社会养老过渡，基本形成与英国相似的以居家为基础、社区为依托、机构为支撑的养老体系框架。但目前三种养老模式均各自独立，并存在医养分离、硬件配置缺乏、医护服务水平较低等问题。截至 2015 年年底，我国每千名老年人拥有养老床位 30.3 张，仅为发达国家平均水平的一半。其中，内设医务室等正规医疗设施的仅有 23.61%，社区养老设施仅 2.6 万个，且医疗配套设施严重缺乏。

（二）政策及制度制约

当前医养结合面临的困难很多，涉及养老机构与医疗机构的建设问题、运营问题，以及资源整合、医保归属、跨行业合作、运营方式、人才培养、制度编制、药品使用与管理、医养结合行业标准等诸多重要难题。对于整个养老事业来讲，医养结合需要顶层设计，并非只是兴建或改造几所养老设施，为设施内部的老人提供一年几次的老年体检，而是应该将整个举措贯彻于整个养老体系建设中去，从而进一步实现医疗与养老两大资源高效融合。

1. 老年长期护理保险制度尚未普及，养老护理等级评价标准不够合理

由于长期护理保险制度能解决养老机构购买资金难题，可引导居家社区护理服务力量加快培育形成，提高了医疗与养老服务的结合效率，解决了医疗机构长期压床问题和部分基层机构"吃不饱"问题。在我国，长期护理保险制度率先在青岛、上海等 15 个试点城市，以及北京、河北等多个省份的非试点区域展开，覆盖人群大约为 4800 万。截至 2017 年年底，超过 7.5 万人享受到保障待遇，赔付护理保险金大约 5.7 亿元，基金支付比例超过了 70%。2018 年 7 月，国家卫健委等 11 个部门联合印发《关于促进护理服务业改革与发展的指导意见》，鼓励有条件的地方积极支持商业保险机构开发长期护理商业保险，以及与老年护理服务相关的商业健康保险产品，但老年长期护理保险试点效果尚待评估，"医养结合"老年长期护理保险制度的支付比例、筹资渠道、责任界定等确保基金长期收支平衡的问题还没有确定，可推广复制的基本政策框架尚未形成。

此外，目前国家制定的老年人能力评估标准，要么是可操作性较低，执行起来难度比较大；要么是不够具体明确，没有明确各护理级别判定的详细标准。这使得我国对养老机构中护理等级的划分一直缺

少统一的标准和依据，造成了医疗系统和养老系统之间关于养老护理等级的分类标准存在着明显的差异：公办医疗机构按照医院护理级别对老年人进行分类；民营养老机构则按照精神、心理、行为的缺陷状况对老年人进行分类。而标准的不一致直接影响到了医养结合型养老机构服务对象的不明确，亦导致了老年群体在医疗和养老两大系统之间难以进行顺利的转接，进而导致了有的老年人接受的护理服务过度、有的老年人接受的护理服务不足问题的产生。

2. 缺乏明确法律法规，要求养老机构与医疗机构有效衔接

在部门设置上，我国养老服务事业隶属民政部门管理，但大多数失能老人需要医疗救治服务，它的提供部门又是隶属卫生部门管理。我国目前没有明确的法律法规，要求这两个部门针对失能老人同时提供相应的服务，二者之间缺乏有效衔接。再者，养老机构提供的服务比较零散，没有统一的标准，服务内容不完善，具备医疗诊所的养老机构比例低，只注重提供简单的日常照料，忽视真正重要的心理慰藉、医疗护理和康复锻炼等需求，造成养老机构在老年护理服务上缺位、缺少连续性；医疗机构在养老服务的提供上，也存在养老服务不到位、不重视等问题。

3. 养老相关制度与法律法规不健全，使得养老机构承担较高风险

有研究指出，由于老年长期护理保险制度的缺失、监管机制不健全及养老机构相关配套法律不完善，导致养老机构在进行老人入院筛选、项目设置时不能完全发挥优势和功效，当老年人健康状况有恙甚至去世时容易出现纠纷。

国家在顶层设计上还没有明确界定老龄服务事业和产业的界限，产业和事业的界限还不清晰，民营养老机构和"事业体制、产业化经营"的公办养老机构在不平等的环境下竞争，扭曲了市场价格，影响和制约了民营养老机构的发展。

4. 福利选择逆向化，评估机制未建立

在养老政策方面，民政部于 2013 年年底下发《民政部关于开展公办养老机构改革试点工作的通知》，明确公办养老机构将优先保障优抚对象，以及经济困难的孤寡、失能、高龄老人的服务需求，政府在"保基本、兜底线"基础上，推动社会力量成为养老服务业的"主角"，支持社会力量兴办专业机构提供专业服务，实现资源最优配置。《养老机构管理办法》规定，政府投资兴办的养老机构，应该优先保障孤老优抚对象和经济困难的孤寡、失能、高龄老人的服务需求。但养老机构市场在接收对象过程中存在结构性失衡问题，与社会福利、社会公益相排斥：一方面，大量需要住进养老机构享受提供的生活照料、医疗服务等的老人，因收入过低支付不起而住不进来；另一方面，那些高收入的、生活完全可以自理的老人，长期占用大量床位，尤其是在农村敬老院中，完全自理的老人比重占到一半以上，拒绝接收那些急需照顾的失能老人。

5. 监管机制未健全

1）监管标准尚不够细化，监督制度未健全

"医养结合"养老机构的准入标准、职能界定、责任认定等均存在不明确之处。"医养结合"实际实施过程中，出现既往标准不适用、无合适标准可循等问题。其中，针对养中有医模式，2014 年下半年，国家卫生计生委办公厅印发了《养老机构医务室基本标准（试行）》和《养老机构护理站基本标准（试行）》，为养老机构内设医疗机构的设置与监管提供了依据以促进医养结合。然而，对于内设医疗机构中的卫生所、保健站等医疗机构类型并无针对性的医养结合法规，只能依照《上海市企事业内设医疗

机构标准化建设基本标准》进行监管；针对医中有养模式，《护理院基本标准（2011 版）》在床位、科室设置、人员、房屋、设备、管理方面对护理院的设置和监管做出明确说明，监管法规相对比较完善。相比护理院，参与医养结合的医院则依照《医疗机构基本标准（试行）》进行监管，并未有针对老年学专业的标准，现有法规并不能完全覆盖。因此，在"医养结合"卫生监督的过程中，可能会存在监管对象有心整改、无力实施的局面，从而阻碍医养结合养老模式的健康发展。

2）尚未建立起明确的、定向的第三方监管机制

我国老年人协会、行会及委员会在社会影响力与自身建设上尚存在不足。一是表现为"一个班子两块牌子"，基层专职从事老龄服务的专业工作人员极少，兼职却居多，并且具有强烈行政色彩，老人工作的管理能力难以评估。二是"财权与事权"的割裂，养老公共服务在中央与地方、农村与城镇，本身存在诸多矛盾。而这样的问题并不仅存在于我国行政部门之中，同时也辐射到非政府组织或事业单位，使得老年工作项目推进存在一定程度的阻碍。三是缺乏定向的评估体系，多头管理。我国养老服务机构的监管部门仍然是以行政部门为主，非政府组织的评估仅仅体现在合作供给或者是服务购买过程中，尚未建立起明确的、定向的第三方评估体制。四是养老服务信息公开化程度过低，我国养老服务资源在信息网络建设上方兴未艾，无论是信息采集还是公布都仍处在滞后状态，没有形成正规的信息分享平台，以便供需主体做出选择。

3）医疗安全隐患较多，卫生监管问题也多种多样

上门服务过程中可能碰到基础护理与医疗护理行为的界定、医疗文书的使用、医疗废物的处理、事故纠纷发生时医疗责任的认定等问题；养老院旁边设有护理院时，两者往往为同一法人所设置，养老院内设医疗机构与护理院之间易出现人员混用、文书混用、服务内容分界不清等问题。若这些潜在问题不能有效预防与监管，则可能会影响医养结合模式的健康发展。为有效预防这些潜在问题的出现，需要足够的卫生监督力量。然而，我国目前卫生监督人力资源配备相对不足。同时，医养结合模式作为一种新的养老模式，在专业技术等各方面也对卫生监督员的工作提出了新的要求。

4）加强医保资金的监管

国家人力资源和社会保障部应加强对医疗机构费用的控制和监管，及时查处套取医保资金等违规行为，切实保障参保老年人的权益。针对不同付费方式，人社部应明确监管重点环节。要进一步完善医保结算方式，扶持引导保险企业开办商业护理保险，尽快建立养老服务机构老年人意外伤害、重大疾病、补充养老保险制度，构建养老服务行业风险的合理分担机制。此外，也可以引进商业保险机构经办居民医保，由商业保险机构承办城乡居民基本医保的报销结算等程序性工作。

（三）人才制约

1. 养老人才数量严重不足

按照国际养老服务发展趋势，老年人的需求可以归纳为五个"老有"，即老有所养、老有所医、老有所为、老有所学、老有所乐。老年人的需求结构可以进一步总结概括为日常生活服务需求、特殊生活用品需求、养老服务需求、医疗健康需求、金融保险需求、精神文化需求和生活环境需求等方面。养老服务业主要划分为五大领域：老年用品领域，老年医护和生活服务领域，老年住宅和养老设施领域，老年金融保险领域，老年教育、文化、休闲领域。根据养老需求和养老产业领域，可将养老产业人才分为生活照顾人才、医疗护理人才、生活服务人才、机构管理人才、教育培养人才五个大类。其中，生活照顾人才是指从衣食住行方面保障老年人的基本生活的人才，其服务内容包括物业管理、家政服务、事务代理、出行服务和专业配餐等，它是养老产业人才队伍的主体；医疗护理人才是指为老年人提供疾病预防、养生保健、心理咨询、医疗救治和康复护理等服务的人才，按照服务内容又可分为具备一定护理知识的基础护理人才、具备较高医学知识的专业医护人才、具备康复保健知识的康复保健人才、具备专业心理学知识的心理咨询人才；生活服务人才是指为老年人提供理财保险、法律咨询、养老产品设计、旅游服务等生活帮助的人才；机构管理人才是指满足养老产业自身发展需要的具备管理知识与技能的各类人才，包括组织管理人才（会计人才、人力资源管理人才、销售人才及等）、高级管理人才（管理者）、活动组织人才（兴趣小组、义工活动、文艺表演等）、外部联系人才、行政管理人才（养老事业相关的政府部门内工作人才）；教育培训人才是指具备指导老年人学习、掌握老年人教育学知识的人才，可以满足养老服务与养老产业的专业化、职业化建设发展需要。不同种类的人才，面对不通的养老产业需求，提供不同的养老服务，需要不通的专业知识。养老产业的人才培养过程中，需要针对特定人才种类设置培养计划，既要保证其业务素质，也要强调其思想素质。

根据《全国民政人才中长期发展规划（2010—2020 年）》要求，养老护理员到 2020 年应达到 600 万人。依据《民办养老机构管理办法》可知，养老护理人员与服务对象的配备比例是依据服务对象的健康状况不同而有所不同的。其中，对于服务对象生活能自理的，配备比例不低于 1∶8；需要半护理的，配备比例不低于 1∶5；需要全护理的，配备比例不低于 1∶3。因此，按照全国有 4063 万的失能、半失能老人需要长期护理计算，全国将需要 1300 万名养老护理人员。

由于我国养老护理人员的执业资格制度实施时间较短，从事老人照顾的人员总数估计不超过 50 万，其中确实在护理岗位上的职业护理员不超过 20 万人，而经过劳动部门考核、拿到护理员资格证书的专业护理员不足 2 万人。根据原卫生部《综合医院康复医学科基本标准（试行）》测算，2012 年上海市康复人才缺口总额高达 2456 人，是现有康复人才总数的 1.39 倍；而参照欧美国际标准，则缺口高达 18 632人，是现有康复人才总数的 10.6 倍。据民政部统计，到 2013 年年底，目前我国各类养老服务人员共约100 万，经过专业技能培训的仅 30 万左右，其中获得职业资格的仅有 10 万人。

截至 2017 年，我国注册护士总数超过 380 万人，每千人口护士数 2.74 人，医护比为 1∶1.11。尽管公立医院的医生和护士数量较充足，但具有老年医学和老年护理专业学习教育经历的医生和护士仍占比甚少。至于其他非公立医院兴办的医养结合型养老机构，更存在着养老医护人员不足的问题，普遍缺乏老年医疗保健常识、康复技能及心理调适能力，明显不能满足健康老龄化社会发展的实际需求。为此，2018 年国家卫健委等 11 个部门联合发布《关于促进护理服务业改革与发展的指导意见》，到 2020 年我国注册护士总数超过 445 万人，每千人口注册护士数超过 3.14 人，医护比不低于 1∶1.25，基层医疗机构护士总量超过 100 万人。预计到 2020 年，我国将形成一支由护士和辅助型护理人员组成的护理从业人员队伍，从事老年护理、母婴护理的护理人员数量将显著增加。

2. 养老人才素质普遍偏低

根据北京社会管理职业学院承担的民政部研究课题的数据显示，养老护理人员中，具有小学及以下文化程度者有 468 人，占 21.7%；初中文化程度的有 976 人，占 45.2%；高中或中专文化程度的有 568人，占 26.3%；大学及以上文化程度的有 146 人，占 6.8%。由专业教育和学历教育层次较低的人员从事养老服务，仅能解决老人基本生活需求，无法顾及基本护理、预防保健、慢病管理、康复训练、精神慰藉等，使得养老服务中的多元化、个性化需求难以满足。我国养老服务人员整体学历层次较低，知识结构不合理。

3. 养老人才专业化水平不足

目前我国多数养老机构中受过高等教育或是经过专业培训合格而上岗的护理人员非常缺少，我国的养老服务人员以中年人为主，普遍缺乏专业照护知识。我国养老护理专业多开设于高职院校，目前还少见本科和研究生阶段设置此专业。我国对从事养老服务的人员没有明确的岗位细分，养老护理人员从事的工作较为庞杂和粗放，工作强度高，待遇较低，不利于定向培养各层次护理人才和促进更多人员加入护理队伍中。

4. 养老人才队伍流失严重

目前我国养老机构的各类服务人员工资待遇普遍偏低，社会认可度低，工作时间长、强度大，这种工作内容与劳动待遇之间的严重失衡，最终导致养老机构各类服务人员流失率居高不下。尤其是在一线从事基础照顾服务的护工人员的工作强度最高，而其工作价值没有通过薪酬得以实现，进而影响着从业人员的积极性。从全国养老职业教育发展来看，学生到岗第一年的流失率可能达到30%，第二年50%，第三年70%甚至更高，仅北京、上海、天津等城市每年养老护理人员流失就达1/3以上。

在我国，目前具有老年护理专业技能和老年社会工作知识背景的保健师、营养师、心理咨询师等专业人员就因工资报酬及社会氛围的制约，不愿从事养老服务业，特别是不愿进入社区开展社区居家养老服务，使养老机构维持正常工作都步履维艰，很难兼顾长远发展。这种现象也是普遍存在于日本、德国等长期护理保险制度较为完善的国家。薪酬待遇成为制约我国养老服务业从业人员稳定性的重要因素。

5. 养老人才培养严重滞后

伴随着老龄化速度加快、老龄化社会的到来，对我国养老服务人才培养速度、养老服务人才培养体系建设提出了新的要求。然而目前我国养老服务人才培养的师资力量还十分薄弱，师资培训基地欠缺，缺乏专家能手和专业带头人，可供参考使用的新型教材较少；培养规划不够清晰，同层次、类型及规模的涉老院校间人才培养目标和课程设置也不尽相同，缺乏全国性统一标准；课程设置与行业企业需求对接不良，教学内容与实际工作衔接不佳，教学模式与职业技能要求脱节，教学方式与方法缺乏先进性；人才培养层次单一，人才培训技能弱化，人才培养质量欠佳，人才培养规模尚小，人才培训对象局限，缺少养老服务管理人才及研究型人才的培养，缺乏政策倾斜，缺乏相应的考核标准和激励机制。这些都是影响当前我国养老服务人才培养的重大问题。

6. 养老人才培训不够规范

目前，我国养老人才培训方面的问题包括：从事养老服务的护工人员岗位人手紧缺，工作任务繁重、责任重大，普遍缺少参加专业技能培训的时间和精力；未设立行业准入职业资格要求，造成进入养老服务行业门槛较低，参加专业技能培训的压力和动力不足；养老机构只关注考取资格证书培训，较少重视技能提升培训，养老服务人才培训流于形式；培训机构教学资质和条件堪忧，未严格按照国家职业标准考核，存在培训质量良莠不齐现象。

7. 养老人才培养招生困难

由于受传统观念的影响，社会对养老服务行业工作存在固有的偏见，对养老服务从业人员缺乏应有的理解和尊重，我国老年服务从业人员的职业荣誉感不强，社会地位不高，个人价值和社会价值不能得到有效承认，让本来鲜有问津的养老专业学生望而却步，院校陷入了"招生难、投入少、培养难、对口就业难、就业待遇差、社会认同度低、招生更难、专业萎缩"的恶性循环。目前我国开设老年服务与管理的 68 所高职院校和一些中职院校都面临着招生困难的问题。

8. 高层管理人才和专业人才缺失

一方面，传统的培训方式只注重养老服务人员服务技能的提升，并未给予养老服务人员综合素质能力等的足够重视，从而造成了养老服务人员实践能力的下降及系统理论知识的不完善；另一方面，碍于在收入、职称晋升途径、专业水平提升、社会认可度及职业成就感等方面与其他机构的差距，即使受过老年护理专业教育，也很少有人选择从事养老服务行业，造成养老人才流失严重、养老队伍不稳定。

造成上述从业人员窘境的原因，一方面是现有的大专院校尚未设置老年医疗护理专业，与之相关的专业课程与培训技能也比较缺乏，导致老年医护行业的人力资源严重不足，养老服务质量不高；另一方面是缺乏鼓励从事老年人医疗护理服务的相关政策。亟待出台对老年医护从业人员的职业资格认证、职业技能培训等规范性管理方案，并设计与养老护理人员劳动付出相符的薪酬体系，努力留住已从业人员，并形成较为丰富的人力资源储备。

随着我国经济的发展、健康理念的转变，养老需求呈现多层次、多样化、专业化的发展趋势，急需大量的养老产业人才。现代养老产业从业人员应是健康照顾与促进者、组织与管理者、教育与咨询者、协调与合作者、研究与应用者等多种角色的综合体，这对我国老年人才队伍培养体系的发展提出了新要求。

（四）社会支持系统制约

根据福利多元主义理论，政府不应成为医养结合服务模式的唯一支持和承担者，其他营利和非营利组织等应该全方位参与，在政府主导下，一起为"医养结合"服务模式的发展做出支持与贡献。

1. 公民意识和责任感缺失，社会志愿服务机制不健全

在我国，作为外部环境因素，老年人及家庭的传统观念未能适应社会化养老方式、公民社会下的公民意识和责任感缺失、专业人才缺乏、社会志愿服务机制不健全等，都是政府采购养老服务新模式未来发展中需要化解的重要问题。正如之前所分析的，养老问题的解决需要国家、社会和家庭各方的共同努力。

2. 社会组织尚未发展成熟，行为亟待规范

当前我国社会越来越肯定志愿服务在包括养老服务等多项社会福利、社会救助领域的贡献与潜能，并且政府明确了在新型社会治理中培育志愿团队的责任。现阶段，我国志愿服务仍存在许多发展缺陷，例如，在人口基数下，志愿团队数量不足；相关权益保障法规不完善；志愿组织缺乏长期稳定的经费保障；志愿团队整体服务能力与素质欠缺；等等。这一系列都是基于志愿组织自身客观条件、与社会主客观约束而造成的问题。

作为公共服务最重要的提供者，我国社会组织难以担当社会力量作为"第三部门"的重要作用，社会机构发展薄弱是制约政府采购养老服务新模式推广的重要制约因素，同时也在于相关行业和领域尚未引入良性竞争，在实际中，提供服务产品的社会组织本质上是政府的下属单位，而政府采购养老服务也成为一种内部的购买，加之政府缺位，使得在不透明和不规范的运作中，社会组织的行为亟待规范。

四、国外医养结合发展分析及经验借鉴

（一）美国

1. 美国医养结合老年长期照护制度的演变

社会保障由社会保险、社会救济、社会福利、优抚安置等组成。其中，社会保险是社会保障的核心内容。所谓社会保险，是指国家通过立法建立的一种社会保障制度，目的是使得劳动者因年老、失业、患病、工伤、生育而减少或丧失劳动收入时，能从社会获得经济补偿和物质帮助，保障基本生活。

1930 年之前，美国的救济工作和所需要的资金主要是由教会或非政府组织提供的。由于 1929 年的经济大萧条，失业人口也从 1929 年的 300 万上升到 1933 年的 1500 万，几乎占全国人口的 1/5。为了应对这场史无前例的社会经济危机，导致美国社会福利体制建立。1935 年，美国通过了历史上第一部社会保障法典《社会保障法》，其五个基本项目是老年社会保险、失业社会保险、盲人补助、老年补助和未成年人补助。

20 世纪 60～70 年代是美国社会保障制度发展的第二阶段，其主要内容包括医疗卫生、食品券、公共住宅等。1970 年美国参加社会保险人数 9300 万，受益人数 2500 万，收益比为 3∶7；1980 年分别是 11 500 万、3500 万，收益比为 3∶1。

20 世纪 80 年代，美国的保障制度进入第三个阶段。社会保障制度在给美国社会带来繁荣、安定、昌盛的同时，也存在弊端。例如，社会保障支出逐步增加，负担日益沉重；社会保障税率不断提升，引起了公民对政府的不满；部分社会福利项目由州政府制定标准，加大了联邦政府的支出负担；社会保障机构繁多，管理费用开支巨大；仍有部分成员没有纳入保障范围等。

美国的社会保险制度属于"补缺型+社会保险筹资"制度，即对不同的保障成员使用不同的保障标准，社会保险费用由国家、雇主和劳动者三方负担。老年、遗属、残废保险是社会保险的主体，由联邦政府统一立法，全国强制执行。而雇员的医疗、工伤和失业保险，全国没有统一制度，均由各州自己举办。美国社会保险制度是不够完善的。

美国的社会福利制度已经相当完善。社会福利种类包括：联邦社会保险（退休金、抚恤金、伤残金）；失业补助金；公共援助金（失明者、老人、残障者及无收入者）；孕妇和儿童福利；粮食券、学校提供的廉价或免费膳食；家居能源补助计划；廉价公共房屋；医疗补助计划（medicaid）；家中照顾计划（In Home Support Service）。

社会救济是指国家和社会为保证每个公民享有基本生活权利而对贫苦者提供的物质帮助，主要包括自然灾害救济、失业救济、孤寡病残救济和城乡困难户救济等。美国是世界上社会救济方案最为复杂的国家之一，它的救助体系包括补充保障所得、失依儿童家庭津贴、医疗补助、一般救助、食物券、住宅补助。社会救济项目资金由联邦政府和州政府公共供给，在补助金额方面，州政府有加大的自主权。

美国较为出名的保障政策有：美国老年、遗属和残障保险（OASDI），美国老年社会保障残障保险（SSDI），美国老年收入补充保障政策（SSI），美国雇主养老社会保障制度，美国铁路部门退休与失业保障制度，美国联邦政府雇员的社会保障制度，美国退伍军人福利和军人退役福利制度，美国医疗健康保险制度，美国联邦医疗保险计划（medicare），美国医疗补助计划（medicaid），美国儿童健康保险计划（SCHIP），美国商业健康保险与政府支持政策，等等。

2. 美国医养结合老年长期护理制度的实施现状

目前美国的养老服务机构中，营利性的私立服务机构占66%，非营利性机构占27%，其余7%为政府举办的服务机构。在美国的老年人全部医疗保健支出中，医疗保险，包括住院医疗保险和补充性医疗保险，二者合计约占44%。医疗补助约占12%，个人支付和私人保险公司支付合占约44%。据2007年数据显示，美国中等家庭每个月平均收入为4016.8美元。医疗保险费用一般由所在单位承担80%，个人承担20%，大概每个家庭平均每个月要从工资中扣除120美元用于医疗保险，占家庭收入的3%。与英国不同，美国的老年长期照护体系与医疗体系严格划分开来。美国老年长期照护公共支出约占GDP的0.6%（2007年），每千名65岁及以上老年人拥有老年长期照护床位42张（2008年）。

3. 美国医养结合相关法律与政策

1）基本养老保障体系

美国社会养老体系可分为两大类：政府运作的养老保障措施（即强制性养老保险）和民间私有私营的各种养老保障计划。美国的私营养老保障计划可分为两大类，即养老金类（收益确定类保障计划和缴费确定类保障计划）和投资养老类（个人退休账户和雇主支持的退休计划，indicidual retiremeng account，IRA）。养老金类是指各种以现金方式、定期支付的养老金。投资养老类则是个人通过专门机构理财，将资产投资于股票、债券等有价证券，获得投资回报作为养老金。

与欧洲福利国家不同，美国只对具有雇佣关系的劳动者实施养老保险制度。养老保险基金由雇主和雇员缴纳养老费筹集，国家只在税收、利息等政策上给予优惠，并不给予直接的财政资助。美国的社会养老保险基金在筹集方面具有以下特征：采取保险费形式；缴费比例随时调整；缴费基数规定上限。

美国的社会养老金发放办法是：基数指数化；养老金水平分段计算；养老金水平随物价逐年调整；对提前或推迟退休的规定。目前美国全国有1.2亿人参加了退休养老保险。约占全部在业人员的95%。全国现有2500多万退休人员领取养老金，约占总人数的11%。

2）基本医疗保障制度

美国的医疗保障制度以其费用高昂、覆盖面小、保障有限、制度复杂、改革艰难而闻名，没有建立统一的医疗保险制度。美国的医疗保障制度实行私人商业医疗保险和社会医疗保险相结合的办法。美国政府只为老年人和低收入人群提供医疗保障，其他人依靠较为完善的商业保险。私人商业医疗保险成为美国整个医疗保险的主体。

1965年美国开始实施联邦医疗保险计划和医疗补助计划。老年医疗保险主要向65岁以上老年人提供，计划分为A和B两个种类。医疗补助计划则向穷人和残疾人提供。这标志着二者正式成为全国养老机构的主要资金提供方和运营资质核准部门。美国对养老机构实行严格的年度检查，只有养老机构满足相应的质量标准，才能获得老年人医疗保险计划和医疗补助计划的报销。这种社会医疗保险计划并不占重要地位，覆盖人群有限。其中，综合性老年健康护理计划（PACE）是美国推行失能老人"医养结合"养老政策中最为著名的，旨在为达到入住护理院标准的、居住在PACE服务区内的、经由医疗救助机构鉴定为符合所在地入住护理院标准的、需要医护服务的失能和半失能社区老人提供全方位的康复护理服务、医疗服务、社会支持服务，并定期为患者进行健康评估，及时调整患者的医疗护理方案，必要时提供临终关怀。PACE计划明确了服务对象，充分考虑到不能自理老人的真正需求。PACE计划对于失能老人养老问题提供了很好的途径，不仅可以让失能老人从身体到心理各个方面都有明显的改进，而且也规范了社会养老机构市场，减少养老市场上结构性失衡问题。PACE通过联邦医疗保险计划、医疗补助计划和社会筹资的资金，采取"按人计价"的方式付费给受托机构，受托机构自行统筹资金、承担财务风险。PACE 较传统的付费模式节省 15%的费用，参与 PACE 计划的老人在短期内即达成了较高的养老意愿，提高了养老满意度，健康状况得到了改善。与没有参与 PACE 计划的失能老年人相比较，参与该计划的失能老年人平均寿命更长、自主时间更多，但也存在募集启动资金困难等因素的制约。

1973 年启动的"家庭和社区支持服务"（Home and Community-Based Suportice Services，HCBS）项目，对生活自理的老人更合适。HCBS 由联邦政府按照各州老年人口比例分配医疗救助资金，用于支持 60 岁及以上老年人的居家/社区照护服务，具体服务包括交通运送、个人照护、家政服务、法律服务、精神健康服务、日间照护等，还包括向老年人提供餐饮、社区教育、健康检查、康复训练等。这项政策对居家/社区照护的推动作用比较显著。2000～2010 年，美国政府对 HCBS 的支持力度不断增加，医疗救助老年长期照护支出中用于专业机构的资金由 396 亿美元增至 518 亿美元，增长了 30.8%，而用于 HCBS 的资金由 125 亿美元增至 555 亿美元，增长了 344.0%，相应的，专业照护机构在医疗救助老年长期照护支出中的占比 57%下降到 43%，HCBS 的占比则由 28%上升至 46%。1981 年美国国会提出议案，开始在全国范围内推行"医疗救助宽免"（medicaid waver）。作为 HCBS 的一部分，HCBS 宽免计划的支出力度大，同时能满足人们对居家照护的偏好。

此外，在失能老人护理机构中，长期急性护理（LTAC）、LTCH（长期慢性护理院）是美国"医养结合"新型护理机构的范例。LTAC 在美国出现的时间比较早，是指医疗机构为重度慢性病患者提供医疗服务，不列入医保报销范围。参与 LTCH 的机构虽然属于美国急性医疗救治单位，但是入住患者都是从其他医疗救治单位送过来的，主要原因就是这些患者中老年人占大多数，并且还需要入住很长时间进行治疗，可以在长期的呵护下恢复健康。LTCH 与 LTAC 二者在医疗费用上各有优缺点：LTCH 在医疗诊治时费用高，但是可以进行医疗保险的报销；而 LTAC 却恰巧相反。

4. 美国医养结合监管机制

1987 年，美国出台的《护理院整顿法案》规定"长照机构应该在条件允许的范围内最大限度地达到并保持机构中老人最佳的生理、心理及社会状态，并为每一位机构老人量身定做综合性照护计划、社会公益服务、照护服务、机构老人定期评估、药物服务、膳食营养服务、康复服务，大型机构（120 张床位以上）配备一名全职社工"。该法案明确了护理院中老年人的基本权利，包括：免于被辱骂、虐待及忽视的权利；免于被监禁的权利；保有隐私的权利；满足医疗、生理、社会及社交需要的权利；参与居民及家庭活动的权利；受到尊重的权利；自主决定的权利；自由交流的权利；审阅照护计划，同时如果照护方案、治疗方案或机构有所变化，老人应该在变化发生之前享有完全知情权；在无歧视和报复的情况下申诉不满的权利等。

根据《护理院整顿法案》建立了专门针对养老机构进行监督检查的机构。例如，加利福尼亚州负责这项工作的是加州卫生服务部。突击性检查内容包括每 15 个月对机构中老人进行一次访谈，访谈重点是老人人权、生活质量、照护质量和机构服务的有效性、生活空间面积、用餐时间、光照强度、残疾或失能老人的占比及其他方面。养老机构如不能满足标准，就将面临巨额罚金和吊销执照。

同时，由于美国养老机构一般都清晰地分为医疗服务和非医疗服务两种，因此，对于这两种不同性质的服务，监管的力度和机构是完全不同的。联合委员会（The Joint Commission）是一个对医院和医疗相关服务的专业性质量进行评判的机构。另一个与医疗护理相关的评判机构是康复设施委员会（The Commission for Rehabilitation Facilities）。有些知名的老年服务品牌或是具有悠久历史的连锁性机构，它们也有自己的评价体系、质量管理和品质提升的办法，包括：是否满足入住者个性化的需求，文件记录，应急预案，正确决策，隐私保护，有效交流，入住者资源支持行为和奖励，环境是否温馨，员工需求是否能满足，是否为员工创造合适健康的工作环境，是否为员工提供培训和事业发展机会，等等。

此外，在美国，对养老机构进行补偿管理的是美国医疗保险，即医疗补助服务中心。医疗补助服务中心能够对养老机构进行资质认证、服务评定、资源配备等多方面的监管。美国政府还为养老机构提供了最大规模的立法规范——综合预算协调法案，该法案不仅规范了养老机构的运营资格审查过程，还为民众提供了评估工具。

5. 美国医养结合管理机制

根据现行的《老人法》，联邦政府的老龄署负责老年人事务，并形成了由联邦老龄署、56 个州级老龄局、665 个地方老龄办（局）、243 个土著或原始部落老龄组织、29 000 个经注册认可的老龄服务机构，以及数千名志愿者组成的广泛的工作网络。

6. 美国医养结合人才培养机制

1）人才队伍种类多样化

美国从事养老服务的人员主要包括院长、医生、护士、社工、物理/职业治疗师等。医生主要负责全体入住患者的医疗状况、照料计划的制定和执行，对医疗、护理、康复、心理等多方面服务进行协调；护士分为 2 年大学专科或 4 年本科护理专业毕业的两种人群。不论他们拿的是哪种学位，都要通过注册护士执照的考试并取得执照，每年还要有 30 小时官方认可的专业课程学习时间记录。美国的老年护理人才被分为助理护士、执业操作护士、注册护士、高级注册护士、老年开业护士及临床护理专家几类。养老服务人才种类齐全，素质较高，专业性强。

他们的培训注重医疗和临床照料、建立患者病案和处置计划、直接医疗护理、为患者家属提供医疗和护理知识咨询及自我护理辅导等。其工作主要是为患者提供直接的处置性护理工作，包括量血压、血糖、脉搏和药物管理等事项。社工是长期照护机构中不可缺少的一个岗位，分为执照临床社工、硕士社工和社工助理。他们的主要工作是在机构中为入住者提供心理和情感上的需求服务、联系社会资源、协调社会和家庭关系，也充当了机构的形象和喉舌的角色。物理治疗师的主要工作是对身体功能有问题的患者进行物理治疗和功能恢复训练。大多数患者是刚刚从医院转到护理院的具有功能训练需求的患者。职业治疗师现在大多拥有职业治疗硕士学位，这样才有资格考取执照在长期照护机构工作，他们主要对身体功能有问题的患者进行职业性治疗和功能技能恢复训练。

2）人才队伍培训规范化

老年失智症是每一个护理机构员工必须接受的培训课程。除了入职后 4 周内要完成 6 小时的有关老年失智症的基础知识培训之外，一些直接为失智症老年人提供服务的员工还要就特殊照料的提供技术、与失智老人的交流技能、对失智症患者活动项目设计和实施、环境打造和设计等内容进行至少 6 小时的培训，并保证每年都要有内容的更新和再次培训。培训的实施除了在专业大学或学院里完成之外，大部分的培训是由本机构的专业管理人员或是外聘专业培训机构完成。所有的培训必须包含基本常识和特殊问题的解决方案等训练内容，培训形式可以是面授、函授或网络教授。

3）人才队伍培养标准化

美国采用护理人才分级培训制度，具有学历层次涵盖学士、硕士、博士等多层次的护理人才队伍。美国依据其制定的《美国护理本科教育老年护理核心能力标准及课程指南》中的 11 项核心能力（评判性思维、沟通交流、健康评估、专科技能、健康促进、疾病预防、疾病管理、信息技术、健康照顾技术、伦理道德和卫生政策等）开发设计课程，以确保学生胜任毕业后的老年护理工作。

4）人才队伍留用制度化

美国设有全国家庭护理照料人员支援计划（NFCSP）。NFCSP主要为家庭护理照料人员提供五项基本服务：第一，向护理照料人员提供资助；第二，协助护理照料人员获取支援性服务；第三，为护理照料人员提供心理咨询与培训，以帮助他们做出正确护理决定；第四，提供便于护理照料人员暂时休息的间歇护理服务，缓解或减轻他们的照料压力；第五，提供补充护理照料人员的辅助服务。此外，还提供住房改建服务、紧急呼救系统，以及交通、其他设备与供应品等。

7. 美国医养结合社会支持机制

随着社会多元化的逐渐发展，介于政府体系和市场体系之外的非政府组织（Non Governmental Orgnizations，NGO）正吸引着越来越多学者的关注。非政府组织是指那些正式的、合法的、非政府的、非党派的、非营利的、以自我管理为主的群众自愿组成的社会组织。它是现代社会结构分化的产物，是一个社会政治制度与其他非政治制度不断趋向分离过程中所衍生的社会自组织系统的重要组成部分。

美国的非政府组织从产生到发展，已经历了200多年的历史。据统计，现在有超过3/4的美国人至少参加了一个非政府组织。到2004财政年度，登记免税的非政府组织就有160多万个。此外，还有约100万个没有注册、不具备法人地位的非政府组织。在美国，非政府组织已经成为美国整个政治、经济、文化和社会服务体系运行中不可或缺的一个重要组成部分。在美国，众多非政府组织可以扩充社会保障资金的来源，对社会保障金的使用发挥了监督作用。非政府组织为社会保障提供的资金与政府提供的财政资助相当。

在美国社区，非政府组织似乎正朝着一种无所不包的服务系统方向在努力，力求使社区服务达到"老有所养、幼有所托、孤有所扶、残有所助、贫有所济、难有所帮、学有所教、需有所供"全方位的新境界。正是非政府组织在社区内的积极组织、管理和促进，使美国的社区服务给居民生活带来了极大的方便和保障。在美国，通过居家养老方式解决老年人的生活照料、精神慰藉、日常看护等，接受来自家庭和社区的非政府组织的多种照顾，是适合老年人的身心需要和减少老年人开支需要的一种方式。

美国政府行为的"普遍性"与"局限性"难以对民众的多元化保障服务需求做出及时回应与满足，企业为了追求效益最大化，也不愿意从事回报率较低的社会保障服务，而这些恰是非政府组织的优势所在。非政府组织中有大量志愿者参与社会养老保障服务的管理、运行和日常活动，拥有各种职业、知识、经历、观念和不同技能的人兼职于非政府组织，能够比较好地满足一般美国民众的需求。

（二）日本

1. 日本医养结合老年长期照护制度的演变

日本1961年开始实施全民社会保险计划，1963年出台的《老年人福利法》是日本社会化养老的开端，第一次明确了老年人福利的权利与义务。在65岁人口当中，平均两个人就有一个人在去世前需要看护照顾，其中有一半的人卧床三年以上，老年人看护有一半是由家人负责。在看护老年人的人当中有35%的人抱有嫌恶感，50%的人存在对老人的虐待行为，46%的人感到精神疲劳，家庭看护负担重。制度中又存在医疗与福利分离、费用不公平等局限性问题。1995年德国引入老年长期照护社会保险，对日本产生很大影响。再加上担心通过税收筹资会加重财政负担，日本也选择了社会保险作为老年长期照护制度的筹资模式。1997年日本出台了《介护保险法》，它是对被保险人因为高龄、慢性病、意外伤残等导致失能、半失能，由此带来的需要入住护理机构或在家接受长期康复护理而支付的各种费用给予补偿的一种保险，其根本目的是要减轻人口老龄化带来的老年人护理服务与其所产生的护理费用负担。该法案2000年正式实施。标志着医疗服务与老年照顾由分离阶段逐步走上融合阶段。

2. 日本医养结合老年长期照护制度的实施现状

日本是世界上老龄化程度最高、老龄化速度最快的国家之一。日本每千名65岁及以上老年人拥有26.3张床位。日本老年长期照护公共支出约占GDP的1.5%，其中财政资金和个人自付合计约为0.5%，老年长期照护社会保险基金支出占GDP的比例是1%。

3. 日本医养结合老年长期照护制度的服务理念

日本的长期照护保险制度在国际上享有很高的声誉。其成功吸引了大量日本家庭中失能、半失能老人入住护理院，较好地解决了老人日常生活照料及护理问题。日本的长期护理保险制度，配合制定了一套较为完善、有效的政策：一是规定了基金筹集的对象，并采用现收现付的筹资机制；二是以实物给付为主，将服务分为居家护理和机构护理两种，并确立了精准的需求评估体系；三是在长期护理保险运行的过程中，不断探索、不断创新，分别于2005年、2008年和2012年对其进行了三次改革，解决了其不同阶段所遇到服务提供重叠、过度医疗护理、专业人员流失、民众满意度不高等问题。经过多年的努力，日本的养老设置功能已经实现向"医护型"转变，在"医养结合"养老模式的实践和研究上已经比较成熟。

4. 日本医养结合相关法律与政策

1997年日本出台了《介护保险法》，2000年正式实施，标志着医疗服务与老年照顾由分离阶段逐步走上融合阶段。日本老年长期照护社会保险制度只覆盖40岁及以上的人口。覆盖群体可以分为两类：①在市町村管辖内有住所的65岁及以上的人，即第1号被保险者；②在市町村管辖内有住所的40岁以上、不满65岁的医疗保险参保者，即第2号被保险者。其中，第1号被保险者的保险费由实施主体市町村根据条例规定，考虑到第1号被保险者的负担能力，各市町村设定了一个与被保险者水平相适应的固定保险费，从而可以减轻低收入者的负担，第1号被保险者缴纳的保费则直接从养老金中扣除；第2号被保险者的保险费用则根据加入的医疗保险种类和本人收入而有所不同。

此外，日本还出台了专门针对人才培养的专项法律，如《护理福祉师及社会福祉师法》《理学疗法师及作业疗法师法》等。日本长期照护服务的享受水平与被保险者的身体精神状况密切相关，而与个人收入及家庭条件不相关，这也是日本长期照护保险制度的创新之处。

此外，日本政府曾经在1986年颁布了《高年龄雇用稳定法》的有关法令。1990年又进一步修改，同时政府及时制定了《高年龄稳定雇用的基本政策》等有关的行政法规，内容有：①到1993年末，日本企事业基本实现60岁退休制度，并在此基础上推进65岁退休的目标；②设置"积极录用高龄者奖励金"，对企业内60~65岁的高龄职工占总职员数4%以上的企业进行奖励和适当的补贴；③60~65岁高龄者的就职问题，主要依靠企业力量协助解决，65岁以上老人的就业问题则由地方政府通过老人人才中心和福利服务等形式安排解决。

5. 日本医养结合监管机制

对护理服务事业团体的监管是保证护理服务质量的重要措施。日本对护理服务事业团体的监管主要在于以下几个方面。一是加强护理服务事业团体的信息披露。《护理保险法》规定，所有的护理服务事业团体都有义务公布各事业团体的护理人员人数、人员资格等信息。护理服务事业团体向都道府县报告该团体的基本信息及调查信息，基本信息直接由都道府县评价，调查的信息由都道府县指定的评价机构评价，每年进行一次。二是加强外部评价。在《2005 年护理保险修改法》中，要求各种服务都要接受外部评价。由于有了外部评价，利用者可以根据评价选择事业团体，增强事业团队相互间的有序竞争，在提高整体服务质量的同时，加速淘汰不合格的护理服务事业团体。三是修正对护理服务指定事业团体的规定，在《2005 年护理保险修改法》中规定，某个护理保险服务指定事业团体被取消指定后，将不再批准对与该指定事业团体相关的其他护理保险服务指定事业团体的指定申请与更新。

6. 日本医养结合管理机制

日本的老年长期照护社会保险由地方政府负责实施和管理，但受益资格条件是全国统一的。各都道府县、市町村甚至社区内设有卫生管理员，这些人根据照护需求评估结果制订老年长期照护服务计划。日本老年长期照护需求被分为五个等级。政府组织专人对老年长期照护服务计划的落实进行跟踪，并根据照护服务使用者需求的变化及时调整照护方案。

7. 日本医养结合人才培养机制

日本护理保险制度实施以后，老年护理人员的层次、学历教育、专科护士认证等方面均取得了丰硕的成果，在很大程度上缓解了老年人的护理服务问题。在日本，所有老年护理人员都是经过专业学校系统培训并通过相关资格考试认证的专业人员，可提供如长期护理、康复训练和简单急救等一般性的医疗护理服务。

1）培养种类多样化

日本从事老年服务的人员种类比较齐全，每类人员都要接受相应的培训，取得相应的资格。在日本从事老年服务的人员主要包括护理支援专员、护理福祉师、家庭访问护理员、社会福祉师、理学疗法师、作业疗法师、家庭医生、护士、药剂师、保健师等。

（1）护理支援专员。护理支援专员的主要工作是帮助利用者及其家属制定最合适的护理服务利用计划。目前，在居家护理支援事业所及护理机构配备了这种专业人员。

（2）护理福祉师。护理福祉师是指具备专业知识和技能，对因身体或精神上的障碍而无法进行日常生活的人，根据其身心状况实施护理，对其本人及其护理人进行相关护理方面的指导。

（3）家庭访问护理员。家庭访问护理员和护理福祉师的工作内容几乎相同，是所有护理岗位中与护理服务利用者接触机会最多的职业。从 2006 年起，按照法律规定，要求家庭访问护理员必须参加以取得护理福祉师资格证为目标的专业护理员培训，并在将来家庭访问护理员都要转变为护理福祉师。

（4）社会福祉师。社会福祉师在各福祉机构中接受利用者咨询，不仅局限于护理保险制度下的设施，也与残障者以及儿童领域的福祉相关机构进行协调。另外，还常以各个设施的作业疗法师的身份从事设施入住及生活相关的咨询等工作。

（5）理学疗法师。帮助老年人及残疾儿童等在运动功能上有障碍的利用者，恢复其运动功能。

（6）作业疗法师。对老年人及残疾儿童等身体或精神上不健全的患者，为使其积极面对生活，通过进行身体各项机能的恢复、维持及发展等活动（如做手工、园艺、绘画、音乐、游戏等）进行治疗，指导及帮助其参与社会的专家。

（7）家庭医生。家庭医生在居家护理服务的医疗中担负重要角色，其工作不仅限于医学上的治疗，同时还向患者提供有关生活的各种咨询服务。

（8）护士。是指护士和准护士，在提供设施服务时，主要从事健康管理及医疗看护（吸痰、注射、药品管理等）工作。在提供居家服务时，作为家庭访问护士进行医疗看护并确认利用者的身体及精神状态。

（9）药剂师。根据医生的处方配药，向利用者进行服药的管理与说明。在护理保险制度中，药剂师发挥的作用可分为三类：进行居家疗养管理指导，作为护理支援专员发挥作用，作为护理保险制度咨询人发挥作用。

（10）保健师。是面向地区居民进行疾病预防与健康管理指导的专门职业，也就是说有经验的护理人员。

2）培养层次清晰化

日本主要采用学校教育和职业资格等级考试相结合的方法培养养老服务人才。日本的养老护理人员被分为介护士、准护士、护士、老年专业护士和老年专科护士等层次。日本政府对于在养老福利机构工作 3 年以上的、没有接受过学校系统教育的从业人员，也要求其参加护理福祉师资格考试，以便达到提升他们的服务能力和综合素质的目的。

3）培养方式多样化

老年人对服务需求的多样化，决定了老年养老机构种类的多样性，决定了老年服务人才培养方式的多样化。在日本，硕、博层次的应用型老年服务管理人才主要由普通本科的福祉大学和综合大学的福祉专业培养，将来主要是充实到研究所和政府机构的各类福祉部门、福祉社会团体（NPO）及各种福祉产业的管理部门。而专科层次及中专层次的技能型人才，即操作型福祉人才主要由短期大学及专门学校培养，将来主要是在各地方或区域福祉机构、福祉援助中心，以及福祉生产、经营、销售、服务等产业部门工作。

4）培训机制灵活

日本政府为形成可持续发展的养老护理人才梯队，不断完善养老护理人才培养方案，并规划了未来 10 年养老护理人才发展富士山结构图。日本的福祉大学不仅拥有自己的研究机构、校外实训基地，还有校企合作实体。日本福祉大学的办学特点明显，民办、公办并重，经营机制灵活，投资主体多元化，产学研紧密结合。

5）培养机构规模化

日本的福祉大学是从 20 世纪中期就开始建立的，与此同时，在很多综合型高校开始设立福祉专业。经过多年努力，日本已建有 20 多所福祉大学，70 多所本科大学设有福祉学科，还有 300 多所短期大学和专门学校设有社会福祉和介护福祉专业。90 年代以后，又通过调整和扩建方式，建立了许多社会福利专业人才培养的教育机构。截至 2006 年，日本已有 500 多所针对护理从业人员的培训机构。

6）培养机构规范化

日本所有人才培训机构均树立"以人为本"的服务精神，办学方式灵活，学员可以通过全日制方式学习，也可以通过夜校形式学习。每所学校均配备雄厚的师资力量和办学条件。每位学员都可以通过学习学到理论知识及实践技能。为加深对老年人的沟通和理解，亲身体验各种高龄、失能、半失能老人等的生活方式和习惯，当每位学员理论学时数达 1600～1800 小时、实践经验积累不低于 800 个学时后，通过全国的统一考试取得国家资格证书，才可从事护理工作。日本的老年护理从业人员年年增多，得益于有系统完整的专业化培训机构。

7）招生政策优惠化

日本学校的养老护理专业学费每人每学年 100 万日元，日本政府采用助学金制度，让更多的学生选择养老护理专业。政府出资所占比例高达 80%，学生只需担负其中的 20%。当接受助学金的学生毕业后从事护理工作满 5 年，将不再需要返还政府的借款。此外，日本的养老福祉机构对于获得护理福祉师资格的员工给予每月 2 万日元的额外奖励，并开辟出通畅的职业发展渠道，开设专门应对各项护理资格考试的辅导进修班，帮助机构内的护理人员更好地学习相关知识，加快提升他们自身水平。

8）留用制度法律化

在日本"介护士"收入水平处于中等以上，是被社会尊重和认可的高专业性职业，就业率达 100%，这都得益于有系统完整的法律政策保障。日本厚生省 1992 年修订了《社会福利事业法》和《社会福利设施职员退休法》，并制定了《福利人才确保法》，从而在法律上对福利人才的培养、人才应该享有的经济和社会地位予以保障。

近年来，日本政府又从留学生接收政策、外国人就业制度等多个方面入手吸引人才。首先，对于获得护理福祉师资格证书的留学人员，规定其可以在日本就业定居。其次，为接收外国研修生的护理机构提供补助金及日语学习教材。此外，日本政府允许考试达到一定分数线后，延长一年的日本研修期限，一定程度上缓解了日本护理人员的不足。

（三）英国

1. 英国医养结合老年长期照顾制度的演变

英国早在 20 世纪 30 年代就进入了老龄化社会，开始了养老问题的研究。1950 年，英国 60 岁以上人口在总人口中占比已达 15.5%，是较早进入老龄化的国家。截至 2014 年年底，英国共有人口 6460 万，其中 65 岁以上人口占 17.7%，85 岁以上高龄人口占 2.3%，已呈深度老龄化状态。

面对日益庞大的老年医护需求，英国在"医养结合"方面做出了很多尝试。英国政府于 1946 年颁布了《国民健康服务法》；1990 年推行了《国民健康服务与社区照护法案》，开始了社区照护实践；1997 年建立专门养老服务委员会，大力发展社区照护服务；2010 年《公平与卓越，解放 NHS 白皮书》、2012 年《照顾与支持白皮书》提出"医养结合"改革，整合养老服务资源，将成人社会照顾系统 ASC（Adult Social Care）与国民健康服务系统（National Health Service System，NHS）合并。

由于英国政府实行的是免费医疗服务，每一个英国居民均可从国民健康服务系统中获得免费的医疗服务。因此，在一些很难严格区分是医疗护理还是老年长期照护的项目上，英国人都会想方设法留在医院以便接受免费的医疗护理，造成医院床位拥挤、医疗资源浪费等问题。

为了解决这些问题，英国从20世纪80年代开始把那些难以区分类别的免费医疗护理项目全部划入老年长期照护项目中，对老年长期照护服务需求者进行严格的需求评估和统计调查，获得资格才能享受待遇，即在老年长期照顾上，英国实施的是"补缺型+税收筹资"养老长期照顾制度。为了更好地解决"赖床"问题，英国政府又于2003年颁布了《社区照护——拖延出院惩罚法》。为保障医疗服务和老年护理长期照护的顺利连接，英国政府要求医院为患者建立全程医疗和护理方案，通过一次性评估，便可以全程跟踪患者治疗和康复。目前英国已拥有相对成熟的社会养老照护体系和完善的法律支撑。

作为老牌资本主义国家和福利国家发源地的英国，自实施济贫法以来，其社会保障与社会福利的发展脉络一直备受世界瞩目，其养老服务保障方式在逾百年的实践中又一次向狭义福利保障回归，从对弱势群体的家计式调查到与收入无关的普适性高福利，最后又回到了市场化效率驱动的家计式调查。

2. 英国医养结合老年长期护理制度的实施现状

据英国统计署的年度公报显示，英国2012年NHS的政府支出占GDP的9.2%。据经合组织（OCED）所发布的信息显示，英国2013年NHS支出水平在工业七国集团排名最末。英国老年长期照护的公共支出占GDP的比重为1.1%，该比重将在2025年增加到1.25%。英国每千名65岁及以上老年人有老年长期照护床位56张。英国近年提出"整合照护"（integrated care）的理念，"整合照护"应当至少包括急性医疗照护、长期照料、社会照顾、老有所居、交通食宿等服务。"整合照护"分为体系、机构、个人三个层次。在资源上推动来自不同部门、区域、领域之间资源的整合使用，在政策上提倡服务业与医疗机构和养老设施之间的融合。机构层面，鼓励医疗机构与社会养老设施的合作；个人层面，坚持执行老年人个体医疗养护行为的全民监控，从而形成完整的医养服务管理路径。

3. 英国"医养结合"老年长期照顾制度的服务理念

英国有关"医养结合"的养老理念包含距今已有50年历史的"社区照护"理念和近10年来逐渐流行的"整合照护"理念。这些重要的理念，对英国等地的养老模式产生了深远的影响。"整合照护"是近10年来欧洲国家在社会照护领域提出并努力推动的政策理念，是针对老年公共服务中医疗照护和养老照护的"双轨制"而提出的进行资源整合的方法，力图消除传统卫生部门和养老服务部门的分割状态，提高资源的利用率和服务质量。

英国"整合照护"理念是指以被照护者为中心，将基本照护、社区照护和社会照护进行资源整合，建立各机构的联合，以提供连续高质的照护服务。该理念尤其注重医疗和养老照护服务的整合，旨在为老人提供助养、生活护理、医疗及社会服务等综合服务，是从老人的生活到医疗直至死亡的一个全程照护概念。"整合照护"虽以"社区"为基本照护单位，但并不仅局限于社区。它突破了传统的社区层面，是对传统照护方式的一种深度改革。因而，作为应对人口老龄化和失能化挑战的一大策略，"整合照护"对于养老服务的发展十分重要，将各项服务进行整合，并在服务之间进行协调，对提高老年人的服务体验及结果具有重要意义。

4. 英国医养结合相关法律与政策

英国政府于1946年颁布了《国民健康服务法》；1990年推行了《国民健康服务与社区照护法案》；

1997 年建立专门养老服务委员会，大力发展社区照护服务；2010 年《解放 NHS 白皮书》提出"医养结合"改革，整合养老服务资源。英国作为老龄化程度较高的国家之一，其养老服务体系通过 60 多年的发展，形成了适应其本国特点的体系和模式。英国政府在政策层面也为养老体系的建设制定了比较清晰的相关规范和标准，来满足老年人不同层次的需求。针对不同健康状况和照顾需求的老年人，建立了不同类型的养老设施等。

5. 英国医养结合监管机制

英国拥有医疗照护服务体系和社会服务监管体系。英国的医疗照护服务体系由国民健康服务系统（NHS）与地方政府社会服务（Social Service Department，SSD）体系共同组成。NHS 提供医疗相关服务，如初级医疗、专业医疗、居家护理等。SSD 负责地方养老资源配置、管理与提供各类社会福利，如日间照料、送餐服务、家务协助等。

2000 年英国颁布《照护标准法案》（Care Standards），建立社会照护监督委员会，如英格兰的医疗质量委员会（Care Quality Commission，CQC）和苏格兰的照护服务监察会 （the Care Inspectorate），由其负责社会照护服务商的登记注册，并设立一个照护服务的全国最低标准（National Minimum Standards，NMS），用以督促提高照护服务质量。

2008 年，英国将原来的社会照护监督委员会（Commission for Social Care Inspection，CSCI）和医疗卫生委员会（Healthcare Commission）及心理健康委员会（Mental Health Act of Commission，MHAC）合并，成立了医疗质量委员会。新成立的委员会是一个非政府组织，其董事会成员实质上由一批上述组织的原政府官员，以及企业、报社精英构成。他们具有较强的专业政务与商务处理能力，对各类机构的医疗和社会照护服务进行监督和管理，并根据用户访问与历史评价等信息对服务质量进行评估，评定服务机构的质量星级。无论是医疗机构还是私人护理机构，都须在卫生质量委员会注册，并接受其监督。作为市场规范监管机构，近期 CQC 推出 2013～2016 年发展战略，不断帮助提高英国养老服务体系的质量，为老年人、老年护理人、护工、地方老年服务委员会提供管理咨询与建设服务。

目前 CQC 的五项工作重点分别是：①创新监管措施，调查与管理社会养老服务；②开发养老服务排名系统；③研究养老服务供给方财政监管的新措施；④支持 CQC 员工享受社会养老服务体系提供支持服务；⑤为 CQC 树立品牌信用。

在具体实施过程中，英国政府采取项目管理模式，从申报、执行、监督到年度报告，从工作人员到志愿者或义工等，都有一套完整规范的工作管理和评估体系。各机构如果要承接项目、拿到经费，必须首先与多家机构一同经过项目评估，如果政府认为该机构的计划比较适合，才会把经费交给该机构。此外，在执行过程中，机构内的人员培训、设施配置、服务标准、服务价格等，都要受到政府工作人员的定期检查，提供资金的组织也会不定期地进行抽查，同时还会安排义工进行监督等。政府与这些机构之间建立的是一种契约关系，所以委托提供社区服务的机构必须按合同办事；否则，就按违反合同处理，违反者要承担相应的法律和民事责任。

为了控制公共照护资金的滥用，英国于 2005 年引入"个人预算"制度，将个人享受的各种社会服务待遇整合在一起。根据照护需求等级确定每个申请人的个人照护预算，照护服务使用者根据自身需求支配预算资金，包括购买公立机构提供的照护服务、购买老年长期照护所需的辅助设施，还可用于偿付个人护理费用、家政服务费用及补偿非正式照护者，甚至还可以用于老年人娱乐和教育活动的支出。

6. 英国医养结合管理机制

1970 年，英国依据《地方当局社会服务法》建立了统一的社会服务制度。该社会服务制度确立了新的社会服务部门由福利服务机构、社会工作专业服务组、培训研究机构和行政机构四部分构成。老年社会服务主要由卫生部和地方社会服务部门管理。卫生部主要负责老年人的卫生服务体系、社会服务的政策和标准制定、监督与管理等职能。地方社会服务部门主要负责对老年人的服务评估、服务信息发布、养老资源配置、服务购买等具体工作。地方社会服务部门连同社区服务机构共同管理养老住房。地方社会服务部门的卫生管理员与养老机构和居家/社区照护服务供应商协商定价，按照当地居民不同的照护需求购买服务。卫生管理员根据照顾服务需求评估结果，指导符合条件的申请者到医院、照护机构或社区服务机构接受相应的服务。为需要接受老年长期照护的人指定照护服务包，在取得申请者同意的基础上为其购买社会服务。卫生管理员的地位至关重要，是老年长期照护服务的资金安排和照护服务方案的统筹规划者。

（四）新加坡

1. 新加坡医养结合老年长期照顾制度的演变

1953 年，英国殖民地政府制定了十分简单的《中央公积金法》。1955 年开始正式实施具有社会保障性质的中央公积金制度（Central Provident Fund，CPF），其建立的目的是为退休人员提供老年自我生活保障。事实上，它是一种强制储蓄制度。政府在资金的提供方面并没有承担相应的责任，储蓄依靠的是雇主和雇员缴纳的款项，并不像一般的养老金计划那样具有共享的特征。其法定管理机构为中央公积金局（CPF Board）。

中央公积金局依据《中央公积金法》对公积金进行收缴、结算、使用和储存等，并实行规范化、制度化和企业化管理。中央公积金局实行董事会下的总经理负责制，其领导成员由政府代表、雇主代表、雇员代表和有关专家学者组成。

公积金的管理独立于新加坡政府的财政之外，单独核算，自负盈亏。公积金各项费用的收支、管理、运营的情况透明度很高，有利于接受公众的监督。尽管中央公积金规模庞大，管理难度大，但在中央公积金局科学和高效的管理之下，公积金运作良好，为新加坡的经济发展和社会稳定提供了重要保障。

如果将新加坡的社会保障制度分为社会保险和社会福利两个部分，那么其社会保险就是由国家强制实施个人储蓄的中央公积金制度构成，它也是新加坡社会保障体系的主体部分。中央公积金制度从最初比较单纯的养老性质逐渐扩展到住房保障、医疗及教育等，以及从最初的个人保障扩大对家庭成员的保障等。而其社会福利是指政府对无法维持最低生活水平的成员给予救助，如对低收入家庭发放住房补贴、生活救济和救助金等。

2. 新加坡医养结合老年长期护理制度的实施现状

在政策制定上，新加坡政府通过法律形式强化了家庭对照顾老年人的责任。例如，1995 年出台了《赡养父母法》，1996 年设立了赡养父母仲裁法庭。此外，还有一系列福利政策对居家养老给予支持，如"敬老保健金计划"等津贴政策和"三代同堂花红"等税收优惠来鼓励子女赡养老人。在养老设施、服务水平和人员素质上，新加坡相当重视对老龄设施的投入力度，各种养老设施齐全且收费合理，服务人员要求具有一定的文化水平且须接受专业培训。与此同时，还拥有一支占服务人员数量 15%的义工队伍，其中许多具有专业知识并长期为养老机构提供服务。

3. 新加坡医养结合相关法律与政策

新加坡社会保险是由国家强制实施个人储蓄的中央公积金制度。新加坡的医疗保障也是涵盖在中央公积金制度中的。20世纪80年代以来，中央公积金局制订了多项医疗保健计划，主要包括"保健储蓄计划""健保双全计划"和"保健基金计划"，简称为"3M"计划。2002年，新加坡卫生部设立老人保障计划，这是一项针对严重残疾老年人的低费保险项目，其实质是针对老年人的长期护理保险。2007年，卫生部推出了老人保障补充计划。

新加坡政府从1982年起实施"赡养父母及残疾人个人所得税扣除计划"，即纳税人赡养父母及残疾兄妹可以享受每人2500新元的个人所得税的税务扣除，条件是他们必须与纳税人同住在一起。到1991年，扣税额已提高到3500元，参加工作的残疾人每年还可享受2000元的收入税减免。儿童津贴主要是采取减免个人所得说的办法，对生育两个或以上子女者提供补助，以达到政府提倡多生多育的目的。公共援助津贴是指政府实施的公共援助计划（PAS），通过该计划，政府向那些没有亲友互助或本身没有生活来源的贫困家庭直接提供现金津贴。提供的主要对象为：没有生活来源的贫困老人（男65岁、女60岁），寡妇，孤儿，无法缴纳医疗费用者，没有生活来源的残疾人；等等。

4. 新加坡医养结合监管机制

公积金的管理独立于新加坡政府的财政之外，单独核算，自负盈亏。公积金各项费用的收支、管理、运营情况透明度很高，有利于接受公众的监督。尽管中央公积金规模庞大，管理难度大，但在中央公积金局科学和高效的管理之下，公积金运作良好，为新加坡的经济发展和社会稳定提供了重要保障。

5. 新加坡医养结合管理机制

中央公积金制度的法定管理机构为中央公积金局（CPF Board）。中央公积金局依据《中央公积金法》对公积金进行收缴、结算、使用和储存等，并实行规范化、制度化和企业化管理。中央公积金局实行董事会下的总经理负责制，其领导成员由政府代表、雇主代表、雇员代表和有关专家学者组成。为了实现公积金资产的增值，新加坡中央公积金局陆续推出了投资保障计划。

1978年，中央公积金局首先推出新加坡巴士股票计划。该计划允许21岁以上没有破产的会员用公积金存款购买公共汽车股票，以享受乘车的优待和分红，其股息高于公积金的利率。

1986年，中央公积金局推出公积金基本投资计划，允许会员用一部分公积金存款购买信托投资股票、黄金等。如果投资出现风险，由会员自己负责；如果获益，投资所得连同本金必须再存入公积金账户。

1986年，中央公积金局还推出了非住宅产业计划，允许公积金账户上有足够存款的会员用公积金储蓄购买建造在公共土地或是具有60年以上地契的土地上写字楼、商店、工厂或仓库等房地产，该计划与住宅房地产计划类似，但前者购买的是非居住类房地产，而后者则购买的是居住类房地产。

1989年，中央公积金局设立教育计划，允许会员用公积金存款支付自己或子女的高等教育学费，但不能用于国外就学。毕业工作时，须把本金连同利息存入公积金账户，可一次性偿还，也可10年内分期付清。该计划对于提高会员本人或其子女的收入水平具有重要意义。

1993年，中央公积金局推出增进投资计划，允许21岁以上并有足够公积金储蓄且没有破产的会员进行更加灵活的投资，如投资股票、单位信托、黄金和政府公债等。会员也可把公积金存款存入银行定期存款、资产管理账户获息或购买人寿保险。

1997 年 1 月，中央公积金局将公积金基本投资计划和增进投资计划合并成一个新的中央公积金投资计划，在这项计划下，公积金会员的投资面更广，也有更多的投资选择。

6. 新加坡医养结合社会支持机制

新加坡的社会团体和民间组织也非常发达，他们开展的慈善活动、所提供的社会福利及服务也是社会保障不可或缺的一部分。从事慈善活动和社会服务活动的社会团体和民间组织可分为六类：一是各种宗教团体；二是各类宗乡会馆；三是各种经济团体；四是社区组织；五是各种志愿者组织；六是各种基金会。在新加坡，几乎所有的基金会都是以从事社区、慈善及文教事业为主要宗旨的。

1）参与经济活动

老年人参与经济活动是指老年人达到退休年龄后通过推迟退休年龄或再就业的方式继续从事能够获得经济收入的活动。新加坡充分尊重和保护老年人的劳动权利，只要身体许可且自己愿意，新加坡的老年人可以一直工作。近年来，越来越多的新加坡老年人加入了劳动大军的行列。有的老人 60 多岁了，还在开出租车。新加坡有一个雇用老年人法案，要求企业对超过 62 岁的老年人进行再雇用，目前近半的企业已做到了这点。

2）参与文化活动

广义的文化活动包含学习、娱乐、体育项目等，适当参加文化活动可以使老年人身心放松、精神愉悦，对老年人的健康具有积极影响，因此，参加文化活动是积极老龄化社会不可缺少的一部分。新加坡老年人参与的文化活动包括老年书法大学、快乐学堂、乐龄俱乐部、免费上网、康乐计划。

3）参与社会活动

社会活动不同于经济活动和文化活动，它是指社会公益类活动。老年人参加这些活动不以收取报酬为目的，通过参加这些活动，老年人对社会作出了某种贡献或是对他人提供了实实在在的帮助。老年人参加社区公益岗位、参加行业协会、参加青少年教育活动、邻里互助、担当义工等都是社会参与的范畴。参与社会活动可以充实老年人的生活，减少老年人的孤独感，有助于老年人实现自我价值，重新树立自信，克服无用感，促进老人身心健康发展。此外，老年人积极参与社会活动，有助于改变社会对老年人的负面看法和印象，消除社会对老年人的歧视，提高老年人受尊重程度。

4）老年社会服务的特点

在政府和社会共同努力下，新加坡养老社会服务体系呈现家庭、社区及机构互补的多元化格局。新加坡的老年社会服务注重多元化的同时，也做到了老年社会服务专业化，每一项服务都是针对老年人特定的需求或是针对特定的老年群体设定的，每一项服务都有其特色，从服务或机构的设置来说，本身就具有高度的专业化水平。几乎每项服务都有社会工作者、护士或咨询师的参与，无论服务的理念还是服务的方法都是非常专业的。

新加坡养老服务除了有多元化的服务项目、专业化的服务理念，还有规范化的服务运作和服务监管。从服务运作来说，由于每项服务都是针对特定的老年人群而设，因此老年人需要某种服务时不仅需要提出申请，还必须符合该服务项目的申请条件。从程序上来说，一般是由了解老人情况的医生或社会工作者转介。这种运作模式既能保证需要服务的老年人能够获得服务，也能保证老年人能够获得适切的服务。从服务监管方面看，社区养老服务和机构养老服务均主要由志愿性的福利机构或是私营机构运营，但在服务质量等方面接受政府的监管。新加坡政府对于养老院的监管尤为严格，为了规范其建设和管理，1992 年 2 月新加坡通过一项《老人院法令》，对养老院的设立、标准、申请、管理等问题均进行了明确的规定。

参 考 文 献

安康. 1992. 福建省老年医院成立. 福建医药杂志, 14(3): 12.

白利民, 白婧文. 2011. 江苏省养老机构护理人员专业水平现状调查. 护理研究, (23): 2090-2091.

百度文库. 2010. 中日韩养老护理服务业比较. [2010-10-29], https: //wenku. baidu. com/view/840f46eb62 94dd 88d0d26bd8. html.

包志禹. 2015. 学院式养老社区实践——乌镇雅园设计. 建筑学报, (6): 13-17.

曹炳蔚. 2015. 开封市失能老人医养结合机构养老问题研究. 开封: 河南大学硕士学位论文.

常丽平, 张春梅, 王建军. 2015. 张家口市社会养老服务人才培养模式创新研究. 张家口职业技术学院学报, 28(4): 22-24.

陈俊锋, 王硕. 2016. 城市"医养结合"型养老存在的问题及其解决途径—以合肥市为例. 城市问题, (6): 92-97.

陈强. 2013. 我国长期护理保险费率研究. 南京: 南京财经大学硕士学位论文.

成秋娴, 冯泽永. 2015. 美国 PACE 及其对我国社区医养结合的启示. 医学与哲学(A), 36(9A): 78-88.

崔以泰, 黄天中. 1992. 临终关怀学: 理论与实践. 北京: 中国医药科技出版社.

戴靓华, 裘知, 王竹. 2014. 以医养结合为导向的适老照护体系与空间布局研究. 建筑与文化, (9): 88-89.

邓诺. 2016. 健康老龄背景下江苏省部分地区"医养结合"模式研究. 南京: 南京医科大学硕士学位论文.

郭红艳, 彭嘉琳, 雷洋, 等. 2013. 美国养老机构服务质量评价的特点及启示. 中华护理杂志, 48(7): 652-654.

郭伟伟. 2009. 新加坡社会保障研究及启示. 当代世界与社会主义, (5): 76-81.

国家应对人口老龄化战略研究国际应对人口老龄化战略研究课题组. 2014. 国际应对人口老龄化战略研究. 北京: 华龄出版社(第 1 版).

侯汉锋. 2015. 聊城市城镇居民医养结合养老模式探究. 济南市: 山东大学硕士学位论文.

胡黎. 2011. 公积金制度下的新加坡养老保障问题研究. 武汉市: 武汉科技大学硕士学位论文.

胡琳琳, 胡鞍钢. 2008. 中国如何构建老年健康保障体系. 南京大学学报(哲学. 人文科学. 社会科学), (6): 22-29.

黄芳, 宋玉磊, 王慕然, 等. 2017. 江苏省养老护理服务人员现状调查与高层次人才培养定位思考. 江苏科技信息, (26): 68-69.

贾素平. 2016. 养老服务与管理人才培养模式的现状与对策. 社会福利, (4): 42-43.

姜姗, 李忠, 路桂军, 等. 2019. 安宁疗护与缓和医疗: 相关概念辨析、关键要素及实践应用. 医学与哲学, 40(2): 37-42.

姜珊. 宁晓红. 2018. 日本、韩国、新加坡的缓和医疗和终末期照顾现状. 实用老年医学, 32(1): 13-16.

金璐. 2015. 中英养老服务供给方式比较研究. 上海: 上海工程技术大学硕士学位论文.

景思霞. 2014. 重庆市巴南区"医养结合"养老模式与路径研究. 重庆医科大学硕士学位论文.

蓝青, 桑雪梅. 2007. 全国首家老年医学系在首医大成立. 中国老年报, 2007-7-17(1).

黎健. 2009. 我国社区老年卫生服务的规范化健康管理. 中华保健医学杂志, 11(1): 4-5.

李建中. 2003. 浅谈老年医学与老年医学教育. 医学教育, 20(4): 24-25.

李敏, 徐慧兰. 2016. 老年护理人才存在的问题及对策. 长沙民政职业技术学院学报, 23 (4): 99-100.

李志明, 张空尽. 2006. 新加坡中央公积金制度对中国养老保障的启示. 社会观察, (2): 113-114.

梁宏姣. 2015. 城市医养结合机构养老模式研究——以黑龙江省失能、半失能老人为例. 黑龙江省: 黑龙江省社会科学院.

刘淑娟. 2016. 我国养老服务人才培养现状及对策研究. 秦皇岛: 河北科技师范学院硕士学位论文.

罗福周, 韩言虎. 2012. 我国养老地产发展研究. 商业研究, (10): 60-71.

吕鹏飞, 陈晓玲, 周宏东, 等. 2016. 上海市医养结合养老模式卫生监督困境及对策. 医学与社会, 29 (2): 71-73.

马丽丽, 陈娜, 汤少梁. 2016. 医养结合养老服务模式研究. 医学与社会, 29(4): 40-88.

孟丽, 石婧, 段春波, 等. 2016. 国内外老年医疗服务介绍. 中华老年医学杂志, 35(8): 808-810.

宁方景. 2016. 中美医疗保障史研究——百年以来政府在医疗保障领域的作用. 北京: 中央财经大学博士学位论文.

齐海梅, 钟开斌. 2016. 推进老年医疗服务体系建设的五个关键问题. 行政管理改革, 8: 24-28.

齐海梅. 2016. 新发展理念与老年医疗养老服务. 北京: 国家行政学院出版社(第 1 版).

齐红霞. 2012. 浅谈二级医院转型老年病医院的发展现状. 江苏卫生事业管理, 6(23): 19-23.

祁峰. 2010. 和谐社会视域下中国城市居家养老研究. 大连: 大连海事大学博士学位论文.

秦岭, 张秋秋. 2002. 借鉴日本老年福利制度提高中国老年福利水平. 日本研究, (3): 84-89.

施鸣骞, 周希喆. 2013. 城市老年人心理健康和精神关怀服务需求研究——以上海市为例. 调研世界, (2): 22-25.

施永兴, 王光荣, 杨芬红, 等. 2008. 上海市老年护理医院服务现状. 中国全科医学, 11(4A): 551-554.

宋岳涛. 2014. 全国老年医院联盟简介. 北京医学, 36 (10): 886.

孙丹丹, 王艳梅, 吉珍颖. 2015. 老年护理专业人员核心能力研究进展. 护理学杂志, (8): 96-99.

孙熠, 应丹丹, 姜丽萍. 2013. 国外主要养老模式介绍. 中国护理管理, 13 (3): 97-99.

唐洁, 康璇, 陈睿, 等. 2015. 综合型养老社区功能空间模式及指标体系研究. 城市规划学刊, (2): 83-92.

田青. 2010. 老人社区照料服务——基于福利多元主义的比较研究. 上海: 华东师范大学.

王菲. 2016. 老年人入住"医养结合"机构养老意愿影响因素的实证研究——以石家庄为例. 河北: 河北经贸大学硕士学位论文.

王建民. 2016. 养老服务人才培养的困境与对策. 北京劳动保障职业学院学报, 10(3): 19-22.

王杰秀, 徐富海, 安超, 等. 2018. 发达国家养老服务发展状况及借鉴. 社会政策研究, (2): 3-30.

王莉莉, 郭平. 2010. 日本老年社会保障制度. 北京: 中国会社出版社: 206-240.

王莉莉, 吴子攀. 2014. 英国社会养老服务建设与管理的经验与借鉴. 老龄科学研究, 2(7): 61-71.

王莉莉, 杨晓奇. 2015. 我国老龄服务业发展现状、问题及趋势分析. 老龄科学研究, 7(3): 6-17.

王莉莉, 叶晓恬. 2011. 日本老年护理保险制度的发展与启示. 外国问题研究, 1: 48-54.

王龙兴, 与广军, 王锦福, 等. 1999. 建立老年保健评估制度合理利用卫生资源——澳大利亚老年医疗保障体系的借鉴. 中国卫生资源, 2(3): 45-47.

王珊珊. 2016. 日本养老经验对烟台市养老服务产业发展的启示. 新西部(理论版), (35): 186-187.

王霞. 2009. 陈峥与他的老年健康服务体系构想_访北京老年医院院长陈峥. 中国当代医药, 16(16): 2-3.

王雪媛. 2013. 浅谈国外的养老经验对我国的借鉴意义. 劳动保障世界(理论版), (7): 18-19.

王肇奇. 2016. 医疗资源合理化配置研究: 基于利益相关者视角. 北京: 中国医药科技出版社(第 1 版).

乌日图. 2003. 医疗保障制度国际比较研究及政策选择. 北京: 中国社会科学院研究生院博士学位论文.

吴静雅, 宗莲, 吴丹, 等. 2015. "健康老龄化"背景下"老有所医"的国际经验及启示. 中国卫生事业管理, 11: 873-875.

谢红. 2011. 日本老年护理发展和人才培养对我国的启示. 中国护理管理, (4): 13-15.

谢美琪. 2019. 浙江省省级综合性三甲医院老年医疗资源配置优化研究. 杭州: 浙江工业大学硕士学位论文.

徐童. 2019. 中西部农村地区老年人两周患病及影响因素分析. 北京: 中国疾控中心妇幼中心硕士学位论文.

徐怡珊, 周典, 王镇, 等. 2011. 基于"在宅养老"模式的城市社区老年健康保障设施规划设计研究. 建筑学报, (2): 69-72.

许峰. 2016. 养老服务人才培养体系构建路径与策略—基于涉老职业教育的视角. 社会福利(理论版), (9): 9-17.

许福子. 2008. 关于福祉人才培养的几点思考. 东北师范大学学报(哲学社会科学版), (4): 179-182.

杨小燕. 2017. 养老服务人才队伍建设的探索与实践. 人力资源管理, (7): 298- 299.

杨艳梅. 2015. 医养结合型养老设施建筑设计策略研究——以成都地区为例. 成都: 西南交通大学硕士学位论文.

杨贞贞. 2014. 医养结合的社会养老服务筹资模式构建与实证研究. 杭州: 浙江大学硕士学位论文.

余星, 姚国章. 2017. 国外养老服务人才队伍建设比较研究——以日本、德国、丹麦为例. 经营与管理, (6): 46-51.

袁锐. 2005. 新加坡的养老保障制度. 全球瞭望, (18): 60-61.

张广群, 石华. 2015. 复合型养老社区规划设计研究——以泰康之家·燕园养老社区为例. 建筑学报, (6): 32-36.

张晓杰. 2016. 医养结合养老创新的逻辑、瓶颈与政策选择. 西北人口, 1(67): 104-111.

张新辉, 李建新. 2019. 社区老年服务供需动态变化与平衡性研究——基于 CLHLS2005-2014 的数据, 社会保障评论, 3(2): 122-136.

张亚宁. 2014. 完善政府购买居家养老服务机制研究. 上海: 上海工程技术大学硕士学位论文.

张岩松. 2011. 论加强我国老年养护人才队伍建设的途径与对策. 学理论, (7): 98-100.

张盈华, 闫江. 2015. 中国养老服务现状、问题与公共政策选择. 当代经济管理, 37 (1): 51-56.

张云英, 王薇. 2012. 发达国家和地区空巢老年人长期照护的经验与启示. 社会保障研究, (6): 16-22.

赵晓芳. 2014. 健康老龄化背景下"医养结合"养老服务模式研究. 兰州学刊, (9): 129-136.

郑小霞. 2006. 美国老年人健康保健计划介绍. 中国全科医学, 9 (11) : 940- 941.

中华人民共和国民政部. 2016. 2015 年社会服务发展统计公报.[2016-07-11].

中国新闻网. 2018. 养老服务业将迎新一轮新政助推, 复制推广须迈多道坎. [2018-07-10], www.chinanews.com/cj/2018/07-10/8561280.shtml.

周国明. 2014. 宁波市医养结合养老服务发展政策路径研究. 中国农村卫生事业管理, 34 (11): 1316-1319.

朱跃军, 肖璐. 2016. 健康产业与健康地产. 北京: 中国经济出版社: 5.

周燕珉, 李佳. 2014. 养老设施中护理站的设计研究. 建筑技艺, (3): 98-102.

Aoyama M, Morita T, Kizawa Y, et al. 2017. The Japan hospice and palliative care evaluation study 3: study design, characteristics of participants and participating institutions, and response rates. Am J Hosp Palliat Care, 34(7): 654-664.

Bagri A S, Tiberius R. 2010. Medical student perspectives on geriatrics and geriatric education. J Am Geriatr Soc. 58(10): 4–9.

Billings J R. 2005. What do we mean by Integrated Care? A European Interpretation . Journal of Integrated Care, 13(10) .

Care Quality Commission. http: //www. cqc. org. uk/sites/default/files/documents/ 20131108%206657_CQC_Aboutus_A5_Web%20version. pdf.

Center to Advance Palliative Care. Palliative care programs continue rapid growth in US hospitals: Becoming standard practice through-out the country. [2010-04-05]. http: //www. capc. org. news-and-events. Releases/04-05-10.

Zhang C C, Zhu R F. 2017. Current research status and research hotspots in Chinese geriatric medicine. Chinese Nursing Research，6: 1-6.

Barbara D, Levin E, Iliffe S, et al. 2005. Integrating health and social care: implications for joint working and community care outcomes for older people. Journal of Interprofessional Care, (1): 22-34.

Department of HealthEquity and Excellence. 2010. Liberating the NHS[R]. The Stationery Office.

Duursma S A. 2005. Teaching and training in geriatric medicine in the European Union. Tijdschr Gerontol Geriatr. 36: 19-26.

Gruhler H, Krutka A, Luetke Stahlman H, et al. 2018. Determining palliative care penetrationrates in the acute care setting. J Pain Symptom Manage, 55(2): 226-235.

Klapper B, Kojer M, Schwanke U. 2007. Palliative Praxis-Ein Curriculum zur Begleitung alter Menschen am Ende des Lebens //Heller A. Helmerl K, Husebd S. Wenn Niehts Mehr Zu Machen 1st. Ist Noch Viel Zu Tun Wie Ahe Menschen Wtirdig Sterben K6nnen. Freiburg: Lambertus Verlag: 445-456.

Kodner D L, Spreeuwenberg C. 2002. Integrated care: meaning, logic, applications, and implications-a discussion paper. International Journal of Integrated Care, 2(11): 14.

Kompetenzzentrum Pflegeunterstntzung Berlin, Arbeitskreis-Arbeit mit Ehrenamtliehen in Niedrigsehwelligen Betreuungsangeboten. 2018. Mustercurrieulum fur die Arbeit mit Ehrenamt- lichender Aner-kannten NiedrigschweIIigen Betreuungsangebote for Menschen mit Demenz in Berlin. [2018-11-23]. http: //www. pflege-unterstuetzung-berlin. de/uploads/media/Mustercurrieulum-NsBA-Arbeit-mit-Ehrenamtlichen-Demenz-01. pdf.

Lee C Y, Komatsu H, Zhang W，et al. 2010. Comparison of the hospice systems in the United States. Japan and Taiwan. Asian Nurs Res, 4(4): 163-173.

Leichsenring K, Alaszewski A M. 2004. Providing integrated health and social care for older persons. Aldershot: Ashgate.

Liberating the NHS white paper. [2010-07-12]. https: //www. gov. uk/govern ment/ publi cations/ liberating-the-nhs-white- paper.

Lu W H, Hoffman K G, Hosokawa M C, et al. 2010. First year medical Students' knowledge, attitudes, and interest in geriatric medicine . Educ Gerontol, 36(8): 687-701.

Boltz M, Capezuti E, Shabbat N. 2010. Building a framework for a geriatric acute care model. Leadership in Health Services, 23(4): 334-360.

Morrison R S. 2013. Models of palliative care delivery in the United States. Curr Opin Support Palliat Care, 7(2): 201-206.

National Comprehensive Cancer Network. NCCN Clinical Practice Guidelines in Oncology Palliative Care: Version 1 2018. [2017-12-19]. http: //www. nccn. org/ professionals/physician_gls/pdf /palliative. pdf.

National Health Service and Community Care Act 1990. http: //www. legislation. gov. uk/ukpga/1990/19/contents.

National Institutes of Health. Hospice Care. [2016-10-13]. http: //medlineplus. gov/hospicecare. html.

Office for National Statistics. 2016. Overview of the UK population: February 2016. [2016-2-26]. http: //www. ons. gov. uk/ons/index. html.

Powell J L. 2012. Personalization and community care: a case study of the British system ageing. International, 37(1): 16-18.

Radbruch L, Bausewein C, Simon S T, et al. 2011. Europ isehe empfehlungen zur palliativversorgungund hospizarbeit und ihre umsetzung in Deutschland. Zeitsehrift Far Palliativmedizin, 12: 175-183.

The U. K. National Health Service Act of 1946. (http: //www. sochealth. co. uk/ national-health-service/health-law/national-health-service-act-1946/). Socialist Health Association. Retrieved 8 March 2016.

Williams Lea, Caring For OurFuture: reforming care and support. Dep artment of Health 2012. 07. 11.

World Health Organization. Global Atlas of Palliative Care at the End of Life. [2014-02]. http: //www. Thewhpca. org/resources/

global-atlas-on-end-of-life-care.

World Health Organization. Integrating Palliative Care and symptomrelief into primary healthcare. [2018-10-8]. http: //apps. who. int/iris/bitstream/handle/10665 /274 559/9789241514477-eng. pdf?ua=1.

World Health Organization. 2018. WHO definition of palliative care/WHO definition of palliative care for children. [2018-12-03]. http: //www. who. int/cancer/palliative/difinition/en/.

World Health Organization. 2013. The European Health Report 2012: Charting the Way to Well-being. Copenhagen: WHO Regional Office for Europe.

Worldwide Hospice Palliative Care Alliance. 2018. WHO publishes new guides on integrating Palliative Care into health care. [2018-10-08].

Worldwide Palliative Care Alliance. WPCA Policy statement on defining palliative care. [2011-07]. http: //www. the-whpca. org/resources/item/definging-palliative-care.

Wu Y J, Li L Z, Su H, et al. 2016. Hospice and palliative care: development and challenges in China. Clin J Oncol Nurs, 20(1): E15-E19.

第三章　老年护理与长期照护

王晓妮

中国人民解放军海军第 905 医院

随着老年人口数量的增多和平均寿命的延长，需要护理的老年人口越来越多，需要护理的周期也越来越长。我国在应对人口老龄化问题上还存在着制度准备不足、老龄保障和服务发展滞后等薄弱环节，尤其是在老年护理方面还有许多亟待解决的问题。本章将对老年护理与长期照护进行探讨和研究，在整理国外先进经验的基础上，分析我国老年护理服务现状及发展策略，并提出相关建议。

一、老年护理服务概况

我国护理事业的发展和老龄化的需求与国际标准水平相比，还存在较大的差距。截至 2019 年，全国人口中 60 周岁及以上老年人口 25 388 万人，占总人口的 18.1%；65 周岁及以上老年人口 17 60 万人，占总人口的 12.6%。预计到 2050 年，我国将进入重度老龄化阶段，届时我国老年人口将达到 4.8 亿，约占亚洲老年人口的五分之二，全球老年人口的四分之一。

（一）老年护理服务概念界定

1. 老年护理的定义

老年护理作为一门学科最早是在 1900 年的美国出现，它是临床护理学中的一个分支，也是老年医学的一个分支，是把老年学和临床护理学的相关知识综合应用于老年人护理的专门领域，研究、诊断和处理老年人群现存的和潜在的健康问题的特殊性学科。

1）家庭护理方面

指导患者及其家属有关老年人的健康保健及疾病早期诊断和预防的相关措施，同时要关注老年人的心理状况，努力让家属多陪伴老人，尊重老人、营造良好的家庭生活环境，提供老人力所能及的家务等，提高老人晚年的人生价值感。

2）医院护理方面

护理工作人员对住院的老年人提供全方位的护理工作，主要的目的在于老年患者疾病的康复。根据医生的医嘱，提供患病老人专业的治疗与护理，保证老人在住院期间不发生坠床、跌倒、压疮等行为，最终能够健康出院。

3）社区护理方面

提供基本的医疗及康复服务，具体为不同健康需要的老年人提供各种疾病的护理、饮食指导、用药指导、缓解疼痛、精神支持、语言治疗、精神调理、健康访问、临终顾问，建立健康档案，并为老人定期体检。

2. 老年护理服务的定义和范畴

目前对老年护理服务没有统一的定义，老年护理的目的是维护老年人的健康。我国老年护理的内容主要集中在增强老年人的自我照顾能力、延缓疾病的恶化和衰退、提高老年人的生活质量等方面。

从老年护理服务的对象来看，老年护理服务不仅仅是针对生病老年人的护理，对于一些健康的老年人，也需要提供一些相应的疾病相关的保健预防知识；指导其正确地对待衰老所带来的生活、工作等一系列改变，同时还需做好其身边家属的护理工作。一方面，指导家庭成员参与到老年人的护理工作中来；另一方面，需要让家属有一个正确的态度来面对老龄问题，与老年人一起积极地对待生老病死。

从老年护理服务的内容来看，老年人的护理是一项需要长期持续的工作。世界卫生组织将长期护理（long-term care，LTC）定义为由非正规照料者（家庭、朋友或邻居）和专业人员（卫生和社会服务人员）进行的照料活动体系，以保证那些不具备完全自我照料能力的人能继续得到其个人喜欢的以及较高的生活质量，获得最大可能的独立程度、自主、参与、个人满足及人格尊严。

（二）老年护理服务模式

1. 家庭护理模式

目前，我国以保障三无、五保、高龄、独居、空巢、失能和低收入老年人为重点，借助专业化养老服务组织，提供生活照料、家政服务、康复护理、医疗保健等服务的居家养老服务网络已经初步形成，但还需要不断的探索创新。居家养老服务涵盖了生活照料、家政服务、康复护理、医疗保健、精神慰藉等，以上门服务为主要形式。对身体状况较好、生活基本能自理的老年人，提供家庭服务、老年食堂、法律咨询等服务。对生活不能自理的高龄、独居、失能等老年人，提供家务劳动、家庭保健、辅具配置、送饭上门、无障碍改造、紧急呼叫和安全援助等服务。

2. 社区护理模式

社区养老是居家养老服务的重要支撑，具有社区日间照料和居家养老支持两类功能，主要面向家庭日间暂时无人或者无力照护的社区老年人提供服务。在城镇，主要是结合社区服务设施建设，打造居家养老服务平台。在农村，则以乡镇敬老院为基础，建设日间照料和短期托养的养老床位，逐步向区域性养老服务中心转变，向留守老年人及其他有需要的老年人提供日间照料、短期托养、配餐等服务。目前，社区及农村主要提供社区养老的组织如下。

（1）社区老年人日间照料中心是指为社区内生活不能完全自理、日常生活需要一定照料的半失能老年人提供膳食供应、个人照料、保健康复、休闲娱乐等日间托养服务的设施。它是一种适合半失能老年人的"白天入托接受照料和参与活动，晚上回家享受家庭生活"的社区居家养老服务新模式。重点服务对象是高龄老年人、空巢老年人、残疾老年人、优抚老年人、低保或低收入老年人等。

（2）短期接待老年人托管服务的社区养老服务场所是指设有生活起居、文化娱乐、康复训练、医疗保健等多项服务的养老服务场所。托老所在原则上只给老年人提供白天的照料服务，但是在实际中也有托老所提供全天托管服务。具体包括个人生活照料、心理/精神支持、安全保护、环境卫生、休闲娱乐、膳食、陪同就医、通讯、送餐、交通等服务。

（3）老年人活动中心是指为能够自理的老年人提供日间休闲娱乐活动的场所。其设有阅览室、体育活动室、书画室、计算机室、棋牌室，也有设立法律/心理咨询室为老年人提供及时有效的法律援助、心理咨询服务等，还可以根据老年人的需求提供各种培训服务。

（4）互助式养老服务中心是指在农村因地制宜，动员爱心人士或村委会无偿提供空置、富余房屋或村集体闲置房加以改建，或者动员爱心企业社会组织等，出资选择合适场地新建养老服务活动场地。2012年湖北省民政厅下发了《关于开展农村互助式养老服务工作试点的指导意见》（鄂民政发〔2012〕11 号），指导加快推进全省农村互助式养老服务试点工作。后民政部将其转发全国各地，要求学习借鉴经验。目前，在农村地区正在积极推进开展互助式养老服务工作。

（5）农村五保供养服务机构是指县级人民政府民政部门或者乡（民族乡、镇）人民政府举办的，主要为农村五保供养对象提供供养服务的公益性机构。

（三）老年护理服务目标

1. 提高自护能力

面对老年人的虚弱和需求，医护人员往往寻求其他社会资源的协助，而很少考虑到老年人自身的资源，老年人在许多时候都以被动的形式生活在依赖、无价值、丧失权利的感受中，自我照顾意识淡化，久而久之将会丧失生活自理能力。老年护理要善于运用老年人自身资源，以健康教育为干预手段，采取不同的措施，尽量维持老年人的自我照顾能力，巩固和强化自我护理，减少过分依赖他人，以减缓机能衰退。

2. 延缓恶化衰退

在老年人群中开展必要的健康教育，提高老年人的自我保健意识，改变不良的生活方式和行为，增进健康。通过三级预防策略，对老年人进行管理，避免和减少健康危险因素的危害，做到早发现、早诊断、早治疗，积极康复，防止病情恶化，预防并发症的发生，防止伤残。

3. 提高生活质量

护理的目标不仅仅是疾病的转归和寿命的延长，而应是促进老年人在生理、心理和社会适应方面的完美状态，提高生活质量，体现生命意义和价值，让老年人在健康的基础上长寿，做到年高不老、寿高不衰，更好地为社会服务。同时不单纯满足人们长寿的愿望，要做到有质量的快乐生活。

4. 人性临终关怀

对待临终老人，护理工作者从生理、心理和社会等方面全方位为他们服务。对其进行综合评估分析，识别、预测并满足其需求，以确保老人能够无痛、舒适地度过生命的最后时光。不再实施延长死亡的"抢救"，让老人走得平静，生命终末阶段有陪伴照料，并给家属以安慰，让他们感受到医务人员的关心和帮助。

二、中国居家养老护理分析

（一）老年家庭护理

1. 老年人家庭护理的内涵

老年人家庭护理是以家庭老年人为服务对象，以家庭护理理论为指导，以护理程序为工作方法，家庭护士和家庭成员共同参与,对需求的个体和家庭在疾病、康复和生活照护上提供一系列护理活动的过程。其目的是促进和保护家庭健康,维护家庭稳定,预防家庭成员发生疾病,帮助家庭成员治疗、护理和适应疾病,以发挥家庭最大的健康潜能。家庭护士需在健康连续状态的任何领域为家庭提供护理,如家庭疾病护理、健康保护护理、健康促进护理。家庭护士还可选择不同的地点为家庭提供护理服务,如可在社区护士的办公室、在家庭所在地或家里等。同时,家庭护士还要为不同的家庭提供护理服务,包括处在不同发展阶段的家庭,有急、慢性患者的家庭,还有处在变革中的家庭等。

随着经济的发展,人口老龄化已逐渐成为全球化的问题。我国居家养老模式还处于起步阶段,家庭养老护理人员尚缺乏规范性的培训,需要多方面的理论对老年人的家庭护理提供更好的依据,包括健康教育、健康指导、康复指导、老年病人及健康老人的营养指导和生活指导、老年人保健及心理咨询。

2. 老年人家庭护理的形式

中国老年人养老方式分析表明,大部分中国人的养老方式还比较传统,主要有储蓄积累、养儿防老、社会保险和商业保险几种。

(1)储蓄积累:中国 55 岁以上的老人家庭中,近四分之一家庭拥有的金融资产超过其年收入,仅有 5.4%家庭拥有的金融资产超过其年收入的 2 倍,这个数目不足以支撑平均超过 20 年的退休生活。

(2)养儿防老:中国社会劳动保障体制的客观现实和中国人传统的观念,形成了靠子女养老的模式。但中国四世同堂式的"金字塔"结构,已在迅速演变为"倒金字塔"的家庭结构。

(3)社会保险和商业保险:目前这两种养老方式的普及程度还太低,尤其是农村老年人对这两种养老方式的重视程度还远远不够。

3. 老年人家庭护理的需求

中国人的养老观念倾向于选择家庭养老,只有约 10%的老年人选择机构养老。我国失能老人、高龄老人、空巢老人数量巨大,这部分人多数分散居住在各自家庭中,其中养老不仅有生活照料、精神慰藉问题,更有医疗护理问题。随着"4-2-1"家庭的增多,年轻一代养老压力越来越大,传统家庭养老已经很难满足老年人对养老服务的需求。整合社会优质服务资源,组建一流养老护理员队伍,为老人提供助餐、助洁、助医等服务,在不改变原来的生活方式、生活习惯的前提下,实现老有所养、老有所依、老有所学、老有所教、老有所为、老有所乐,让老年人有更多的归属感,更符合中国人的养老文化传统和风俗习惯。

(二)居家养老护理

1. 我国居家养老主要模式

居家养老服务是适应人口老龄化和家庭结构变迁,在家庭养老基础上发展起来的、适合我国国情的新型社会化养老模式。它有效整合了政府、社会、家庭的养老资源,满足了老年人个性化的需要已成为我国养老服务的发展趋势。目前,我国居家养老主要有以下几种模式。

1)"互联网+" 模式

运用大数据优势开展为老服务。采集和录入老年人信息,建立健康档案,分析老年人养老需求,推行助老员上门服务,实现助老员服务进驻,解决为老服务最后一公里的问题。老人或者子女通过手机软件(APP) 选择服务项目,然后服务中心根据订单派单到对应的服务商家,服务商家再给旗下的服务人员派单,服务人员通过 APP 接单,为老年人提供 24 小时家政生活、健康医疗等服务。

2）"医养融合"模式

在家养老可享医生上门服务。医疗卫生机构与老年人家庭建立签约服务关系，由家庭医生服务团队分片包户，为老年人提供日常护理、慢病管理、康复、健康教育、健康咨询、中医保健等服务，为长期卧床、高龄和独居、行动不便的老年人提供上门服务。"医养融合"、持续照护，实现一站式生活解决方案，在保障老人安全和健康的同时，满足了老年人对自我价值的追求。

3）"多联共建"模式

建立养老服务行业标准。根据老年人的需求多元化和对高质量晚年生活的期待，建立养老机构等级评定制度，推动制定养老服务行业规范。实行定向养老专业学生培训补助，引进养老专业人才奖励补助政策，提升养老服务质量，实现养老服务精细化、专业化、多样化。

4）"公建民营"模式

鼓励和支持社会机构出资、出力、出人参与养老事业。委托民间资本管理，推动养老服务社会化。当前，我国长期照护机构，从所有制性质和运营模式上可以分为四类：营利性机构、民办非营利性机构、公办公营机构和公办民营机构。从调查情况看，民办非营利性机构占比超过 70%，构成了我国当前长期照护服务供给的主体。其次是公办公营机构，占到了 17.73%。比重最小的是营利性机构，只有 3.46%，这与发达国家长护供给的格局差不多。民办非营利性机构在床位数、职工人数、接收入住的老人数，以及接收入住的不能自理的老人数方面，都占主导地位。

5）"居家养老服务"模式

居家养老服务是指政府和社会力量依托社区，为居家的老年人提供生活照料、家政服务、康复护理和精神慰藉等方面服务的一种服务形式。它是对传统家庭养老模式的补充与更新，是我国发展社区服务、建立养老服务体系的一项重要内容，也是目前认同度较高的养老服务模式。

居家养老模式适合我国国情。在我国"未富先老"的严峻形势下，应走出一条具有中国特色、基本满足我国老年人需求的养老新路子。居家养老服务与机构养老服务相比，具有成本较低、覆盖面广、服务灵活等优点，有效破解了我国日趋尖锐的养老服务难题，缓解了人口老龄化与社会稳定发展的冲突。

居家养老是一种全新的养老模式。它不同于家庭养老，而是以家庭为中心、社会为依托、专业服务为依靠，既能较大程度上适应我国老年人的生活习惯和心理特征，又为子女创造了奉养老人的新方式。让老年人在家里和社区接受生活服务、医疗帮助等服务，使居家养老变得轻松便捷。

居家养老促进了服务行业发展。2018 年江苏省常州市民政局以养老需求为主题的问卷调查分析显示，有 52.30%的老人需要社区日常生活照顾方面的社区居家养老服务，9.52%认为休闲娱乐服务比较重要，选择医疗卫生服务的老人占比为 47.61%。全国其他省份调查和实地访谈也显示，对养老服务的形式、项目、质量的要求越来越高。老年人的个性化需求，带动了服务行业发展。根据测算，我国城市居家养老中家政服务和护理服务两项，2007 年潜在的市场规模已经超过 700 亿元，到 2020 年将超过 5000 亿元。

2. 居家养老护理模式（SWOT）分析

国内主要养老护理模式有以下三种，分别是：①居家养老护理模式；②社区养老护理模式；③机构养老护理模式。对居家养老护理模式（SWOT）分析如下。

1）优势

适合中国人的养老观念。有关调研显示，选择居家养老的老年人占 90%，只有约 10%的老年人选择机构养老，养老服务延伸到居家养老的老年人，最大程度满足老年人对社会化养老服务的需求。居家养老依托现有的老年公寓、医疗机构和托老所，组织医护人员入户服务，具有专业、便利、成本低的独特优势。与机构养老相比，居家养老节省了基建和各种配套费用，同时非政府组织的介入，减轻了各主体的养老负担。项目化运作灵活，有利于为居家养老的老年人提供更为专业的服务，有利于提高老年人的生活质量和社会福利水平。

2）劣势

我国失能老人、高龄老人、空巢老人数量巨大。这部分人多数分散居住在各自家庭中，其养老不仅有生活照料、精神慰藉问题，更有医疗护理问题。就我国的现状看，大部分地区只有家政服务，个别发达地区有政府培训的助老服务员，但康复护理、医疗保健、精神慰藉等服务还远远达不到要求。我国已经有了养老护理员职业，但人才极为缺乏。全国养老护理员有 2 万余人，但需求量约为 1000 万人，甚至更多，缺口巨大，专业化服务队伍也远远满足不了服务需求。一些养老机构、社区、志愿组织提供的居家养老服务内容还不够广泛。

3）机会

国家《国务院关于加快发展养老服务业的若干意见》和《中国老龄事业发展"十二五"规划》等相关政策文件，指出养老服务业发展的目标任务。《中华人民共和国国民经济和社会发展第十三个五年规划纲要》在多个章节均提及发展养老服务业，要求健全养老服务体系，建立以居家为基础、社区为依托、机构为补充的多层次养老服务体系；全面放开养老服务市场，通过购买服务、股权合作等方式支持各类市场主体增加养老服务和产品供给；加强老年人权益保护，弘扬敬老、养老、助老的社会风尚，为发展居家养老护理服务提供了更大的平台。

4）威胁

我国老龄化与发达国家的老龄化最大的不同是未富先老。发达国家是富了才老龄化，而且是慢慢地老龄化，而我们是还没有富就快速的老龄化。因此，我国老龄化的经济和社会压力都很大。由于经济还不够发达、人均收入水平还比较低，尤其是绝大多数老年人收入不高，长期居家养老服务费用对一般家庭的经济压力还是比较大。

3. 各地居家养老服务模式介绍

1）北京市居家养老服务模式

2000 年开始，北京市的部分区县就开始居家养老服务试点工作，建立居家"养老券"服务制度；为老人配备"小帮手"电子服务器；提供基本就餐、医疗、出行、应急等方面的服务。从加强居家养老服务政策引导、加强居家养老服务设施建设、加强居家养老服务队伍建设三个方面大力发展，推进居家养老服务政策的落实。2019 年 1 月 18 日，北京市首个社区居家养老综合服务平台"怡亲安安"在京启动试点，该平台可为老人提供日间上门陪护、助浴、陪伴就医，甚至是出门旅游等多种服务，只需手机一键下单，服务送上家门。2020 年北京还将扩大集中式居家养老机构试点，建设家庭照护床位，探索实行"物业服务+养老服务"模式，将专业服务延伸到家庭。

2）上海市居家养老服务模式

上海市自 1999 年步入老龄化社会以来，不断探索小区居家养老服务模式。近年来，推出以长者照护之家为代表的社区嵌入式设置，最大程度地满足本社区居民"就近养老"的愿望，让"社区为依托"化为现实。2019 年打造"15 分钟居家养老服务圈"，进一步推荐动"机构、社区、居家" 养老服务融合发展。上海市民政局《2019 年上海市养老服务工作要点分解表》的通知，进一步细化了养老服务工作，主要内容如下。

（1）新增 7000 张养老床位，改建 1000 张认知障碍老人照料床位，完成郊区农村 80 家薄弱养老机构改造，新增 40 个社区综合为老服务中心，新建 80 家老年人日间服务中心，新增 200 个社区老年助餐场所。

（2）出台"上海市社区嵌入式养老服务基本规范"，继续推进长者照护之家建设，新建、改建标准化老年活动室，加大力度建设示范睦邻点。

（3）制定养老床位分类管理办法，推进护理型床位设置和统计工作，建立养老机构床位信息的公开发布和动态更新机制，依托养老机构开展重残人员养护床位共建试点。

（4）制定加强老年认知障碍照护服务工作的文件，加强认知障碍照护床位管理，建立认知障碍照护床位入住测评机制，研究制定认知障碍照护床位的服务内容和标准、服务人员的岗位配置标准等，开展老年认知障碍友好社区试点。

（5）推进"老伙伴计划"，继续推进 4 万低龄老年人为 20 万高龄独居老人提供志愿服务等。

（6）出台利用存量资源改建养老服务设施的操作细则，促进养老社区发展。开展家庭照护床位试点工作，进一步丰富养老服务供给，打通机构养老与社区居家养老界限。加强社区居家养老服务规范管理，调整完善养老服务补贴政策。

（7）发展"线下"养老顾问，做好"空中"养老顾问，推出"线上"养老顾问。

上海地区各家护理机构，在居家养老服务具体实施上有着不同特点，列举以下两家。

上海乐邦养老服务有限公司，自 2018 年起全面启动养老机构整体化运营服务，是上海市第一批政府购买居家养老服务的为老服务单位，也是第一个创新菜单式服务、第一批护理站点试点单位和第一个自主成立医养结合、实现以街镇为单位 15～20 分钟为老服务圈的为老服务单位。作为政府采购养老服务的重要供应商、相关养老机构的合作商，上海乐邦养老服务有限公司注重团队建设，在招聘、培训、监管、指导等方面实施多元化管理，结合多年机构和居家护理服务经验，积极打造家庭、社区、机构融合发展，在养老资源的体系输送、养老空间的有序链接、养老阶段的合理安排、养老服务的定制设计方面总结出一整套经验。打造"三位一体智慧养老服务"模式，用全新的信息化管理方式，将所有养老服务的申请、预约、安排、监控、管理在一个系统中解决。注重优化社区养老服务中心作用，把老人引进来，共享养老资源，让养老资源走出去，服务千家万户。目前，上海乐邦养老服务有限公司有日间照料中心 6 家、邻里中心 1 家、长者照护之家 2 家、综合为老服务中心 2 家、护理站 22 家，辐射上海 10 多个区域。有护工 5000 余名，医疗照护员 1500 余人，护士及管理员 96 人，日服务对象 10 000 余人。公司秉承"让养老不再成为您的负担，让乐邦养老走入每个家庭"的理念，使养老服务不断至延伸浙江、安徽、广东、江西等地，与 56 家医疗机构、养老机构、养老综合体建立了合作关系，实现互惠共赢。

壹家康（上海）健康服务有限公司于 2016 年成立，是一家集适老环境改造和居家为老服务为一体的健康服务有限公司。公司针对我国老年家庭环境改造需要、老年专业护理队伍缺乏、老年居家照护难、老年出院回家难等问题，秉承"一户一院壹平台、一生一世壹家康" 的理念，立足于社区，以居家老年服务为对象，着力打造居家适老环境改善、居家适老辅具配置、居家护理服务等一体化的养老服务平台。壹家康（上海）健康服务有限公司，设有居家适老环境改善团队，结合公司专家团队多年养老项目的服务经验，根据老年人功能障碍程度，提供居家环境空间整体或局部装修工程改造；设有功能性适老辅具展厅，依据老年人功能状况，提供配置适老辅具；建立智能化管理体系，为老年人打造安全、便捷、舒适的居家适老环境。壹家康（上海）健康服务有限公司从改善服务理念、改善服务流程入手，做到入户评估、一户一案、一人一例。自 2017 年起，积极参与社区为老服务机构的运营，以社区综合为老服务中心为依托，以政府开展的长护险服务为保障，以专业护理专家为指导，打造出一支 100 人以上的专业护理服务团队，服务老人 600 余户，月服务老人达 1 万小时以上，积累了一套完整的培训和服务体系。

3）广州市居家养老服务模式

居家养老是广州市养老的主体方式，主要包括：开展以政府购买服务为导向的社区居家养老服务；提供多层次、多形式的社区生活照料和医疗等服务；为老人家庭成员提供辅助性服务，积极协作和鼓励家庭成员承担对老人的照料责任；有效利用、整合现有社区服务资源，最大限度地发挥养老服务的作用。

4）太原市居家养老服务模式

太原市 60 岁以上老人有 45.8 万人，占总人口的 13.2%，其中空巢老人 14 万多人。

太原市居家养老服务采取多样化方式，具体包括：发放居家养老服务券；利用信息化技术，发放"爱心一键通"老人手机；建设虚拟养老服务中心；开设关爱老人道德银行；开展志愿养老服务等。

5）晋江市居家养老服务模式

晋江市居家养老服务站是以家庭为单位，以小区居家养老服务为依托，以小区志愿服务队为帮手，以文化活动中心设施为平台，为居住在辖区内的老年人提供公益性助老服务，以"家庭养老院"的形式提供包括安全保障、生活照顾、医疗保健、文化娱乐、精神慰藉等方面的服务。晋江市的辖区内老年人都享受居家养老服务站的条件，服务主要分为四个等级。

（1）无偿服务。主要包括年满 60 周岁、生活不能自理且在市区无子女照顾的低保老人、重点优抚对象、"三无"老人或"五保"老人、革命"五老人员"及百岁老人等。有条件的地方可扩大购买服务范围。

（2）低偿服务。主要包括生活不能自理的空巢老人（指子女不在本市区居住生活的老年人）、未享受民政各种救助的 70 周岁以上空巢老人、有一定经济来源但生活仍很困难的老年人。

（3）有偿服务。有经济能力，需要日托、送餐或上门照料等服务的老年人，以自费的形式购买服务。

（4）志愿服务。小区内所有老年人，重点是空巢、高龄、病残老人，由志愿者上门提供服务。

6）西安市阎良区居家养老服务模式

阎良区"共享居家养老服务模式"在西安市是首家。"共享居家养老服务模式"是指：在特定的社会区域，把愿意从事家政服务、老人护理服务的闲散剩余劳动力和爱心社区志愿者组织起来，经过专业化技能培训后，就近为辖区内的失能、失独、半失能、空巢老人及残疾老人提供以护理为主的专业性上门服务。

"共享居家养老服务模式"是通过菜单式的选择，具体做法是由社区把愿意从事家政服务、老人护理服务的剩余劳动力及爱心志愿者组织起来，成立专业化的服务机构，根据社区老人的实际需要，进行资源分配和共享，实现供需之间的有机结合。

"共享居家养老服务模式"的优势照顾了老人们在家养老的传统，缓解了社会化养老的资源短板，也是传统养老模式社会化的有效探索。该模式充分发挥了互联网的技术优势，通过互联网联起了供需双方，并通过技术性处理和对接，达到个性对个性、多元对多元的目的，实现"菜单式需求"与"精准化供给"的完美结合，发挥了社区的共享资源作用，提高了服务人员的服务效率和精准化。

（三）居家养老服务相关规范要求

1. 养老服务安全规范要求

2019 年 11 月民政部发布的《关于征求〈养老机构基本服务安全规范（征求意见稿）〉强制性国家标准意见的通知》（以下简称《征求意见稿》），在《征求意见稿》中规定了养老机构基本服务安全的基本要求、评估、服务防护、管理要求、评价与教育。《征求意见稿》指出，为满足老年人身心发展需求，养老机构要有计划地开展有关教育、学习、培训等方面的咨询、解答、中介等活动；通过各种有效措施，消除或减轻老年人身心、社会功能障碍，达到和保持生理、感官、智力、精神和社会功能的活动；为临终老年人提供姑息治疗、护理、生活照料、社会工作、心理慰藉、伦理支持、后事处理，对家属进行心理抚慰和精神支持的活动。

《征求意见稿》指出，养老机构应持有养老机构设立许可证书、食品经营许可证书。内设医疗机构时，应持有医疗机构许可证书。养老机构应建立与养老服务相关的服务管理体系，包括但不限于安全管理制度与应急预案、服务规范、岗位工作规范等。养老机构应制定投诉处理相关制度和流程，并公开投诉电话和负责人电话。接到投诉时，应向投诉人深入了解相关事项细节，并由机构相关部门按照政策规范给予答复，10 个工作日内向投诉人反馈相关处理情况或处理意见。

《征求意见稿》明确了养老机构安全等标准和规范、制定确保养老机构基本服务质量安全的强制性国家标准的任务要求，建立健全服务质量安全管理长效机制，高标准、严要求对待质量与安全，有力保证、持续开展"养老院服务质量建设专项行动"，为实施监管与处罚提供依据，为入住养老机构的老年人提供安全可靠、规范放心的服务。《征求意见稿》还明确了养老机构的基本服务质量安全风险防范，规定了养老机构基本服务质量安全的基本要求、评估观察、服务安全、安全保障、安全管理。基本要求规定了养老机构基本服务质量安全的基本要求。评估观察包括入住评估、持续评估、服务措施。服务安全规定了服务中的下列安全措施：防窒息、防压疮、防坠床、防烫伤、防伤害、防跌倒、防走失、危机干预、文娱活动、医疗护理、康复训练、康复辅助器具、约束用具、膳食服务、药品管理、清洁洗涤服务。安全保障规定了保障服务中的环境安全、危险物品、吸烟管理、信息安全、保密、财产。安全管理规定了安全管理中的安全评价、应急预案、安全教育。

《征求意见稿》的制定标志着全国养老机构服务质量将迈入标准化管理的新时代。

2. 养老服务市场管理办法

2019 年 11 月，民政部发布《养老服务市场失信联合惩戒对象名单管理办法（试行）》（以下简称《办法》）的通知，进一步加强服务市场管理。《办法》的主要内容如下。

一是建立了联合惩戒制度。《办法》根据失信行为程度的不同，建立了联合惩戒对象名单和重点关注对象名单两项制度，对应采取与之失信行为相当的惩戒措施。联合惩戒对象名单管理制度，以司法裁决、行政处罚、行政强制等处理结果为依据，将性质恶劣、情节严重、社会危害较大的违法失信行为的养老服务机构和从业人员列入联合惩戒对象名单，在一定期限内向社会公布，对其实施信用约束、联合惩戒等措施。同时，《办法》还建立了重点关注对象名单制度，将养老服务机构备案时承诺不属实，或者违反承诺的，以及违反强制性国家标准但尚未被行政处罚或者刑事处罚等这一类存在失信行为，但严重程度尚未达到列入联合惩戒对象名单情形的养老服务机构纳入重点关注对象名单，并在重点关注期内对其实施严格监管等措施。

二是明确了联合惩戒措施。对列入联合惩戒对象名单的养老服务机构和从业人员，《办法》本着重约束、重限制、重提高违法失信成本的原则，明确了 5 个方面的惩戒措施：①对联合惩戒对象享受优惠政策或者获得荣誉的限制措施；②对联合惩戒对象加大监管力度，提高其违法失信成本；③对联合惩戒对象担任重要职务的限制措施；④对联合惩戒对象行业准入的限制措施；⑤通过向有关部门推送信息，对联合惩戒对象实施惩戒措施。这些惩戒措施既有对养老服务机构的约束，也有对法定代表人、主要负责人、相关责任人的限制，增加了机构和从业人员的违法失信成本，释放了"一处失信、处处受限"的信号，形成了有效地震慑。

三是保障了当事人合法权益。《办法》建立了申辩保障机制，充分保障了当事人的陈述、申辩权利。在将养老服务机构和从业人员列入联合惩戒对象名单前，民政部门要履行告知程序，当事人有异议的，有权提交陈述、申辩及相关证明材料。民政部门应当进行核查，并做出维持、修改或者撤销的决定。同时，《办法》在加强惩戒与保障隐私权之间做了有效衔接。对法律和司法解释没有规定可以公开的信息，如工作单位、联系方式等内容，不作为联合惩戒对象名单公开的信息；对依法可以公开的信息，在公开的时候，也应当采取一些技术处理，隐去公民身份号码（港澳台居民的公民社会信用代码、外国籍人身份号码）信息上部分字段，尽可能保护公民的隐私权。

《办法》通过建立联合惩戒对象名单和重点关注对象名单制度，对养老服务领域违法失信的养老服务机构和从业人员，实施与失信行为相当的惩戒措施，让失信者寸步难行，实现"一处失信、处处受限"的信用惩戒格局，进而达到使市场主体不能失信、不敢失信、不想失信的惩戒目的。

本办法自 2020 年 6 月 1 日起施行，将进一步推进养老服务领域规范发展，给养老提供更安全的保障。

（四）居家养老护理服务发展趋势

1. 老龄事业发展的重点任务

发展老龄事业，增加养老产品和服务供给，既能满足养老需求、保障和改善民生，又能刺激消费、扩大内需和就业、培育新的经济增长点；坚持改革创新，更多依靠市场力量，加快发展老龄事业和产业，促进经济社会稳定持续发展。"十三五"时期发展任务具体如下。

（1）加快老年人社会福利和保障体系建设。要抓紧完善涉及老年人的养老、医疗、护理、住房等社会保障制度，逐步缩小城乡、区域、人群之间的保障差距，加大困难老年人社会救助力度，切实解决他们生活中的实际困难，进一步完善老年人社会福利制度。

（2）大力推动养老服务业改革发展。要鼓励社会力量发展养老服务业和养老产业，继续推动公办养老机构改革，推动养老服务和医疗服务融合发展；进一步加大资金投入，加快养老服务业和产业人才培养。

（3）加强老龄事业法制建设。要抓紧制定《中华人民共和国老年人权益保障法》的配套法规和政策措施，建立健全有中国特色的老龄工作法律法规体系；加大涉老法律法规的执法力度，健全执法机制，严肃查处侵犯老年人合法权益的违法行为；广泛开展老龄法制宣传和培训，营造依法维护老年人权益的氛围。

（4）加强老龄工作队伍建设。要努力建设一支政治素质高、业务能力强、勇于奉献的老龄工作队伍。

（5）统筹区域老龄事业发展。结合中国老龄事业布局，强化区域之间的互动和交流，以东部区域为龙头，中部区域为支撑，西部区域为后备，充分协调区域之间的资源，统筹发展区域老龄事业。

（6）打造中国优秀养老服务品牌。根据目前国内老龄企业发展情况，由地方给予重点支持，包括政策、资金等优惠措施，扶持和发展一批优秀养老服务品牌，强化国际认识度。

（7）优化社会市场环境。要积极倡导尊老助老的良好风尚，营造促进老龄事业发展的社会氛围；同时在政策、资金、税收等方面给予倾斜，为养老领域的社会力量创造更加公平有序的发展环境。

（8）深化老龄事业体制改革。加强顶层制度设计，制定长期发展战略，建立法律法规体系，运用法治思维和方法，推动老龄产业市场快速发展。

2. 居家养老护理服务发展的重点任务

（1）保障特殊困难老年人的基本养老服务需求。老年人出现不同程度的生活困难主要是不良身体状况、经济状况、家庭状况等因素导致，具体而言，特殊困难老年人可以分为以下几类：经济困难的低保、五保等老年人；身体状况恶劣的失能失智、患病、残疾等老年人；存在不良家庭状况的空巢、失独、留守、孤寡等老年人。上述老年人是社区居家养老服务重点关怀和长期照护的群体，需要建立养老服务清单，由政府购买服务，引进专业化社会组织，提供专业的养老服务。

（2）提供满足老年人多样化需求的社会化养老服务。发挥社会力量在提供养老服务方面的主体作用，为老年人提供方便可及、价格合理的各类养老服务和产品，提升老年人的幸福感。在教育学习上，以社区为依托，为老年人提供教育学习场所、资源和条件，支持鼓励企事业单位、社会组织、志愿者等社会力量举办或参与老年教育活动。在精神陪护上，统筹家庭关爱和专业力量，调动专业心理工作者和社会工作者开展老年心理健康服务试点，为老年人提供心理关怀和精神关爱服务。

（3）实现基本养老服务向多样化服务发展。一是服务会向更加聚焦基本养老服务的方向发展。根据养老服务对象、特点和实际情况，提供包括生活照料、医疗护理、康复保健、精神慰藉、紧急救援、法律维权等在内的基本养老服务，并对其开展的服务效果进行测评和定期考核。二是服务提供商会向品牌化、连锁化、规模化发展。针对目前养老服务市场主体小而分散的问题，鼓励在养老服务项目建设、运营、管理等方面具有专业资质的社会资本方整合重组，通过提供标准化、规范化的优质服务，形成一批面向居家社区、跨区域和行业的综合性养老服务集团，支持服务机构向着规模化、专业化、连锁化、品牌化的方向发展，成为居家和社区养老服务的主力。三是专业养老机构会向社区延伸服务的方向发展。吸引养老机构尤其是公办养老机构开设居家养老服务场所来承接居家养老服务项目，由原来的"围墙内"服务到现在的"开放式"服务，为周边社区老年人提供生活照料和护理服务等。

（4）打造线上平台、线下服务和智能产品运用一体化服务。一是打造"线上"养老服务信息化数据平台。社区居家养老服务依托信息技术和养老服务信息化数据平台，进行信息化数据整理汇总，实时公布辖区内膳食服务、生活照料、家政服务、文化娱乐等社区居家养老服务机构信息，方便老年人根据需求就近选择养老服务供应商。二是对接"线下"提供多元的社区居家养老服务。社区居家养老服务主体运用互联网、物联网、大数据、云计算技术等，探索线上与线下相结合的养老服务新模式，为老年人提供健康管理、紧急救援、精神慰藉、服务预约、物品代购等更加多元的居家养老服务。三是提升开发和应用智能化终端产品的水平。充分了解老年人需求，有针对性地将信息化、智能化设备和产品用于养老服务领域，提升养老服务的个性化、精准化和科学化水平。

3. 居家养老服务护理人才培养的重点任务

以推进养老服务人才专业化、职业化发展为目标，进一步建立健全养老服务人才吸引培养、职级晋升、登记注册、教育培训、薪酬待遇、激励评价等机制制度，努力打造一支规模适度、结构合理、素质优良、尊老敬业的养老服务人才队伍。

人力资源社会保障部、民政部联合颁布《养老护理员国家职业技能标准（2019 年版）》（以下简称《新标准》），通过增加职业技能要求、降低入职条件、拓宽职业空间、缩短晋级时间等标准修订，来引导养老护理员队伍加快建立更为具体可行。

一是增加对养老护理员的技能要求。为适应养老服务发展的新形势、新特点及其对养老护理工作提出的新要求、新任务，《新标准》做了如下修改：顺应居家和社区养老需要，在各职业等级中新增养老护理员在居家、社区养老服务中应具备的技能要求；强化消防知识在养老安全中的重要作用，在"基础知识"中新增"消防安全"内容；关注失智老年人照护需求，将"失智照护"分层次纳入各职业等级的工作内容和技能要求；根据地方积极探索"养老顾问"服务等实践，新增"能力评估"和"质量管理"等两项职业技能。

二是放宽养老护理员入职条件。为吸纳更多人从事养老护理工作，缓解人才短缺困境，《新标准》做了如下修改：将从业人员的"普通受教育程度"由"初中毕业"调整为"无学历要求"；将五级/初级工申报条件由"在本职业连续见习工作 2 年以上"调整为"累计从事本职业或相关职业工 1 年（含）以上"；明确未取得小学毕业证书的考生，理论知识考试可采用口试的方式，主要考核从业人员从事本职业应掌握的基本要求和相关知识要求。

三是拓宽养老护理员职业发展空间。为打通养老护理员职业晋升通道，加快培养高技能人才，《新标准》做了如下修改：将养老护理员的职业技能等级由四个增至五个，新增"一级/高级技师"等级，明确了康复服务、照护评估、质量管理、培训指导等职业技能；对申报条件进行了较大调整，增加了技工学校、高级技工学校、技师学院、大专及以上毕业生的申报条件，规定中职中专毕业生可直接申报四级/中级工。

四是缩短职业技能等级的晋升时间。《新标准》调整了各职业技能等级的申报条件，缩短了从业年限要求。申报五级/初级工的从业时间由原来的 2 年缩短为 1 年；取得五级/初级工职业资格证书（或职业技能等级证书）后，申报四级/中级的，由 5 年调整为 4 年；取得四级/中级工职业资格证书（或职业技能等级证书）后，申报三级/高级工的，由 4 年缩减为 2 年；取得三级/高级工职业资格证书（或职业技能等级证书）后，申报二级/技师的，由 5 年减少为 4 年。

《新标准》对指导养老护理员培养培训、开展职业技能等级认定、提升养老护理员职业技能、缓解养老护理人才短缺矛盾、规范和发展老年人生活照料和护理服务、扩大养老服务供给、促进养老服务消费等具有重要推动作用。

三、中国老年护理服务存在的问题

分析我国老年护理学科发展和人才培养现状，发现我国老年护理需求尚不能得到有效满足。

（一）老年护理服务筹资难

政府财政投入有限，难以满足困难老年人的需求。从老年人的收入来看，我国城镇老年人的经济来源绝大多数是依靠养老金，然后是子女的经济资助。因为经济收入有限、子女资助的非制度性、物价上涨和通货膨胀的压力，以及老年人巨大的医疗卫生开支，使得老年人普遍存在经济水平不高的问题。

（二）老年护理服务供给不足

我国社会人口老龄化发展进程在不断加快，老龄化速度意味着老年人对养老、医疗、康复等方面的需求日益增大。老年护理服务业的发展既面临重大机遇，也存在重大挑战。

中国社会保障学会、中国红十字会总会事业发展中心、人民日报《民生周刊》杂志社共同主办的第三届中国养老服务业发展高层论坛上，全国人大常委会委员、中国社会保障学会会长郑功成指出，养老服务业发展面临总量供给不足、供给结构失衡、社会力量参与不足、专业护理人才不足，以及现代性和传统性结合困难等五大问题。

在居家和社区养老中，老年人最关注日常护理、慢性病管理、健康教育等服务。但在目前多数社区养老服务设施与社区医疗卫生服务结合尚不紧密，不能满足高龄、失能老年人生活照料和医疗护理叠加服务需求。在机构养老中，老年人大多患有多种疾病，对医疗服务需求强烈，但由于护理人员工资待遇低、职称评聘受限等多方面原因，再加上硬件配置不足，医疗服务能力难以满足入住老年人需求，导致养老机构高端企业管理和护理等专业人才匮乏、流动性大，机构可持续发展程度低。

（三）老年护理专业人才缺口大

目前，我国护理人才培养无论从数量或质量上都无法满足社会发展的需要。

从整体数量上看，中国共有注册护士 445 万人。医院和社区中护理人员配备不足，每千人口护士比例（2.36）和医护比例（1∶1.07）都远低于世界平均水平。截至 2018 年年底，中国 60 岁及以上的老年人 2.49 亿，占比 17.9%。65 岁及以上的老年人 1.66 亿，占比 11.9%。其中患有慢性病的老年人 1.5 亿，占老年人总数的 65%。失能、半失能老年人 4400 万。面对中国庞大的老年人口，现有的 400 多万护士仍难满足老年护理需求。

从整体质量上看，护理的优质资源不足。其中，由于老年护理工作累、待遇较差、社会地位较低、劳动价值不能得到体现、待遇和付出不相匹配等因素，均影响老年护理人员队伍的发展，导致动力不足，人员相对缺乏。

（四）养老资源配置不均衡

养老资源的合理配置，决定养老机构服务的质量，影响社会养老服务的发展。

一是养老机构服务供给矛盾没有完全缓解。进入 21 世纪后，我国养老机构得到了大力的发展，但与日益增加的老年人数量相比较而言，仍有很大缺口。

二是养老机构功能结构单一。发达国家养老机构类型的划分，主要是根据老年人的身体和经济情况来确定机构的服务功能。我国的养老机构还没有统一、严格、科学的分类，基本上按照设施规模、所有制形态、行政级别等分类。因此，生理、心理状况差异较大的老年人混合居住在同一家机构较为普遍。

三是健康医疗资源配置水平不高。虽然社会养老体系和医疗体系的总体格局已建立，但实际养老机构中"老人无法看病，医院无法养老"的矛盾也还没完全解决。在设施配置上也还存在简单、利用率不高，地区差异大的情况。

四是养老机构人力资源短缺。一方面，由于社会传统观念的影响，人们对养老机构的印象普遍偏低，一些高素质的专业人才无法引进养老机构；另一方面，待遇普遍较低，缺乏吸引力，基层护理人员普遍文化素质低，专业护士流动性大。

（五）老年护理中的过度服务

所谓过度服务，是指一些客户接受了一些产品或服务，产品或服务的某些特色或功能根本用不上，但这些特色或功能却增加了他们的购买成本。老年护理市场化，社会养老机构在护理管理上还存在一定缺陷，不同的养老机构在规范上也有差异，因此在分级管理、风险管理、费用管理方面还要加强行业规范。

老年护理需防范过度服务，应注意以下几点。一是加强制度建设。我国的长期护理保险尚处于起步阶段，实际操作中护理需求认定标准不统一，亟待加强顶层设计。二是提高服务人员素质。老年护理及关怀服务属于长期服务项目，信任是基础，服务应规避道德风险，科学评估，调整服务密度。三是确立养老机构企业形象。养老机构企业形象要素主要靠内在的精神素质，体现于服务形象、环境形象、员工形象、社会形象、总体形象之中。

四、中国老年护理服务发展策略分析

（一）完善老年护理服务政策体系

1）明确不同养老机构的定位，实现养老服务的大众化

需要明确公办养老机构的公益性职能，强化公办养老机构在保障"三无"人员、贫困人口、失能失智老年人、特殊老人基本养老服务提供中的兜底作用。民办养老机构应该充分体现市场化导向，开展市场竞争，提升营利能力与经济效益。避免民办养老机构服务供给的同质化、功能单一化，避免过于低端化与过于高端化，应该根据不同老年人的需求和收入能力，提供大众化、差异化、多层次的养老服务。

2）落实相关支持政策，加强对民办养老服务机构的培育

在相关优惠与支持政策方面要公平对待各类养老服务机构，在民办非企业养老服务机构尚未实现转型的现实情况下，需要统筹考虑公办、民办非企业性、企业性养老服务机构的支持政策。建议完善阶梯定价办法，提高基础定价的使用量，或者给予适当的政府补贴。探索成立政府性信贷基金或养老服务机构培育基金，为民办养老服务机构提供贷款支持。加强与商业银行的合作，提供信用担保与贷款贴息，拓宽民办养老服务机构的融资渠道。

3）提升民办养老服务机构的管理服务能力与功能作用

在加强政府对民办养老服务机构全方位支持的同时，还需要增强民办养老服务机构的功能，避免陷入长期依赖政府的被动发展局面。政府在支持民办养老服务机构的过程中，应该实现生存运营投入与发展投入并重。可以支持民办养老服务机构的人才队伍建设与人员培训，支持机构管理团队建设和管理咨询活动，提升其管理服务能力。还需要培育民办养老服务机构的品牌，实现养老服务机构的规模化、连锁化、专业化发展。

4）完善社区、居家养老服务机构布局，提升服务精准性

出台促进社区和居家养老的具体政策措施，从人力、物力、财力、政策等方面加强投入，加大力度培育社区与居家养老服务机构。严格落实社区养老服务与设施建设，完善社区、居家养老服务机构网点布局。提升社区、居家养老服务的精准性，加强对高龄老人、失能失智、失独老人、空巢老人和贫困老人的养老服务供给。加强社区、居家养老与机构养老之间的协作和养老服务的延伸。

5）推进机构建设的同时，重点推进医养资源与机制的整合

建立医养一体化的体制机制，整合和综合运用医养资源，提高医养结合机构的能力和服务供给效率；在实践探索的基础上，出台促进医养结合的具体政策文件；纠正目前重医轻养的做法，做到医养并举，加强医疗服务与养老服务的深度融合；聚集医养结合的重点对象，以失能失智老人为主；加强医养结合机构服务行为的监管和财政投入绩效评估，防止过度医疗行为和骗取医保资金的行为；加强医养结合机构与社区、居家养老机构的合作及衔接，推进医养结合向社区、家庭延伸。

6）加大养老服务资金投入，完善投入方式

将养老服务投入纳入财政预算，增强财政支出的约束力；加强监督检查与信息公开，严格落实社会

福利事业的彩票公益金 50%以上用于养老服务业的政策规定；建立基本养老服务财政转移支付机制，平衡地方财政支出压力，加大中央财政对中西部地区、农村基本养老服务的转移支付力度，支持中西部地区和农村开展养老机构和养老服务设施建设；明确财政投入的重点，聚焦于养老服务的薄弱方面，如农村养老服务体系建设、社区和居家养老服务的发展、兜底性养老服务支出；完善财政投入方式，从"补供方"转向"补需方"为主。

7）出台具体分类指导的养老服务政策，建立激励与约束机制

建议梳理、评估和完善现有的政策文件，制定配套的政策实施办法；准确评估不同健康状况、生活自理能力、收入水平老年人的养老服务需求，把握不同地区之间需求与能力的差异性，制定分类指导的政策条款，精准施策；建立政策实施效果评估机制，加强养老服务政策实施情况的监测与评估，及时发现政策实施过程中的问题；将养老服务政策落实情况纳入地方政府的考核体系中；中央层面建立养老服务政策实施的激励与约束机制，将政策实施评估结果作为中央财政投入的重要依据。

8）加强资金设施和人员投入，全面推进农村养老服务体系建设

充分发挥政府在农村养老服务体系建设中的主导作用，加强农村养老服务机构的布局与服务网点建设，根据人口数量、地理分布、经济发展程度与区位优势，在县域范围内建立若干区域性养老服务中心，辐射周边乡镇和村庄。

（二）构建全方位养老护理服务机制

我国是传统经济体制下的社会养老保障制度，探索居家养老、社区养老相结合的新型社会养老模式，以及社会化、多元化、多渠道、市场化的综合养老道路，构建全方位的养老服务体系，是应对老龄社会的积极措施。

一是以居家养老服务平台为基础，全天候为老年人提供紧急支援、信息查询、远程医疗、社区服务、家政上门、保健就医、家电维修等综合性的有偿服务。

二是要探索综合社会化养老服务，加大对公办养老机构的财政投入，全面保障公办养老机构的公益性；加大对民办养老机构的扶持力度，采取"政府主导、社会参与、市场化运作、行业管理"等多元化形式，实行民办公助、公办民营、委托管理、合资合作、购买服务等多种措施，促进民办养老机构快速发展。整合社会和社区内各种服务资源，为老人提供文化、娱乐、餐饮、保洁、医疗等多项服务。依托社区建立志愿者队伍，开展无偿居家养老服务，向社区老年人，特别是"空巢老人"提供日托、就餐、康复、医护、娱乐等服务。

三是要加强养老服务队伍建设，提升服务人员素质。加强社会养老服务队伍的职业教育培训，鼓励有条件的高等院校和职业教育机构开设养老管理与服务、老年护理、涉老各学科和老年产品开发等专业课程，培养和引进中高级专业人才；引导、鼓励大中专毕业生、就业困难人员到养老服务机构就业，确保养老服务从业人员队伍稳定；大力发展养老服务志愿者队伍，努力实现志愿活动的制度化、规范化和常规化，鼓励老年人加入志愿者队伍，鼓励健康老人、低龄老人为高龄老人服务。

（三）鼓励医疗机构提供养老服务

我国老龄化发展的速度非常快，平均每年净增长 800 万～1200 万老人，其中高龄老人增长速度尤其快。预计 2020 年年底，我国失能、半失能老年人将达到4250 万，全国 60 岁以上老年人口将达2.55亿左右，占总人口比重提升至 17.8%左右。随着人口老龄化的加剧，养老问题、老年人就医问题日益凸显。现有的医养结合发展较为滞后，存在着一些亟待解决的突出矛盾和问题。

民政部有关负责人表示，为贯彻落实《关于推进医疗卫生与养老服务相结合的指导意见》（以下简称《意见》），到 2020 年，所有养老机构能够以不同形式为入住老年人提供医疗卫生服务，基本适应老年人健康养老服务需求。

通过支持养老机构设立医疗机构等措施，提高养老机构提供基本医疗服务的能力，可以让一些有医疗护理需求的老人，根据健康情况和自身条件，在医养结合机构中接受服务。同时，要加强对居家养老、社区养老的老年人提供所需的基本健康管理服务，逐步建立起"治疗在大医院，康复和护理在医养结合机构或养老机构"的综合连续服务模式，解决数亿老年人的健康养老问题。

加强养护型、医护型养老机构建设，鼓励养老机构与医疗机构开展合作，开通绿色转诊通道，提供治疗期住院、康复期集中护理、稳定期生活照料相结合的健康养老服务；鼓励发展社区健康养老服务；方便老年人在社区就近获得医疗服务；鼓励支持二级以上综合医院开设老年病科，发展老年病医院，增加老年病床数量。

《意见》要求各地在制订医疗卫生和养老服务规划的时候，为社会力量举办医养结合机构留出足够空间，特别是按照"非禁即入"的原则，凡是符合规划条件和准入资质的，不得以任何理由加以限制。同时，整合审批的环节，缩短审批时限，有条件的地方可以提供一站式的便捷服务。通过特许经营、公建民营、民办公助的模式，支持社会力量举办非营利性的医养结合机构。

（四）打造高素质专业人才队伍

随着人口老龄化进程的加快，目前护理人员满足不了形势发展的需要，存在较大的缺口。建议动员那些因各种原因不能从事临床工作的健康护士、退休的老护士、中途改行的护士等，加入到老年护理工作中来。2019 年 9 月底，民政部印发《关于进一步扩大养老服务供给　促进养老服务消费的实施意见》，提出到 2022 年年底前，培养、培训 200 万名养老护理员和 10 万名老年社会工作者。

老年护理服务中，既需要包括全科医师、全科护士、保健师、心理康复咨询师、老年社工、个案管理者、老年营养师等专业人员在内的正规照顾者，又需要包括老人的家庭照顾者、其他亲属、民间保姆、邻居、社区人员及志愿者等在内的非正规照顾者。我国的老年护理服务人员还比较缺乏，按国际标准来算，我国大约需要专业护理人员 220 万人，而目前国内从事养老护理的工作人员仅 100 万左右，还存在着 100 多万人的老年护理服务人力资源缺口。我国老年护理人才不仅缺口大，而且知识水平都比较低，达不到老年护理所需要的要求。未来，老年护理工作专科人才的培养将是发展重点。

1. 提高养老护理人员的社会地位

政府应加大宣传教育力度，通过树典型、评先进等方式，在全社会形成对养老护理职业的尊重感，提高养老护理人员的社会地位，从根本上排除人们对养老护理职业的抵触心理。

2. 改善养老护理人员的工作待遇

针对目前养老护理人员工资待遇低、工作强度大、职业魅力不高的现状，应改善养老护理人员的现有收入状况，完善保障措施，增加职业伴随福利，进一步建立完善养老护理人员的职业发展通道，营造更大范围的职业发展空间，从根本上吸引高素质人才进入养老护理行业，解决养老护理人才队伍建设的源头不足问题。

3. 发展养老护理专业学历教育

为了尽快解决我国养老护理人员队伍规模不足、素质普遍较低、年龄较大的难题，需要在主要教育方式——学校教育方面投入大量的精力，采取一系列的变革，鼓励护理类相关院校开设养老护理专业，扩大对养老护理专业人才的培养规模。

在学科设置方面，可借鉴丹麦护理教育课程设置，将以生物医学模式为基础的学科设置，转为突出护理专业特色课程设置模式，将自然科学、社会科学、健康科学的课程融会贯通，提供护理职业领域必备专业能力。

在教育模式方面，采用国外普遍采用的理论学习与实践相结合的双轨模式，重视理论知识的实际应用能力，培养毕业后能够直接服务于社会的护理人才。

在教学内容方面，既要注重专业护理知识与技能的学习，也要注重管理学、心理学等相关专业的学习，培养出综合素质高、专业能力强的养老护理人才。

在养老护理人才队伍建设过程中，需要借鉴日本的养老护理人才培养十年规划，注重护理人才的分层次培养。

在全日制学校完成专业教育培养高水平养老护理人才的同时，也需要大力发展职业培训，培养一般水平的养老护理人员；支持和鼓励机构开设养老护理相关专业，在符合整体规定的要求下，拥有自行制定培训课程与考核标准的自由，以保障养老市场的需求，缓解养老服务护理人员短缺的压力。

五、国外养老护理服务发展经验借鉴

发达国家主要养老模式是家庭养老、居家养老和机构养老。此外，也有以下一些养老模式。

（1）互助养老：指老人与家庭外的其他人或同龄人，在自愿的基础上结合起来，相互扶持、相互照顾的模式，具体包括老年人结伴而居的养老、小区内成员相互照顾的小区互助养老等形式。在德国，有很多老年人共同购买一栋别墅分户而居，由相对年轻的老人照顾高龄老人；有些地方是安排大学生和独居老人合住，由大学生照顾老人。瑞士以建立"结伴而居"的"室友之家"形式互助养老。

（2）以房养老：指将自己的产权房出售、抵押或者出租出去，以获取一定数额养老金或养老服务的养老模式。它通过一定的金融机制或非金融机制，将房产蕴含的价值提前变现，从而为老年人提供养老资金来源。

（3）旅游养老：旅游养老是把旅游资源和养老服务结合起来，老人们可以根据季节的变化选择不同的地方养老。国外很多老人退休后，喜欢到各地去欣赏秀美景色，体会不同的风土民情，从而在旅游过程中实现了养老。旅游机构也乐于为老年人服务，并通过与各地的养老机构合作，为老年人提供医、食、住、行、玩等一系列周到服务，使老人免除游玩中的后顾之忧。

（4）候鸟式养老：候鸟式养老是指老年人像候鸟一样随着季节和时令的变化而变换生活地点的养老方式。这种养老方式总能使老年人享受到最好的气候条件和最优美的生活环境。例如，美国的佛罗里达、日本的福冈和北海道、韩国的济州岛都是老年人相对集中的"迁徙"目的地。

（5）异地养老：遵循比较优势原理，利用移入地和移出地不同地域的房价、生活费用标准等的差异，或利用环境、气候等条件的差别，以移居并适度集中方式养老。例如，美国建立了大量的"退休新镇""退休新村"，吸引老人移居养老。

（6）乡村田园养老：乡村的空气新鲜、生态环境优越、生活成本低廉。国外一些喜欢大自然的老年人退休后会选择在乡村的田园、牧场、小镇等地养老，每日养花弄草、游山嬉水、颐养天年。

（一）日本老年护理服务发展借鉴

1. 日本老年护理服务需求

随着老龄人口的增加，家庭无力承担老年人的全部护理责任，同时，由于税收增长无法同专业护理设施需求增长保持一致，原先单靠中央政府和地方政府来资助的专业护理设施也陷入了财政危境，经营困难。日本国会于 1997 年通过了《介护保险法》，2000 年在全日本实行。如今日本已建立了相对完备的老年护理服务体系。

2. 日本老年护理服务供给

日本从事老年护理服务的人员主要是介护福祉师和社会福祉师。介护福祉师分为 3 级：1 级为护理兼管理，负责安排管理辖区内护理员的工作，参与对老人的护理；2 级能做所有的护理工作；3 级只能从事简单的家政服务和一般性护理工作。介护福祉师的培训，日本有完善的法律法规及教育机构和专门教材。社会福祉师则是自愿报名，由政府出资，接受 56 小时理论培训和养老院 32 小时实习培训，考试合格，获得职业资格证书到居住所在地的相关部门登记注册，等待上岗。

3. 日本老年护理服务模式

1）介护保险模式的老年分级护理制度

介护保险是靠全社会的力量去分担老年人护理重任的制度。它作为社会保险的一部分，由地方政府来管理。介护保险要求所有年满 40 岁的公民都要交纳看护保险费，并把受保者分为两类：65 岁或以上者，为一类受保者；不满 65 岁为二类受保者。需要护理和援助的老年人，只要承担全部护理费用的 10%，就可以得到社会的全面护理，其余 90% 的费用由国家和社会护理保险承担。保险赔偿等级分为 6 级，每一级向保险受益人提供不同数额的款额。希望得到社会护理的老年人或家庭，要到当地政府办公室提交申请，然后通过一系列严格程序，最终确定保险赔偿额。需要护理的老年人可以在自己家中享受所需要的综合性福利服务和医疗服务，包括生活护理、看护、康复和入浴护理等巡回探访，日间服务，短期收留，租借、添置福利用具，住宅改建服务，也可以到机构居住。

2）多元化的居家护理服务和机构护理服务模式

日本老年福利服务可分为居家护理服务和机构护理服务两大类。居家护理服务是指加入保险的老人，可以大部分时间住在自己家里接受各种服务。服务种类大致有居家护理、入浴护理、访问看护、访问康复训练、居家疗养指导、日托护理、痴呆老人生活护理等 13 种。机构护理服务是指被保险者完全离开家庭，住进护理机构接受各种程度的护理，包括介护老人福祉机构、介护老人保健机构和介护疗养型医疗机构三类服务。还有专门为老人提供疗养、康复、咨询等服务的福利机构。

3）社会团体和企业提供保健、医疗等护理服务模式

将家庭护理社会化，为老人提供服务。日本鼓励民间力量的参与，社会力量进入养老服务行业，不仅能缓解政府管理压力，满足多层次服务需求，而且在服务机制、成本控制等方面形成竞争，向老人提供高效优质服务。

4. 日本老年护理保障制度

长期以来，政府对养老事业实行法制化建设，为社区居家养老模式提供了制度保障；通过保险制度

获得稳定的资金来源；通过多种组织参与及高标准的人才准入机制，为社区居家养老模式确立了高质量服务标准；通过养老机构组织开展老年人多样化社交活动，以及社会对老年人再就业潜力的重视与挖掘，使得老年人充分参与到社会交往中，最终实现了日本老年人再社会化。同时，通过完善的教育与培训系统为老年护理行业输送充足的护理人才。

5. 日本老年护理服务发展对中国的启示

日本在 20 世纪 70 年代进入老龄化社会，其应对老龄化及老龄化带来的老年护理服务业布局、老年护理服务业健康发展保障，特别是日本老年护理服务业健康发展的经验，对于我国未来的老年护理服务业的产业布局、健康发展保障因素的一系列政策投入，具有重要的启示意义。日本老年护理服务政策设计鼓励企业、非营利组织参与老年护理服务业的策略选择，以及鼓励支持健康老人、家庭主妇、大学生等各类志愿者参与老年护理服务政策，均对我国老年护理服务业发展具有重要启示。

（二）美国老年护理服务发展借鉴

1. 美国老年护理服务需求

美国是较早进入老龄社会的国家之一。1980～1990 年，美国专业护理设施、中长期照料设施及其他老年住宅的数量增加了 24%。现在老人们更愿意居住在家一样环境下、有各种服务设施的辅助生活区或其他养老机构。50%的 85 岁或以上的老人期望住养老设施。

2. 美国老年护理服务供给

美国的居家养老服务依托医院和专业护理服务机构网络，提供陪伴和做家务、个人护理、健康引导和专业护士服务等居家养老服务。美国联邦政府和州政府为保证老年人安度晚年，建立了比较完善的社会保障体系，各种各样的养老院是大多数老年人的最后驿站。养老机构也会派出经过培训的护理人员到老年人家中帮助完成日常事务，协助老年人进行一些有益身心健康的活动。为减少生病老人的就医时间，节约医疗资源，美国推行医疗高效诊治计划，完善后续医疗护理服务。通过建立康复中心或者上门治疗，为患慢性疾病的老年人提供治疗和关怀服务。住在康复中心的老年人在支付完所有资产后，由政府提供医疗救助。

3. 美国老年护理服务模式

针对不同类型老人需要大致分为四种。

（1）生活自理型服务：主要面向年龄 70～80 岁生活能够自理的老人。

（2）生活协助型服务：主要面向 80 岁以上没有重大疾病，但生活需要照顾的老人。社区提供包括餐饮、娱乐、保洁、维修、应急、短途交通、定期体检等服务，宜可付费享受其他生活辅助服务、用药管理及老年痴呆症或老年失智症等特殊护理。

（3）特殊护理服务：主要面向有慢性疾病的老人、术后恢复期的老人及记忆功能障碍的老人。

（4）持续护理服务：主要面向生活能够自理，但不想由于未来生活自理能力的下降而被迫频繁更换居所的老人。

4. 美国老年护理保障制度

目前美国的社会保障由社会保险、社会福利、社会救济三部分组成。其中《老年退休、遗属、残废和老年健康保险》,在美国社会保障制度中占有重要位置,其开支数额占美国社会保障体系总开支的80%左右,属开支最大的一个项目。

美国的老年护理保险是商业性质的保险,由投保人自愿购买老年护理保险并签订合同。护理保险的资金主要来源于投保人缴纳的保险费,其保费缴纳的高低与被保险人的年龄大小、身体状况和给付期有关,身体状况差的人一般不被允许投保。美国护理保险的给付方式与日本护理保险的给付方式不同,其一般是用现金(即保险金)直接给付被保险人的护理费用。

5. 美国老年护理服务发展对中国的启示

美国养老产业有 40 多年的发展历史。美国的养老模式有助于我们借鉴,对我国养老产业发展具有积极意义。

(1)有完善的政府保障制度。目前,我国养老制度建设尚处于初级阶段,今后还需探索适合我国国情的养老保险制度,根据不同人群特征制定有针对性的保障政策,更大力度地促进居家和社区养老模式的发展,让老年人老有所养。

(2)建立严格的监督机制。建立多方位、多层次的监督管理机制,完善行政和司法监督职能,对预算管理工作进行标准化评估,确保国家政策顺利落地实施。

(3)充分发挥民间组织和社会力量,探索多元的养老服务模式。扩大直接融资比例,鼓励养老房地产信托投资基金的发展。健全房地产信托投资基金相关政策和法规,缩短养老地产资金回报周期,加快养老地产的资本循环。

(三)德国老年护理服务发展借鉴

1. 德国老年护理服务需求

德国人口负增长和老龄化日益加剧,老年人护理同样面临着严峻的挑战。德国约有 120 万人患痴呆症,其中 65 万人为严重者。工业国家人口的老龄化和人的寿命不断延长,都使得痴呆症的风险增高。专家预计,到 2030 年德国会有 250 万人患痴呆症。德国 2003 年正式颁布的《老年人护理法》首次提出非德籍护理人员有足够的德语知识的准入条件及其参加考试的具体要求,细化了欧盟和非欧盟成员国的两类人员的待遇,并鼓励德国妇女和年轻人加入到老年人护理职业中。

2. 德国老年护理服务供给

德国是世界上第一个实施社会保障制度的国家,其中的护理保险制度体现了法制健全、体制完备、互济互助的特点,不仅是对德国,也对世界许多国家的医疗护理保障制度发展产生了重要影响。

德国法律规定,所有工人和职员在工作岗位时,由雇员和雇主分别按比例缴纳养老保险。因此,德国人的养老是有保障的。需要护理的老人可以在自己投保的医疗保险公司申请护理补贴,不同的医疗保险公司提供的补贴额度不一样。通常护理补贴分为三级:申请获得一级护理的老人有的每月从养老保险公司得到 225 欧元的补贴;获得二级护理的老人每月有的能得到 430 欧元补贴;获得三级补贴的是那些完全不能自理的老人,补贴金额可达 1200 欧元。患有健忘症或痴呆症的老人还可以申请每月约 200 欧元的专门护理补贴。但是专门补贴不是发到老人手里,而是转账给提供服务的护理机构,护理机构派护工定时上门陪健忘老人散步、聊天、讲故事或每隔一段时间组织几个老人聚会。

3. 德国老年护理服务模式

德国养老方式是以居家养老为主，以老年住区式、机构养老与居家养老上门服务为辅助的三位一体模式。2013 年，德国共有 263 万人接受护理。其中家属亲友居家养老约占 45%，机构养老约占 30%，职业护理机构居家养老上门服务约占 25%。

（1）居家养老护理型模式。老年人依旧居住在自己原有的居所内，依托周边的养老机构进行居家养老。养老机构提供上门护理服务，并提供日间护理中心和短期托老服务。例如，护理机构每天早晨派人员上门为护理老人进行日常护理，在洗漱早点完毕后，老人可根据需要去日间照料中心，在那里通常有针对老年人的不同活动，如朗诵、剪纸、记忆训练、下棋打牌和做蛋糕等。回到家后的晚饭、洗漱及睡觉，仍由上门护理服务来完成。而部分老人在亲戚朋友不在的情况下（如外出旅游）或自己刚从医院回家需康复阶段，可进入短期托老所，享受为期最多两个月的短期托老服务。

（2）老年住区式养老模式。老年住区式养老是德国近年兴起的一种居家式养老模式，以养老居家服务监护式公寓为主。老年人搬离原有老旧住所，入住新购买或租赁的新建居家服务监护式公寓中。公寓整体采用无障碍化设计，另附加许多老人服务硬件设施，如电子信号器或电视监控器（本人要求）等，相比老旧住所更适宜老人养老，并且也提供相应的上门护理服务，老年人一旦卧床不起，可直接进入邻近的养老院，这一养老模式得到德国老年人的认可。

（3）养老机构型养老模式。养老机构（养老院）与居家养老最根本的不同在于 24 小时的全方位服务，包含护理、日间生活和起居等，且多分布在居民密集区，少数分布在郊区及度假区内。以首都柏林为例，在柏林养老机构查询网站上，随机输入一个柏林地区邮编，一般都可在 5 公里范围内找到 50 家左右的养老院，可见德国养老院之众，虽然部分养老院规模不大，只有上百张床位。

4. 德国老年护理保障制度

1994 年德国颁布了《护理保险法》，1995 年 1 月 1 日起正式实施。目前，《护士执业法》和《护理保险法》是德国护理事业的奠基石。特别是《护理保险法》实施后，对德国的养老护理事业产生了重大影响。德国多元化的养老护理体系，纳入国民社会保障体系的立法目标。养老护理机构中，私立 5349 所，约占 41%；教会及慈善机构 7063 所，约占 54%；国立 618 所，约占 4.7%。从事居家上门的服务机构有 12 746 所，其中，私立 8140 所，约占 63.8%；教会及慈善机构 4422 所，约占 34.7%；国立 184 所，约占 1.4%。德国的社会制度及高度市场化的公共服务，使得其养老护理机构以私人与社会机构为主。德国通过《护理保险法》保证了护理费的来源，提高了护理人员的收入，为养老护理从业人员提供了法律保障。该法的颁布吸引和增加了护士就业岗位，德国护理行业从业人数高达 100 多万人，雇员人数超过德国汽车工业雇佣人数（70 万人）的总和。

5. 德国护理服务发展对中国的启示

德国是目前欧洲最"老"的国家，现有人口约 8200 万，60 岁以上老年人就占到 23%以上。目前德国共有 1.24 万家养老机构（养老院），其中 54%为慈善组织所办，41%为私人养老院，其余为公立养老院。德国人不仅用严谨缜密的思维模式创造了经济与工业神话，也通过自身卓尔不群的智慧在短短几十年建立了较为完善的养老保障体系，使自己国家的老人能够做到老有所养。德国通过《护理保险法》保证了护理费的来源，为养老护理从业人员提供了法律保障，值得我们借鉴和学习。

（四）芬兰老年护理服务发展借鉴

芬兰是一个老龄化程度严重的高福利国家，也曾大量兴建养老院。经过 20 年的变迁，最终还是从机构养老走向居家养老。

拥有大量老年人口的芬兰，长照问题是其政府施政的重要项目。芬兰老龄化严重，目前 65 岁以上老年人占总人口的比例超过 18%，预计 2030 年将达到 26%。如何安置和照顾老年人的生活，成为社会广泛讨论的热点话题，也是芬兰政府的一项重点工作。

芬兰过去曾大量兴建养老院，但几十年下来，发现"机构养老"弊多于利。现在，芬兰希望 9 成的 75 岁以上老人都能居家养老，政府也推出各项措施，协助年老的国民能够在家自理生活。例如，芬兰老人室内改装和翻修的费用大部分由政府支付，本人只需要负担其中的小部分，改装的居室卧室、卫生间和厨房，以备需要用轮椅时可畅通无阻，浴室淋浴喷头下安放了座椅，墙壁上增加了扶手，以防洗澡时滑倒。

专为独居老人设计了报警装置——特殊手表。如果感到不适，只要按一下表上的红色按钮，报警装置就会把信号传到监控中心。接到报警后，监控中心将根据所存资料，给老人家里打电话。如果无法接听，监控中心会立即派救护车赶到现场。为老人提供家庭服务的人员，每星期上门一次给老人送药，并监督按时服药。如果老人生病了，卫生保健站的护士每天都会来检查身体。这些上门服务的费用同样主要由政府承担，个人只需支付很少一部分。

政府规定，医生或牙医家访一次的费用是 14.7 欧元（约人民币 126 元），其他家庭服务人员家访一次为 9.3 欧元（约人民币 80 元）。

过于强调"机构养老"已经不合时宜，现在应该根据个体需求制订综合方案，帮助老年人恢复和提升生活自理能力，让他们能够在自己家里独立生活得更久。芬兰社会卫生部制定的目标是，使超过 90% 的 75 岁以上老人能够独立地在自己家中养老。为此，各地方政府的社会福利部门都要提供尽可能细致完善的家庭服务。

以赫尔辛基市政府为例，赫尔辛基全市共划分 73 个服务区，每个服务区都有 2～3 个护理团队，每个团队约有 15 名专业人员。护理团队工作强度很大，平均每人每天上门服务 10 多次，每次服务 10 分钟到半小时不等。

居家服务主要有 4 个方面，每个方面细化为若干小项，每个小项下列举一系列具体内容。例如，在保健和护理方面列有 8 个小项：体检和疾病控制、医学护理、夜间护理和夜间医院、健康风险防控、记忆力衰退者护理、康复期看护、牙医护理、自我护理。在"体检和疾病控制"项下的服务内容包括：到医院体检，由医生出具康复计划，观察疼痛、记忆力和情绪状况，进行必要的血压检查、血糖检查、医学身体检查，必要时与其他服务团队取得沟通等，这些服务通常由具有专业资格的家庭护理团队完成。

芬兰护理服务发展对中国的启示：居家养老和机构养老解决的是不同的养老需求，当老年人不能在家里享受到全方位专业服务的时候，机构养老是最好的选择。芬兰居家养老在政府支持下，服务安全保障、服务流程、服务细节做得较好。从机构养老到回归家庭，也是中国多数老人的传统思想和意愿。

参 考 文 献

北京市民政局. 居家养老服务体系建设研究. 以北京市发展居家养老服务实践为例.[2011-06-13]. http://www. bjmzj. gov. cn/news/root/llyj/2012-03/103639. shtml?NODE-ID=root].

陈蓉, 胡琪. 2012. 上海市人口中老龄化态势及社区养老服务体系构建. 劳动保障世界, 10: 26-31.

陈涛, 肖云. 2013. 民办养老服务人员培育的障碍与对策. 社会保障研究, 3: 49-55.

邓述华, 金晓燕, 尚少梅, 等. 2011. 国内外护理院服务内容与标准现况及其启示. 中国护理管理, 11(6): 30-22.

李向红. 2012. 澳大利亚养老金改革对我国的启示. 改革与战略, 7: 122-124.

王晖, 戴红霞. 2003. 我国老年护理现状分析及发展构想. 当代护士, 6: 28-29.

王伟. 2004. 日本养老模式转变. 日本学刊, 4: 98-104.

中国科学院学部"维护中国委员会健康面临的挑战与峰"咨询项目组. 2015. 维护中国老龄健康面临的挑战与对策. 北京: 科学出版社.

姚海明. 2006. 国外老年护理保险制度对我国的启示. 现代经济探讨, 6: 41-43.

张英远. 2007. 开展社区卫生服务, 适应社会老龄化进程. 江苏卫生保健, 9(3): 30.

第四章　疗养康复与健康旅游

董茂生　宋启哲

解放军杭州疗养院

我国已进入老年社会，老年人口的增加，带来了健康服务的巨大需求。数量庞大的老年人群大多患有慢性病，且多病在身，这使得老年人的疗养保健和康复医疗需求越来越大。为老年人提供更专业、更个性化的疗养康复和健康服务已成为迫切需要解决的问题。同时，随着社会经济的发展和人民生活水平的提高，老年人的生活观念正在发生转变，他们在旅游观光、健身娱乐、养生保健等方面均有着强烈的愿望。如何应对人口老龄化带来的巨大挑战，满足老年人的健康新需求，提升我国的养老服务水平，需要我们不断探索与完善。

一、康复医疗的基本概述

"康复"的原意是恢复到原来的状态。世界卫生组织专家委员会对"康复"的定义如下："康复是指应用一切有关的措施，以减轻致残因素或条件造成的影响，并使残疾者能够重新回到社会中去。康复的目的不但是训练残疾者使他们能适应其周围的环境，而且还要采取措施把他们的环境加以适当的改变，以利于他们重新回到社会中去。"

现代康复医疗不仅针对疾病，而且着眼于整个人，是指综合地、协调地应用医学的、教育的、社会的、职业的各种方法，使病伤残者（包括先天性残疾）已经丧失的功能尽快地、尽最大可能地得到恢复和重建，使他们在体格上、精神上、社会上和经济上的能力得到尽可能的恢复，使他们重新走向生活、工作和社会。对于老年人来说，随着年龄的增大，身体机能逐渐衰退，视力、听力、智力和肢体功能均出现不同程度的下降，心理调节能力、社会适应能力也会出现相应的减退，需要通过一定的康复医疗手段进行最大可能的功能恢复、重建或代偿，使他们重新走向生活和社会。因此，对老年慢性病患者和身体功能障碍者进行康复医疗显得非常必要，对提高老年人的生活质量有着重要意义。

（一）康复医学定义

康复医学是一门新兴的学科，是20世纪中期出现的一个新的概念。康复医学和预防医学、保健医学、临床医学并称为"四大医学"，它是一门以消除和减轻人的功能障碍，弥补和重建人的功能缺失，设法改善和提高人的各方面功能的医学学科，也就是对功能障碍进行预防、诊断、评估、治疗、训练和处理的医学学科。

关于康复医学的定义，全国高等学校教材《康复医学》的表述是：康复医学是以研究病、伤、残者功能障碍的预防、评定和治疗为主要任务，以改善躯体功能、提高生活自理能力、改善生存质量为目的的一个医学专科。

康复医学的目的在于通过物理疗法、运动疗法、生活训练、技能训练、言语训练和心理咨询等多种手段使病伤残者尽快得到最大限度的恢复，使身体残留部分的功能得到最充分的发挥，达到最大可能的生活自理、劳动和工作的能力，为病伤残者重返社会打下基础。

（二）康复医学的组成

康复医学包括康复预防、康复评定和康复治疗。

1. 康复预防

康复预防是指通过下列有效手段预防各类残疾的发生，延缓残疾的发展。

（1）一级预防：是指预防各类疾病、伤残造成的身体结构损伤的发生，这是最为有效的预防，可降低70%的残疾发生率。可采取的措施有很多，包括：宣传优生优育；加强遗传咨询；产前检查及围产期保健；预防接种；积极防治老年病、慢性病；合理饮食，合理用药；防止意外事故；加强卫生宣教，注意精神卫生等。

（2）二级预防：是指限制或逆转由身体结构损伤造成的活动受限或残疾，可降低10%～20%的残疾发生率。可采取的措施包括：早期发现病伤残；早期治疗病伤残。通过采取适当的药物治疗，如治疗结核、高血压病等，或采取基本的手术治疗，如创伤、骨折、白内障手术等，逆转由身体结构损伤造成的活动受限或残疾。

（3）三级预防：是指防止活动受限或残疾转化为参与受限或残障，减少残疾、残障给个人、家庭和社会造成的影响。可采取的措施包括：康复医疗，如运动疗法、作业治疗、心理治疗、言语治疗，以及应用假肢、支具、辅助器等；教育康复、职业康复、社会康复等；也包括应有的社会教育。

2. 康复评定

康复评定是康复治疗的基础，没有评定就无法规划治疗、评价疗效。评定不同于诊断，远比诊断细致而详尽。由于康复医学的对象是有功能障碍的患者，治疗的目的是最大限度地恢复、重建或代偿其功能。因此，康复评定的重点不是寻找疾病的病因和做出诊断，而是客观地、准确地评定功能障碍的原因、性质、部位、范围、严重程度、发展趋势、预后和转归，为制订有效的康复治疗计划打下牢固的科学基础。康复评定至少应在治疗的前、中、后期各进行一次，根据评定结果，制订或修改治疗计划，并对康复治疗效果和预后做出客观的评价。康复医疗应该始于评定，终于评定。

3. 康复治疗

康复治疗是指通过各种有效的专科治疗手段，最大限度地改善病、伤、残者的功能障碍。康复治疗的原则是早期介入、综合实施、循序渐进、主动参与。常用的康复治疗手段如下。

（1）物理治疗。通过功能训练、物理因子和手法治疗的手段，重点改善肢体功能，包括肢体的主动活动、被动活动、体位转变训练、平衡训练、行走训练等。

（2）作业治疗。针对患者的功能障碍，制订个体化的作业活动，重点是改善上肢功能和日常生活能力，包括：上肢的主、被动活动，手功能训练，日常生活能力训练（如穿衣、洗漱、进餐、如厕、家务活动等），助行器（如手杖）、足托、生活辅助器具的制作及使用等。

（3）言语治疗。重点是改善交流能力（包括听、说、读、写能力）和吞咽功能。

（4）心理咨询。通过心理疏导和宣泄，调节心理状态，改善心理功能。

（5）文体治疗。借助文娱活动（如唱歌、跳舞、书法、绘画等），调节精神心理活动，改善躯体功能。

（6）中国传统医学治疗。借助中药、针灸、中医传统锻炼方法（如太极拳、八段锦）等，达到改善功能的目的。

（7）康复工程。借助现代科技为伤残人士服务，主要是安装和使用假肢、利用机器人辅助训练等，从而改善患者功能。

（8）康复护理。主要是预防各种并发症和健康教育，包括肺部护理、预防压疮和下肢深静脉血栓、患者及其家属的健康教育等。

（9）社会服务。主要是对病、伤、残者提供社会康复方面的指导，如职业培训、指导再就业等。

（三）康复医疗的定义

康复医疗兴起于第一次世界大战，当时的目的是使伤兵重返前线或重回社会。第二次世界大战后，康复事业迅速发展起来，欧美各国及日本等相继设置了各种不同类型的康复机构，如康复中心、综合医院的康复部等。康复手段也从当初的物理治疗和整形矫治扩大到体育疗法、作业疗法、语言疗法、心理疗法等。医学物理学、医学生物工程学、医疗心理学、神经生理学等的进展，为康复医疗的发展提供了条件。我国传统的针灸、推拿、按摩、气功等也成为我国康复医疗的重要手段。

《2017—2022年中国康复医疗行业发展前景与投资潜力预测分析报告》中的表述是：康复医疗是医疗服务的重要组成部分，以疾病、损伤导致的躯体功能与结构障碍、个体活动，以及参与能力受限的患者为服务对象，以提高伤、病、残人士的生存质量和重返社会为专业特征的医疗服务。

疾病早期的康复治疗可以避免残疾发生或减轻残疾程度，改善患者生活质量，减轻家庭和社会的经济负担。充分发挥康复医疗机构的作用，有利于提高医疗资源的整体利用效率和效益。

（四）康复医疗的意义

目前由于工业化、城镇化、人口老龄化，以及疾病谱、生态环境、生活方式不断变化，我国仍然面临多重疾病威胁并存、多种健康影响因素交织的复杂局面，众多的老年人、残疾人、慢性病患者需要接受康复治疗，康复医疗在整个医疗卫生事业中的重要地位日益明显。

1. 是应对人口老龄化的需要

当前人口老龄化程度日益加剧，康复及健康相关服务需求增大，特别是老年人的康复与长期照护的需求也在持续增加。中国社会科学院编写的《社会蓝皮书》显示，2013年中国老龄人口为2.02亿人，其中失能老年人口高达3750万人。根据全国老龄工作委员会办公室新近公布的数据，截至2017年年底，我国60岁及以上老年人口为2.41亿人，占总人口的17.3%，失能老年人的数量也将持续升高。2013年国务院颁布了《关于促进健康服务业发展的若干意见》和《关于加快发展养老服务业的若干意见》，大力发展康复医学事业作为一项应对人口老龄化的重要国家战略，被提上了全新的高度，为康复医疗工作赋予了新的发展内涵。

2. 是应对疾病谱变化的需要

随着社会经济的发展、人们生活方式的变化，我国居民疾病谱和死因谱发生了巨大变化，以心脑血管疾病、创伤后遗症、恶性肿瘤等为代表的慢性病已成为严重困扰我国居民生命健康的主要疾病。此类疾病通常为终身性疾病，病痛、伤残和昂贵的医疗费用，不仅严重影响患者的生活质量，而且带来不堪重负的社会和经济负担。如何对现有的医疗资源配置进行结构调整和功能优化，让患者在疾病的各阶段均能得到适宜的康复服务，提高生命质量，改善患者健康状况，成为医疗卫生事业发展亟待解决的又一难题。很显然，通过康复医疗可以显著提高伤、病、残人士的生存质量，减轻家庭和社会的经济负担，为病伤残者重返社会打下坚实的基础。

3. 是提高残疾人生活质量的需要

根据第六次全国人口普查及第二次全国残疾人抽样调查，2010 年年末，我国残疾人已达到 8502 万人，年复合增长率 1.7%，预测至 2020 年残疾人数将突破 1 亿。残疾人要全面参与社会，康复是前提。面对人数众多的残疾人，通过有效的物理治疗、作业治疗、言语治疗、康复护理及康复工程等康复医疗手段，可以最大限度地改善他们的功能障碍，提高他们的生活质量，使他们能够恢复独立生活、学习和工作的能力，最终能在家庭中和社会上过有意义的生活。可以说，康复医疗是给残疾人带来实惠的修复生命工程。

4. 是顺应公立医院改革的需要

公立医院在我国的医疗服务体系中起主导作用，是医疗改革的主力军。当前，正值公立医院改革进入纵深推进阶段，为了发挥医疗服务体系的整体效应，形成基层首诊、分级诊疗、上下联动、急慢分治、双向转诊的服务模式，公立医院的发展思路已转变成为更加注重服务质量和工作效率，缩短平均住院日，控制医疗费用。在此背景下，各级各类的康复医疗机构更被看成是综合性医院患者度过急性期后的重要出口。发展康复医疗服务，将大型医院长期压床或反复阶段性入院的患者进行分流，成为实现分级诊疗、急慢分治的理想途径。

5. 代表未来学科发展趋势

在"以人民健康为中心"的服务理念和"生物、社会、心理"医学模式的发展趋势下，传统单学科的优势日益消耗殆尽，远远不能适应现代医学学科发展需要，以"专病中心"和"疾病链"为代表的多学科联合发展，成为未来学科发展的主要方向。康复医学结合自身学科优势，主动作为，将早期康复、稳定期康复和恢复期康复有机结合，将康复医疗技术科学贯穿于临床诊疗的各个阶段，充分体现了康复医学的核心价值，让患者得到优质、高效的诊疗服务，逐步转变重治疗、轻康复的传统观念，促进了学科的健康发展。

二、中国康复医疗发展分析

康复医疗是现代医疗服务的重要组成部分。我国的康复医疗虽然起步较晚，但发展很快。随着国家康复医疗政策的不断完善，康复医疗行业规模不断扩大、体系建设不断完善、医疗能力迅猛提升，为老年康复医疗的发展打下了坚实基础。

（一）中国康复医疗发展的重点政策

康复医疗的发展离不开政策支持，近年来，我国相继出台了一系列发展康复医疗的政策、规范、标准，对康复医疗事业的发展起了积极的推进作用。

1. 康复医疗项目纳入医保

2010 年，国家卫生部、人力资源社会保障部等部门联合印发了《关于将部分医疗康复项目纳入基本医疗保障范围的通知》，明确 9 个康复医疗项目必须纳入医保基金支付，并鼓励地方适当增加纳入基本医疗保障范围的医疗康复项目。2016 年 3 月 9 日，人力资源社会保障部、国家卫生计生委、民政部、财政部、中国残联联合印发了《新增部分医疗康复项目纳入基本医疗保障支付范围的通知》，将康复综合评定等 20 项医疗康复项目纳入基本医疗保险支付范围，并要求各级残联充分发挥保障残疾人权益的作用，协助政府有关部门贯彻落实医疗康复保障政策，了解、反映残疾人的医疗康复需求，加强并积极争取社会力量对残疾人实施康复救助。

2. 完善康复医疗服务体系

2011 年，卫生部在《关于开展建立完善康复医疗服务体系试点工作的通知》中明确提出，学习发达国家经验，建立完善的三级康复医疗体系。2012 年 2 月，卫生部印发了《"十二五"时期康复医疗工作指导意见》，要求各地通过试点，探索建立分层级、分阶段的康复医疗服务体系；要求各地制定本地区区域卫生规划和医疗机构设置规划时，合理确定各级各类康复医疗机构的数量、规模和布局，适当增加增量、调整存量，增加与其他医疗机构的协同作用和适应性，满足人民群众日益增长的康复医疗服务需求；明确不同层级康复医疗机构的功能定位，实现分层级医疗、分阶段康复；要求建立医院与城乡基层医疗机构分工协作机制，鼓励三级综合医院与基层医疗机构或康复医院以管理、服务、技术等为纽带，建立紧密或松散的合作关系。卫生行政部门要制定转诊标准、规范和程序，积极与有关部门沟通，逐步探索建立分类保障制度，发挥政策引导和调控作用；在医疗资源相对丰富的地区，鼓励有条件的二级综合医院（包括企事业办医院）有计划、按步骤地整体转型为以康复医疗服务为主的综合医院或康复医院；要求各地充分利用卫生、中医药、民政、残联等系统在康复服务领域的资源优势，统筹规划，优势互补；鼓励、支持和引导社会资本进入康复医疗服务领域，完善政策措施，创造公平竞争的环境；引导社会资本举办的康复医疗机构依法经营、加强管理、健康发展，促进不同所有制康复医疗机构的相互合作和有序竞争，满足群众不同层次的医疗服务需求。

3. 加强假肢矫形康复机构建设

为提高民政直属假肢矫形康复机构的保障水平和服务能力，充分发挥其在开展残障人康复服务方面的引领作用，促进残疾人社会保障体系和服务体系建设，2012 年，民政部下发《关于进一步加强民政直属假肢矫形康复机构建设与发展的意见》，明确民政直属假肢矫形康复机构作为我国社会福利事业的重要组成部分，承担着为残疾人提供康复服务的重要任务，必须依据社会福利事业单位性质和职能要求，运用假肢、矫形器等康复辅助器具，对残疾军人、孤残儿童、城市"三无"人员、农村"五保"供养对象、低收入困难家庭中的伤病人和老年人等提供各种康复服务，帮助他们恢复或补偿功能、提高生活质量、增强社会参与能力。

4. 发布康复医院基本标准

为促进我国康复医学的发展，加强康复医院的建设，根据《医疗机构管理条例》及其实施细则等法律、法规，卫生部组织对 1994 年发布的《康复医院基本标准》进行了修订，形成了《康复医院基本标准（2012 年版）》（以下简称《标准》），作为新建康复医院的验收标准。新标准对三级和二级康复医院的床位、科室设置、人员、场地、设备等提出更高要求。《标准》提出，三级康复医院住院床位总数 300 张以上，其临床科室至少设骨与关节康复科、神经康复科、脊髓损伤康复科、儿童康复科、老年康复科、心肺康复科、疼痛康复科、听力视力康复科、烧伤康复科中的 6 个科室，以及内科、外科和重症监护室。每床至少配备 1.4 名卫生技术人员，医师中具有副高级及以上专业技术职务任职资格人数不低于医师总数的 15%。二级康复医院住院床位总数 100 张以上，每床至少配备 1.2 名卫生专业技术人员，医师中具有副高级及以上专业技术职务任职资格的人数不低于医师总数的 10%。

5. 出台康复治疗技术操作规范

2012 年 5 月，国家卫生部为规范临床康复治疗行为，进一步提高康复医疗服务水平，保障医疗质量和患者安全，委托中国康复医学会组织专家编写了《常用康复治疗技术操作规范（2012 年版）》，要求各级卫生行政部门和康复医疗机构、有关学术团体要组织康复专业人员认真学习，并在执业过程中遵照执行。

6. 残疾人康复机构建设标准发布

为贯彻落实《中共中央、国务院关于促进残疾人事业发展的意见》和《关于加快推进残疾人社会保障体系和服务体系建设的指导意见》精神，规范残联系统康复机构的建设与管理工作，促进康复机构的健康发展，切实加快推进残疾人康复服务体系建设，2011 年 4 月，中国残联根据有关法律、法规及相关政策，制定了《残联系统康复机构建设规范（试行）》。这一规范是编制、评估、审批、规划、管理残联系统康复机构的重要依据，对加强和规范残联系统康复机构建设，提高专业化康复服务水平，更好地为残疾人服务起到了重要作用。

（二）中国康复医疗行业发展现状

现代康复自 20 世纪 80 年代初被引入我国以来，受到各级政府和卫生行政部门的普遍重视，各项事关康复医疗事业发展的政策先后出台，康复医疗机构的学科建设和医疗能力显著加强，康复医疗行业发展呈现出欣欣向荣的良好局面。

1. 行业规模发展迅速

有关数据显示，我国康复医疗床位数量已由 2007 年的 5.45 万张增加到 2014 年的 13.88 万张，在 7 年间增加了 8.43 万张，年复合增长率为 14.29%；我国康复医院数量在 2010 年前增速缓慢，在 2010 年后增速加快，2014 年康复医院的数量为 396 家，2016 年为 495 家。2011 年，国家卫生部下发的《综合医院康复医学科建设与管理指南》，要求所有二级以上综合医院必须建设康复医学科，截止到 2016 年年底，实际拥有康复医学科的综合医院 3288 家，康复科年出院人次从 2009 年的 46.5 万人，增加到 2016 年的 218.8 万人。另据《中国康复医疗行业发展前景与投资预测分析报告》显示，2016 年，中国康复医疗市场规模达到了 270 亿元，预测到 2020 年，中国的康复医疗市场规模将会突破 700 亿元，伴随着不低于 20% 的年复合增长率，到 2022 年将会形成又一个千亿市场。

2. 行业重要性不断凸显

康复医疗需求主要来自老年人群、残疾人群、慢性病患者人群等三方面人群。一是老年人群。我国已经进入人口老龄化阶段，2017 年，我国 60 岁以上老年人口已达到 2.41 亿，占总人口的 17.3%，预计 2025 年将达到 3 亿。老年人群的发病率是年轻人群的 6～8 倍，其中主要病种有高血压、糖尿病、关节炎、心脑血管病和呼吸系统疾病等，是康复医疗的主要病种，老年人群数量及发病率的增长将提升康复医疗的需求。二是残疾人群。根据第六次全国人口普查及第二次全国残疾人抽样调查，2010 年年末我国残疾人已达到 8502 万人，年复合增长率 1.7%，预测至 2020 年残疾人数将突破 1 亿。众多的残疾人中只有不到 10% 的人得到了不同程度的康复服务。随着政策的不断推进及人们健康需求的不断提升，保守估算约 50% 的残疾人有康复需求，预计到 2020 年我国有将近 5000 万残疾患者需要康复治疗。三是慢性病患者、亚健康人群。对居民健康影响最大的疾病已经变成了恶性肿瘤、心血管、脑血管等慢性病。健康大数据显示，我国慢性病患病率已达 23%，76% 的白领处于亚健康状态。专家预计 80% 的慢性病患者有康复治疗需要。

3. 服务内涵不断拓展

康复医疗的对象是伤病后经过治疗达不到完全恢复，而遗留下各种功能障碍者，康复医疗的目的不是治愈疾病，而是采取有效措施恢复残疾者的功能。当前，伤病治疗后遗留功能障碍，需要接受康复治疗的人群范围不断扩大，促使康复医疗服务的内涵不断拓展。第一，随着医疗卫生事业的进步和医学科学技术的提高，各种传染病已基本上得到控制，各类疾病的发生率和人类死亡的原因发生了根本性变化。死因主要是心肌梗死、脑卒中、癌症和创伤。这些患者除急性死亡者外，还有很大部分不同程度功能障碍者，可以存活一个相当长的时间。很显然，由于严重疾病和损伤的抢救成功率及伤病后存活率的提高，功能障碍者的人数必然增多，而功能的恢复和改善亦有待于康复治疗和训练。第二，人口老龄化迅速发展，老年人不仅易患有多种老年病和慢性病，而且恢复期长，往往留下不同程度的功能障碍，迫切需要进行康复。第三，自然灾害和人为灾害是康复医学发展的重大促进因素，灾害后人群康复需求也成为康复医疗的重要组成部分。第四，由于现代假肢技术的进展，绝大多数截肢者能自理生活和重新就业，使得肢体伤残者的康复需求不断增加。第五，由于科技进步和医学进步，许多临床医学的措施使大量伤病患者得以新生，如各种移植和器官置换技术、微创诊断和治疗技术等。另外，手术前后的康复医疗对提高手术的最终效果、保障手术后患者长期的功能进步有十分突出的作用。

4. 康复医疗能力提升

世界卫生组织指出，许多疾病带来的残疾并不是注定要发生的，也非不可控制的，利用现有的技术可以使至少 50% 的残疾得以控制或使其延迟发生。在发达国家，康复医疗在整个治疗过程中扮演着极为重要的角色，70% 疗效在临床、30% 疗效在康复。据统计，发达国家"中风"的残疾率为 30% 左右，而在中国，残疾率则高达 75% 以上，主要原因就是患者缺少康复治疗环节。在脑血管意外存活患者中，积极的康复医疗可使 90% 患者重新获得行走和生活自理能力，30% 患者恢复工作。若不进行康复治疗，上述两方面恢复者仅为 6% 和 5%。在儿童先天残障领域，如语言障碍、听力障碍、运动障碍等，尽早接受康复治疗，有极大可能得到治愈，获得正常生活。

近年来，我国积极借鉴国外康复医疗先进经验，将康复的重心由结构向功能转移，将早期、主动、全面康复理念贯穿治疗始终，以专业康复机构为骨干、社区为基础、家庭为依托，通过实施以系统生物学为基础的大学科协作、以现代信息技术为基础的远程康复，全面开展康复医疗、功能训练、辅助器具适配、心理辅导、残疾预防、知识普及及咨询等康复医疗服务，康复医疗能力持续提升。

5. 康复医疗体系建设深化

2012 年 2 月，国家卫生部出台了《"十二五"时期康复医疗工作指导意见》（以下简称《指导意见》），目的是通过试点探索建立分层级、分阶段的康复医疗服务体系。《指导意见》要求各地在制定本区域卫生规划和医疗机构设置规划时，应该合理确定康复医疗机构的数量、规模和布局，满足人民群众日益增长的康复医疗服务需求。在医疗资源相对丰富的地区，卫生部门鼓励有条件的二级综合医院（包括企事业办医院）有计划、按步骤地整体转型为以康复医疗服务为主的综合医院或康复医院；鼓励三级综合医院与基层医疗机构或康复医院以管理、服务、技术等为纽带，建立紧密或松散的合作关系。"十二五"以来，我国的康复医学事业快速发展，康复医疗总量在"十二五"时期翻了一番，预计"十三五"时期仍会再翻一番。我国东部发达地区，如上海、江苏、广东等地，分层级、分阶段的康复医疗服务体系建设已经初具规模，这些地区康复机构的管理水平有望在 2020 年接近国际先进水准。

（三）老年康复医疗服务需求状况

我国人口结构老龄化导致康复医疗的潜在患者大大增加。有关资料显示，我国 60 岁以上老年人口已达到 2.41 亿，其中 4%~6% 的老年人生活自理困难并且需要医疗护理救助，而能够为这些老年人提供医疗护理救助服务的康复医疗机构只能满足 20% 的市场需求，因此老年康复医疗存在巨大的市场。此外，近年来我国疾病谱发生了重大变化，慢性病发病率不断攀升，每年有大量慢性病老年患者急性发病，经治疗或手术后亟待康复。老年人康复主要以视力康复、听力语言康复、肢体康复、痴呆康复、精神康复服务等为主。

1. 视力康复服务

据统计，我国有视力障碍残疾人约 1691 万，白内障是首要致盲因素。由于人口老龄化加剧、白内障发病率高等原因，全国每年新增白内障患者 50 万左右，其中大部分是老年人，老年患者手术难的问题仍然突出。截至 2013 年，中国视力残疾人接受过康复治疗的比例为 58.3%，仍有 41.7% 的视力残疾人未接受过康复治疗，视力残疾康复需求缺口仍较大。随着我国人口老龄化加剧、白内障发病率持续走高，我国视力残疾康复需求也将加大。

2. 听力语言康复服务

全球老龄人口已经突破 6 亿，我国 60 岁以上老年人口已达到 2.41 亿，其中 40% 以上的老人不同程度地受听力障碍的困扰。听力损失不等同于听力残疾，世界卫生组织将听力障碍中度及以上评定为听力残疾。随着我国经济社会快速发展及人口状况变化，我国听力障碍预防和听力语言康复需求发生了较大变化。据第二次全国残疾人抽样调查结果显示，我国约有听力残疾人 2780 万，成人及老年人听力残疾在 2000 万以上，其中绝大部分人群尚未享有康复服务。我国正迎来人口老龄化加速发展的时期，根据预测，2040 年我国 60 岁以上老年人总量将达到近 4 亿，全面加强听力语言障碍预防特别是老年听力语言障碍预防与康复工作迫在眉睫。

3. 肢体康复服务

在我国，以心脑血管疾病、糖尿病、肥胖症及骨关节病等为代表的慢性非传染性疾病已成为严重危害我国人民健康的重要公共卫生问题。资料显示，我国慢性病患病率已达 23%，慢性病患者近 3 亿人，有生活能力障碍需要康复服务的老年人约有 7000 多万人。在这些慢性病患者中，老年人常见功能障碍主要为肢体运动障碍及功能障碍。肢体康复措施包括运动疗法和物理因子治疗等，主要用于病损和症状的治疗、肢体运动功能的提高。运动疗法用于肌肉功能障碍、关节活动度受限、平衡功能障碍、步态异常及运动模式异常等，还可提高耐力、改善心肺功能、提高骨密度，对预防老年人跌倒也有着非常重要的作用；物理因子治疗主要适用范围为疼痛、炎症、压疮、痉挛、软组织损伤等。例如，水疗，患者在水中由于浮力的作用，可以减轻部分身体负荷，水的静压力作用于人体，可以使肌肉得到抗阻训练，可以改善血液循环；功能性电刺激应用电极作用肌肉，可增加肌肉容积、肌力和肌肉耐力，并可使一部分糖酵解肌纤维转变为氧化型肌纤维；热疗，可以缓解痉挛、减轻疼痛、改善血液循环等。通过肢体康复，可使老年人肢体功能状况和日常生活活动能力得到进一步的提高。

4. 痴呆康复服务

来自世界阿尔茨海默病（痴呆）2015 年报告显示，全球每年约有 990 万例新发痴呆患者被诊断，平均每 3 秒钟就有 1 例。到 2050 年，全球患有痴呆的人数将从 4600 万人增加至 1.3 亿余人。同时，有数据指出，65 岁以上痴呆患病率为 3%～5%，且每增加 5 岁，患病概率就翻一倍。在中国，随着老龄化人口的加剧，中国已成为世界上唯一一个 65 岁以上人口超过 1 亿人的国家。痴呆已成为仅次于心脏病、癌症、中风的导致老人死亡的第四大杀手。中国痴呆人数已经超过 1000 万，无论是患者总数还是增长速度都位列全球第一。痴呆症的发生不仅给患者造成很大的伤害，同时也给家庭带来沉重的负担。痴呆症除应积极治疗外，家庭也应积极配合，加强护理，这对病情的稳定，或好转，或治愈，都有积极的意义。康复治疗主要包括心理康复与记忆力康复。

5. 精神病康复服务

老年期是人生的一个特殊阶段，身体机能的衰退，再加上生活中的诱发因素（如退休、抚养第三代等），老年人中抑郁、焦虑、失眠的情况相当多。随着机体老化，很多躯体疾病随之而来，老年人会有很多对躯体健康的担忧和负性情绪，因此老年期的精神疾病往往被掩盖在躯体症状之下，不容易被及时发现和重视。如果发现有相关症状持续两周以上，则要尽早到精神卫生机构进行规范治疗。药物可以有效缓解症状，但由于老年人的代谢和解毒功能较弱，需要在医生的指导下服用。在药物治疗同时，也可以辅以心理治疗和改善心理环境，有助于疾病的康复。有关资料表明，让重症精神病患者在医院接受专业治疗，病情减轻后，回到家庭和社区，与家人和社会人群接触，在亲人和社区关爱下，逐渐拉近与社会距离，纠正自己的错误认知，从而得到彻底康复。而社区康复成为患者和家庭、社会沟通适应的有效桥梁。

6. 老年辅助器具服务体系建设

老年辅助器具是指能够帮助功能障碍老年人补偿或代偿功能、改善状况、辅助独立的产品统称，包括环境辅助类、护理辅助类、自我辅助类等，可以是用于预防、护理、代偿、监测、缓解或降低残障的任何产品、器械、设备或技术系统。老人辅助器具具有三个方面的功能作用：一是辅助保障老年人在环境中的安全；二是辅助护理者减轻护理强度、提高护理效率；三是为老年人维护尊严，提高他们的独立生活能力。我国 60 岁以上老年人口已达到 2.41 亿，已成为世界上老龄人口最多的国家，预测到 2030 年，中国老年人口将达到 3.71 亿人。根据 2015 年第四次中国城乡老年人生活状况抽样调查结果，失能、半失能老年人大约 4063 万人，占老年人口比重的 18.3%。也就是说，中国将成为世界上老年辅助器具需求量最大的市场。但老年辅助器具产业面临研发、购买、政策支持等方面的不足。从产品的角度看，在美国、日本、德国、澳大利亚这些发达国家，老年辅助器具的种类和数量都达到了 3 万种以上，而我国只有约 1 万种，且都集中在一些低端的边缘产品上，高端的产品寥寥无几，并普遍存在消费者认知度不够、购买能力不足等情况；从行业发展历程来看，我国老年康复辅助器具科研经费投入与美国、日本等国家相比差距较大，企业研发资金投入不足，普遍在模仿国外产品。与发达国家相比，我国的老年辅助器具还有较大发展空间，辅助器具服务体系建设任重道远。因此，未来老年辅助器具的发展趋势应是扩大企业规模、提高竞争力；加大在产权保护、人才培养、营销渠道等方面的支持力度。老年辅助器具产品应更加多样化、科技化、智能化，从而更好地保护老年人的安全，减轻护理人员护理强度、提高护理效率，减缓失能过程，提高老年人生活质量。

三、中国康复机构的发展分析

全国各地均有各种形式的康复医疗机构，开展了形式多样的康复医疗服务。根据患者或消费者的需要和客观环境条件，康复医疗可以在不同水平、不同类型的康复机构进行。

（一）中国康复机构发展的总体情况

1988 年 10 月 28 日，中国康复研究中心（北京博爱医院）正式落成，标志着中国现代康复医学的开始。与此同时，医疗卫生系统开始在各地二级以上医院陆续成立康复医学科，并在河北省立医院、北京小汤山、辽宁汤岗子、广东从化等地设立了 4 个康复中心，逐步开展系统、全面的现代康复服务。

20 世纪 90 年代卫生部启动医院评审工作以来，要求三甲医院应当建立康复医学科，更是有力地推动了各级医院康复医学学科的建设和发展。这些医疗机构与基层的社区卫生服务中心、乡镇卫生院一起，构成了康复医疗服务的基本网络。全国各地都有各种形式的康复医疗机构，开展了形式多样的康复或康复医疗服务。我国的康复医疗机构主要有四种类型。

（1）医院型：设有病床、护理部及配套的医院设施，但其主体为康复诊断和康复治疗部门。这种类型的机构多被称为康复中心，或称康复医院。康复中心按其规模和性质又分为：综合性康复中心，如中国康复研究中心（北京博爱医院）；专科性康复中心，如广州工伤康复中心（医院）；康复科（部），为综合性或专科性临床医院的一个科室或部分。综合医院的康复医学科性质上是一个临床科室，设有康复门诊及病房，直接接受门诊及临床相关各科转诊病员。这种类型在中国分布比较广泛，数量大，在康复医疗中占有重要地位。在中国内地，尽管发布了综合医院康复医学科管理规范，但名称仍不统一，还有理疗科、康复理疗科、物理医学与康复科、中西医结合康复科、运动医学科、体疗科等五花八门的名字。

（2）门诊型：康复门诊是独立设置的康复诊疗机构，不设病房，只为门诊患者提供康复服务，称为康复门诊或康复诊所。康复门诊一般设有康复诊室和一些治疗室，如各种电疗、针灸、推拿、牵引室等。

（3）疗养院型：利用自然环境，按照康复的原则把疗养因素与康复手段结合起来，促进慢性病患者、老年病患者、手术后患者及其他伤残者的康复。疗养院是我国康复医疗机构重要的组织形式，在中国利用矿泉、山林、海滨、湖滨开办的疗养院居多，但由于受市场经济的影响，以疗养治病形式的疗养院已萎缩，休闲度假形式者居多。例如，从化温泉疗养院等均是如此。

（4）不完全康复型（或准康复型）机构：某些助残和养老的机构，它们仅向住在该处的孤寡老人或患者提供不同程度的护理和少量的物理治疗，有时根据需要请院外的医师会诊，处理一些医疗情况。

如上所述，这四种类型的康复医疗机构组成了我国康复医疗服务的主体，推进我国的康复事业从点到面，逐步发展壮大。为进一步了解我国康复医疗发展情况，有必要对康复机构的发展规模、康复医疗市场供需情况和民营康复医院发展情况进行研究分析。

1. 康复机构发展规模

根据中国残疾人联合会的有关数据，截至 2014 年年底，全国共有康复机构 6914 个，其中，残联系统康复机构 2622 个。康复机构在岗人员总数达到 23.36 万人，其中，医务人员 16.0 万人，管理人员 3.05 万人，其他人员 4.31 万人。

中国的康复行业还处于起步阶段，康复市场规模仅 200 亿元，呈现康复产业规模小、康复意识薄弱、康复资源不平均等特点。

2. 康复医疗市场供需情况

随着康复需求不断扩大，康复医疗市场也逐渐活跃。自 2009 年起，北京市卫生局开始将部分二级以下医院转型为康复医院，以分流其他医院的康复后期患者，缓解"一床难求"的难题。我国约有 3000 家左右的综合医院设置康复医学科，仅占全国综合医院总数的 24.6%，康复床位能力远远不能满足康复患者的需求。以上海为例，每 60 个需要康复的患者中，只有 1 人能住院接受康复治疗。中国已经步入老龄化阶段，慢性病患病率将在 2030 年达到 65.7%，康复医疗的需求将继续扩大。庞大的康复需求，必须有相应的康复资源来满足。

除了康复床位供给不足以外，康复市场供需方面还有以下特点。

1）康复医疗地区分布不均

我国康复床位存在地区分布不均的现象。我国江苏省康复床位最多，2016 年达 13 049 张，而西藏的康复床位仅为 35 张。这种不合理的床位分布结构导致了康复床位资源不能满足人民群众的需求。数据显示，在经济发展水平较高的地区，医院的康复床位较多，而经济水平中等和落后地区的医院康复床位较少，导致不同经济发展水平的地区之间康复床位资源配置不均衡，而造成这种现象的主要原因是医疗机构建设时主要考虑效益问题，考虑因素较单一，没有将康复医疗纳入医疗机构整体发展规划。

2）康复行业医务人员短缺

随着康复行业的发展，我国康复医学科执业医师的数量逐渐增加，已由 2009 年的 3412 人增加到 2016 年的 7000 余人，增速较快，年复合增长率达 12.70%。但康复医师、康复助理医师占整体执业医师比重未发生明显变化，仅为 0.8%。从医护人员的需求来看，我国至少有近 30 万的康复行业医务人员的缺口。

3）康复行业服务能力不足

据一项对上海市登记在册的 116 家综合医院、5 家康复医院和 98 家社区医疗机构进行调查的研究显示：康复项目开展率最高达 94.12%，而最低的则不超过 5%；康复医疗的项目开展率较低，而且不同项目的开展率存在差距，服务项目相对集中而单一。在医疗服务能力较强的上海市尚且存在康复服务能力不足的问题，医疗服务能力较差的地区问题会更加严重。

3. 民营康复医院发展情况

公立医院不能满足市场需求，民营康复专科医院便开始积极投入运营，他们尤其注重老年康复医疗。外资也看好处于起步阶段的中国康复市场，与国内机构合资创办康复医院。2006 年，成都市首家由卫生部批准的中外合资康复医院投入运营，随后，天津、温州、海口等地的合作项目也纷纷落成；德国、美国、加拿大等国家与我国相继成功签署了国际康复医院项目，中国香港也与内地合作在大连等地创办了合资康复医院。但是民营康复医院的创建和发展走的是市场化道路，由于外部因素影响，加上其内部管理缺乏应有体制及其制度的监管和指导，民营康复医院发展中也存在着一些问题，面临许多障碍，主要表现在以下几个方面。

1）配套政策不到位

民营康复医院的发展与壮大，需要各级政府与部门的关心和呵护。虽然各地政府制定了相关政策，积极扶持民营康复医院的建设和发展。但是，与公立医院相比，政府有关部门对民营康复医院的政策有欠公平，如民营康复医院的建房用地迟迟不批、卫技人员职称评定拖延，一些卫生行政主管部门在制定和实施当地医疗发展规划时也很少考虑到民营康复医院。另外，医院引进人才的鼓动政策等还不完善，还有绝大多数营利性医院很难被确定为医保定点医疗机构，客观上使民营康复医院病员减少，这些原因在一定程度上影响了民营康复医院的建设和发展。

2）缺乏科学的管理方法

大多数民营康复医院实行的是家族式、经验式管理模式，其长远规划缺乏管理层的系统分析和集体决策，往往说变就变，这种家族式管理是科学管理的障碍。另外，民营康复医院外来的管理者与投资商在价值观、发展理念及经营思路上产生分歧和冲突已是一种普遍现象，责权不明、一人多职、职权交叉等现象较普遍，缺乏相关管理制度来保证，因此，虽然它机制灵活，注重以情感人的营销手段，但是医疗质量控制人员却寥寥无几。民营康复医院还不够重视政府主管部门的质控检查，这种滞后的管理方法将束缚医院的进一步发展。

3）难以形成合理的人才队伍

医院的生存与发展，人才是第一要素。民营康复医院往往只注重拿来主义，依赖外聘专业技术人员而忽视自身人才队伍的培养，人才管理不够规范，人员进出随意性较大，这样的人力资源机制并不是医院发展的长久之计。首先，民营康复医院大多是从公立医院退下来的医护人员中聘请专业主任，请到一位主任就开设一个诊疗科目，红火了一阵，而主任一走科室就关门，专家流动性较大。其次，由于公立医院的人才到民营康复医院后经济收入虽然增加了，但被尊重感和自我实现的价值需求却缺失了，而且受政策上的限制，公立医院学科带头人到民营康复医院后无法再申报高级别的科研项目，导致民营康复医院难寻优秀学科带头人。再次，民营康复医院不重视中青年员工的继续教育，聘来的人只要能赚钱就行，难以形成人才梯队，阻碍了医院的业务水平和医疗质量的提高。最后，民营康复医院往往不重视医院管理人才的培养，管理人员只要能应付一般事务工作就行，更不用说管理水平和管理质量了。

4）行业自律不够

在众多民营康复医院纷纷出现的情况下，民营康复医院之间的竞争也日趋激烈。有个别民营康复医院只顾眼前利益，缺乏医疗道德，无病说有病、小病说大病、小手术变大手术、一张处方数千元等，既坑害了患者，也损害了医院的名誉，使民营康复医院的诚信在民众中丧失。另外，由于大多数民营康复医院的掌权者并不是医疗卫生的业内人士，他们不懂医学知识和规律，只是简单利用管理企业的经验来经营医院，在广告中频繁出现夸大宣传、虚假宣传的情况。据有关部门统计，市场上80%有问题的医疗广告出自民营医疗机构之手，这种行为的后果是不仅失去患者的信任，也失去同行专家和公立医院的支持，使民营康复医院面临诚信危机。还有少数民营康复医院甚至把全部或部分科室承包给"江湖游医"，严重损坏了民营康复医院的整体形象。

在民营康复医院未来的发展中，要树立系统的、可持续的科学发展观念，确立长远的发展战略目标，认真进行市场调研，做好功能定位，树立服务品牌，规范内部管理，培养专业队伍，培育医院发展后劲。

（二）康复医院的发展分析

长期以来，由于医疗资源的短缺，诊断和治疗始终是医疗服务的核心，康复总是被边缘化，即使存在，也通常只是以医院的一个科室的形式出现。而如今，医疗资源逐渐丰富，医院不断向规模化、专科化发展，为了确保医疗质量、提升医疗技术水平，康复成了全医疗过程中的最终路径。因此，以康复为主体的治疗形式——康复医院的出现成为必然。

1. 康复医院的发展机遇

康复医院建设热潮的出现并非偶然现象，而是随着社会经济的发展、社会医疗资源的不断充足和人类医疗理念的不断变化而产生的。

2010年以来，我国康复医院数量呈现逐年递增的态势。2013年，我国康复医院合计376家，同比增长16.77%，为近年来最大增幅；2015年，我国康复医院数量已达到453家，同比增长14.39%；2016年，康复医院的数量已达495家。随着康复医疗兴起，康复医院数量还将进一步增长。

推动公立医院向康复医院转型，似乎成为二级医院在"夹缝"中谋求生机的一种方式。从 2016 年至今，北京市已经相继推动 12 家公立医院着手向康复机构转型。这些医院将利用三年时间，在康复床位数、科室设置、人员配备等各方面达到二级康复医院标准，承担辖区内康复患者诊疗、转诊等延续性医疗服务。2018 年，北京再次推动 3 家公立医疗机构向康复医院转型。

2. 康复医院的发展模式

康复医院作为专门的康复机构，承担着向疾病稳定期患者提供专业、综合康复服务的功能，其发展模式对提升康复医疗质量具有重要意义。我国康复医院的发展主要有三种模式。

1）公立二级医院谋求转型

部分公立二级医院谋求转型，其中二级医院转型为康复医院十分可行。一个成熟的康复医疗体系中，康复医院最大的病源必然是上级医院康复期患者转诊。相对于民办医院而言，二级医院在转型后依然属于公立医疗体系编制，在与上级医院对接上有更显著的优势，而对于支付方医保基金来说也不需要像民营医院一样经过层层审核，因此二级医院转型康复医院具有天然优势。

2）由公立综合医院托管经营

我国部分公立康复医院或公立医院康复医学科由于建院（科）前期规划不合理、功能定位不明确、专业人才匮乏、市场营销意识淡薄、病源稀少、缺乏科学合理的运营管理能力等问题，导致康复医疗服务能力低下、医疗资源严重浪费、医院发展受限，无法产生社会效益及经济效益。因此，我国部分康复医院采取由公立综合医院托管的方式运营，通过这种"外在于"医院的经营者，把有效的经营机制、科学的管理手段、科技成果、优质品牌等引入康复医院，包括投入一定量的启动资金等，对医院实施有偿经营，能够显著提升康复医院的综合实力。

3）社会资本涌入康复医院

国家层面鼓励社会资本办医，考虑到民营资本偏爱布局医疗体系缺口和布局专科医院的优势，康复医疗领域将有望迎来资本盛宴。随着国家政策扶持力度的加大，康复医疗已逐渐成为医疗服务新风口。

社会资本投资康复医疗的方式灵活多样，主要包括新建、收购、托管康复医院等方式，其中，社会资本与公立医院合作建立康复医院成为主流的双赢模式。社会资本与公立医院合作开展康复医疗的模式，既解决了公立医院筹资难的问题，又解决了企业缺少医疗资源和稳定病源的问题，此举为两者互利共赢的最佳选择。康复医院的建立缓解了综合医院看病难的境况，也同样稳固了康复医院的客源量，且康复医院的平均计价水平低于综合医院，降低了医保的负担，一定程度上缓解了看病贵的境况。社会资本进入公立医院共建康复医院模式的投入较新建综合性医院的费用耗资低，且缩短了盈利周期，具有较高的性价比。

3. 康复医院发展的制约因素

公立二级医院转型康复医院、公立综合医院托管经营康复医院、社会资本涌入康复医院，给康复医院建设带来了良好的发展机遇和发展空间。但不可否认，在康复医院的建设发展中，还存在着一些问题和制约因素，具体来说有以下几点。

第一，医疗资源配置不均衡。二级医院综合实力较弱、医疗特色不明显、医务人员构成不够合理。在发展康复事业上，存在用房不足、病房设施陈旧、技术过硬的康复医生及护理人员欠缺等瓶颈问题。

第二，分级诊疗体系尚未形成。二级医院与三级医院的转诊还是基于科室层面的松散关系，主要是少见病、疑难疾病的转诊，基于医院层面的康复患者的双向转诊制度尚未落到实处。

第三，服务价格体系不健全。现阶段国家虽然对医疗服务价格做了一定调整，但康复服务仍存在收费项目范围窄、覆盖少、价格低的问题，不能体现出医务人员的劳动价值。

第四，行业配套政策不完善。我国康复医疗事业还处于初步阶段，相关的配套政策尚不完善，政府对康复医院没有特殊的补偿政策，医保覆盖范围小、报销水平低。

4. 康复医院建设的发展建议

康复医院的建设发展，能力建设是关键。需要围绕人才、学科、管理、信息化建设等，固强补弱、创新创优，不断提升康复医院的质量效益。

第一，要加强人才与学科建设。围绕影响康复能力建设的短板，大力开展新技术、新项目，有计划引进和培养康复人才。政府要加大对刚毕业的康复治疗师系统化、规范化培训力度的支持，确保人才供给保质保量，促进康复医院健康发展。要在"一专多能"的共性基础上，培训专向康复治疗师，为康复机构及其细分市场夯实人才、技术基础。另外，康复治疗师可参照医生、护士等医疗岗位逐步分层使用，在技能与学术上，把关指导下级或低年资康复治疗师，深化和提高整体康复治疗与康复质量水平。

第二，要完善康复患者双向转诊相关平台建设。康复医院要积极与三级综合性治疗医院、基层社区医疗服务中心建立良好协作关系，建立统一的信息化平台及专家共享平台，包括对病历资料、转诊申请、转诊审核、科学研究等的共享，形成连续性康复治疗机制。政府有关部门要进一步完善康复患者双向转诊的相关物价、医保等政策支持，使康复患者能够得到方便、快捷的康复治疗。

第三，要采取多样化康复治疗模式。住院与门诊康复单元并存，促进疾病不同阶段的康复进程，形成有利于多病种康复的治疗经验积累与纵深研究的良好局面。同时，要提高对康复设施、设备、场地、人才等康复资源的充分利用，提升康复医疗的综合效益。

第四，要健全康复治疗管理制度。在已有研究的基础上，通过大量实践工作，确立评价标准、评价体系，对康复医疗效果进行科学评价。要对康复治疗专家进行规范化培训、资格审定、质量控制，并进行全方位管理，不断建立健全康复治疗管理制度。

（三）综合医院康复科的现状分析

综合医院康复科是综合医院的一个临床科室，设有康复门诊及病房，或只有康复门诊无病房，直接接受门诊和临床相关科室转诊患者。这种类型的康复医疗形式在我国较为广泛，数量众多。

1. 综合医院康复科建设现状

2011年，国家卫生部下发了《综合医院康复医学科建设与管理指南》，要求所有二级以上综合医院必须建设康复医学科。截止到2014年年底，我国实际拥有康复科的综合医院3288家，而我国二级以上的医院有8973家（三级医院2002家，二级医院6971家），与卫生部要求相比，只有不到一半的二级以上医院设立了康复科。

2012年，卫生部又发布了《康复医院基本标准（2012年版）》，再次明确综合医院均必须设立康复科及相应的康复工程室，并配置标准化的康复器械。按照上述《指南》和《标准》的要求，将有约1万家综合医院须新建康复科。如果按照平均每家医院需要购置康复器械的费用为300万～500万元计算，则仅综合医院康复科建设新增的康复器械需求量将达300亿～500亿元，需求量非常巨大。

综合分析国内综合医院设置的康复科，主要有以下几种模式和特点。

1）独立设置康复科

在新建医院或医院管理者较重视康复工作的医院中，一般独立设有康复医学科或康复中心。这种模式的优点是学科设置合理、完整，可在短期内投入较多的人力、物力，利于学科健康发展。对这类康复科来说，最关键的是必须选好学科带头人，配备好人才梯队。

2）在理疗科基础上组建康复科

国内大多数综合医院是在原有理疗科的基础上组建、发展康复医学科。这种模式的优点是能整合现有的资源，充分利用现有人力、物力，但需要得到医院管理者的重视和支持，否则，发展较缓慢。

3）在临床科室基础上设置康复科或开展康复工作

确切地说，此种康复应称为医疗康复，如在神经内科或骨科等临床科室基础上开展康复治疗工作。这种模式的优点是促使临床医务人员具有康复意识和手段，尤其有利于专科疾病的早期康复；缺点是易受经济利益驱动和病种局限而影响康复的完整性。

4）为应付检查拼凑设置的康复科

有些综合医院在原有科室基础上，挂一块康复科牌子，添置一些康复设备，部分地开展一些康复治疗工作，形成一套班子、两块牌子。这种松散组合只是一种为应付检查的权宜之计，不利于学科建设和康复的开展。

2. 综合医院康复科建设发展存在的主要问题

按照《综合医院康复医学科建设与管理指南》的要求，国内有 3000 余家综合医院设立了康复科，为推进我国康复事业的发展做出了积极贡献。但与其他临床学科相比，康复科建设的时间还比较短，在功能定位、学科发展、人员配备等方面还存在一些短板和弱项。

1）功能定位不准确

在综合医院建立康复科室，首先要明确设置康复科室的目的和意义。综合医院康复科室建设中普遍存在两个问题。一个问题是定位过低，为了完成上级硬性命令而建立康复科室。有的综合医院仅仅是为了执行行政命令，应付上级检查，在理疗科的基础上，购入一些康复器材就算成立了康复科；有些综合医院虽然成立了单独的康复科室，但只是购买了简单的康复设备，安排一些没有经过正规培训的治疗师，开展一些最简单和最基础的康复训练内容；有些综合医院的康复科还在建设中，便挂上了康复科的牌子。出现这些问题的原因，是由于医院管理者对康复医学的重要性认识不足，没有从根本上给予康复医学应有的重视，导致一些医务人员认为康复是临床医疗工作的从属，且耗时长、经济效益也不高，不愿意在康复工作上多花精力。另一个问题是定位过高，为了增加影响力而盲目扩大康复业务。卫生部《综合医院康复医学科基本标准（试行）》规定，综合医院应根据需求和当地康复医疗服务网络设定床位，应为医院总床位数的 2%～5%，每床至少配备 0.5 名康复治疗师。但有些医院为了扩大自身影响力，一味追求大而全，甚至将康复床位增加到 100 张以上，远远超过了科室的概念。床位设置过多导致医院康复医师和治疗师人数及质量跟不上，患者依旧享受不到全面、综合、高质量的康复服务。

2）专业划分缺乏科学性

《综合医院康复医学科建设与管理指南》第六条规定，综合医院应当根据医院级别和功能提供康复医疗服务，以疾病、损伤的急性期临床康复为重点，与其他临床科室建立密切协作的团队工作模式，选派康复医师和治疗师深入其他临床科室，提供早期、专业的康复医疗服务，提高患者整体治疗效果，为患者转入专业康复机构或回归社区、家庭作好准备。综合医院主要患者为急性期患者，很多综合医院在康复科建设中没有结合综合医院的这一特点，没有将精力集中在急性期康复上，没有明确的康复业务发展方向。可以说，当前很多综合医院的康复科室设置较为盲目，没有针对自身的专业特点、突出康复特色，仅仅为了应付医院评审或参考他人情况而设置康复科。

3）康复流程不规范

规范化康复应该包括标准的评价工具、规范的康复流程和科学的治疗方法。对患者实施医疗康复应当在康复医师的牵头和主持下，由康复护士、运动疗法师、作业治疗师、语言治疗师、心理治疗师、理疗师、假肢和矫形器师、社会工作者、康复评定师等专业人员共同组成康复治疗小组，通过对每个患者分别进行初、中、末期康复评定，根据他们的运动、语言、认知、日常生活、职业能力等不同情况，确定训练计划和康复目标。

对照上述要求，很多综合医院康复科室在医疗康复过程中存在三个方面的问题。一是介入时间不科学。在康复医学较为发达的国家，已经能够做到康复与临床治疗同步，并贯穿于急诊医疗到社区康复的全过程。而我国的综合医院康复科并没有认识到自身的优势，未能及时开展康复早期治疗。二是康复流程不规范。未能通过标准的初、中、末期康复评定，帮助患者科学地进行康复。三是评估标准不统一。因为接受培训或学习地方不同，各个医院使用的康复评价方法和评定工具不同，有的使用中康（中国康复研究中心）的方法，有的使用中国香港的方法，有的则直接把国外的翻译过来使用。

4）人员结构不合理

部分综合医院由于对康复医学的认识不够，在人员配备上出现了一些不合理情况。有的科室只有康复医师但缺乏治疗师，有的科室只有物理治疗师但缺乏作业治疗师，有的科室甚至只有中医或理疗人员而没有专门的康复治疗人员。尤其是学科带头人，有的医院选择的是没有经过康复专业培训的临床高级职称医师转岗而来的学科带头人，难以起到引领学科发展的作用。

5）监督管理亟待规范

卫生部曾于1996年印发了《综合医院康复医学科管理规范》，于2011年4月14日在此基础上进行修订后，发布了《综合医院康复医学科建设与管理指南》。虽然卫生行政部门对康复医学高度重视，出台了一系列有关机构设置和管理的规定，但是由于没有相应机构进行监控，难以规范化实施。

3. 综合医院康复科建设的发展建议

综合医院康复科建设离不开医院的统筹规划、大力支持，更需要有科学的定位、规范的管理和合理的人才梯队，这是发展综合医院康复事业的关键。

1）结合综合医院特点明确康复科的功能定位

综合医院康复科室建设应适应医院自身特点，纳入医院建设发展整体规划，明确功能定位、科学合理设置。要针对急性期患者需求，重点放在急性期的康复治疗上。同时，康复科还要成为综合医院连接康复机构的纽带，帮助病情稳定的患者顺利转入专业康复机构接受系统的康复治疗。

2）加强康复专业建设和康复知识推广

对那些只有理疗或中医的综合医院康复科室来说，应尽快建立正规的康复治疗专业，增设康复医师、物理治疗师、作业治疗师、语言治疗师等，使患者得到真正的康复服务。科室所开设的急性期和早期康复治疗应当与各综合医院的专业特点相结合，从而为患者提供与本院特色相符的、特色明显的康复治疗服务。相关专业人员除具备较强的康复知识外，还要具备扎实的临床急救知识和技能，能够处理常见的突发情况。另外，康复科室还应该积极开展康复知识普及和残疾预防工作。

3）加强专业化人才培养和人才梯队建设

有关资料表明，我国急需各类康复人才35万人，其中，康复医师3万人、物理疗法师18万人、作业疗法师9万人、假肢与矫形器制作师3.5万人、语言治疗师1.5万人，而全国从事康复工作的专业人员还不到2万人。因此，加强康复专业人员和学科带头人的培养，成为促进综合医院康复科室良性发展的重要途径。

4）建立规范统一的运行管理模式

综合医院康复科室建设中出现的诸如功能定位、专业划分、康复规范及人才培养等问题，最根本的原因在于早期出台的综合医院康复科建设标准与各地实际情况差距较大，加之新标准刚刚颁布还没有全面铺开，在依规实施方面还有较大困难。另外，综合医院康复科建设标准只是科室管理运营基础，还涉及管理方式、运营模式、工作流程、评价标准、治疗流程、质量评定、绩效考核、信息管理等方方面面的问题。所以建立规范统一的运行管理模式，对于促进我国综合医院康复科快速、科学、健康发展具有重要作用。

5）推动国家标准快速全面实施

卫生部颁布的《综合医院康复医学科基本标准》对于推动我国综合医院康复科建设具有重要的意义。标准出台以后，更重要的是尽快督促实施，促进各地医疗机构按照标准的要求尽快完成硬件建设、设备配备和人才培养，并建立科学合理的运营管理体系，进而推动全国康复事业的发展。中国康复医学会作为我国康复管理的权威性专业机构，应该发挥行业管理优势，依托运行管理比较成熟的康复机构共同开展全国性的康复机构建设指导工作，全面推动我国康复事业的快速发展。

典型案例：北京市工人疗养院转型三级康复医院

北京市工人疗养院成立于1955年，是北京市总工会直属事业单位。自成立以来，先后为3万多名劳动模范、先进工作者和工会干部提供了疗休养服务，为近100万名职工群众提供了医疗保健服务。2013年，北京市总工会、北京市残联与首都医科大学签署协议，在北京工人疗养院的基础上共同建立首都医科大学附属北京康复医院。2014年2月，医院正式获准更名为首都医科大学北京康复医院。2015年，经现场评审，医院获批为三级康复医院。

转型康复医院后，该院遵循"大康复、强综合"原则，致力于建设首都龙头、国内领先、国际有影响力的，集康复医疗、教育教学、科学研究和康复工程于一体的现代化康复医院，设置了包含康复评定、运动疗法、作业疗法、物理治疗、传统中医康复、言语康复、水疗、儿童康复和心理康复等亚学科，建成了运动分析实验室、职业康复评定与训练实验室、无创脑刺激治疗室、综合水疗室、智能康复训练室、运动功能训练室等，全面满足康复评定与训练、教学培训与科研的需要。

该院配有1200多台（件）国内外先进的康复设备，总价值近1.5亿元，包括上下肢康复机器人、三维步态分析系统、工伤康复评定系统等先进的康复医疗设备。通过康复服务体系的构建、康复研究教学活动的开展、康复人才的培养，该院的康复医疗服务质量得到显著提升（表4-1）。

表4-1 北京康复医院转型后医疗服务量变化情况

医疗指标	转型前1年	转型后1年	转型后第2年
门诊量	70 772	83 726	108 042
入院人数	2 768	4 246	5 312
出院人数	2 748	4 181	5 256
康复诊疗人数次	256 850	701 414	2 190 022
三、四级手术量	66	121	271

（四）疗养院的老年康复与健康管理

康复医学、健康管理学与疗养医学本源相同、专业相通、理念相近，均以促进人类健康为最终目标。在疗养院开展老年康复与健康管理服务具有得天独厚的条件。

1. 自然疗养因子在老年康复和健康管理中的作用

国内疗养院基本均设有康复科或理疗科，一些大型疗养院还设有康复医学中心。疗养院的老年康复和健康管理，除了具有综合医院康复医疗和健康管理的共同特点外，其最鲜明的特点就是能够将自然疗养因子应用于老年康复和健康管理中。这是因为疗养院大多处于海滨、矿泉、森林等风景名胜区，具有优美的自然环境和丰富的自然疗养因子，合理应用自然疗养因子，对于促进老年康复和康复健康管理工作有着重大的现实意义。

1）增强老年人适应功能

增强机体对外界环境的适应功能是疗养因子的作用特征，也是其主要的作用效应。自然疗养因子的特异性和作用剂量决定着生理适应功能的效果，其通过复杂的神经-内分泌调节功能，促进机体内环境与外界环境的动态平衡，从而提高机体对外界环境的适应能力。例如，空气浴能调节和改善机体对外界环境温度的适应功能；水浴能显著影响循环、呼吸、神经、骨骼肌肉、内分泌、物质代谢等的变化，使血液比重及固体成分增加，增强热调节等系统的功能和对外界环境的适应力。

2）改善老年人营养功能

自然疗养因子通过对自主神经-内分泌功能的影响和对组织细胞的直接作用，可增强酶的活性，提高细胞膜的通透性，改善氧化还原过程，促进能量合成，从而改善物质代谢，节约能量消耗，使组织器官的营养正常化，在此基础上改善各系统器官的功能，特别是机体的基本生命过程。这一基本效应在矿泉的浴用和饮用、矿泥治疗等作用后均可观察到。温泉泥疗可提高机体的新陈代谢和氧化过程，改善体内合成蛋白的功能，起到改善组织营养、促进组织再生的作用。

3）加强老年人身体调节功能

在疗养地，各种自然疗养因子综合作用于机体，通过物质和能量的转换及信息的传递，可增强神经-体液系统的调节作用，从而使全身性的自主调节功能得到加强，对疾病的预防和治疗、病伤残后的康复具有重要作用。例如，海滨气候能调节神经衰弱、自主神经功能失调，有益于神经精神系统的协调平衡；饮用矿泉可调整胃酸的分泌，胃酸过多时可使其降低、过少时可使其升高。

4）提高老年人免疫功能

自然疗养因子通过对皮肤、呼吸道黏膜、神经-内分泌-免疫系统、血液系统、巨噬细胞系统等的作用，可提高机体的防卫和免疫功能，即加强皮肤的屏障功能、细胞免疫和体液免疫功能。例如，森林气候能够净化水质、净化空气、消除噪声和调节神经-体液免疫；森林中的空气负离子能抑制葡萄球菌、沙门氏菌等细菌的生长，并能杀死大肠杆菌，对消除疲劳、恢复体力、增强机体抵抗力有良好的作用；日光浴促进维生素 D 形成，改善钙、磷代谢，能通过神经-体液途径影响下丘脑、垂体、肾上腺、甲状腺、性腺和胰腺的内分泌功能，提高机体的免疫功能。

5）增强老年人代偿功能

自然疗养因子可调动和锻炼机体各系统、器官、细胞的代偿功能。不同的自然疗养因子对机体各种代偿功能的作用效果有一定的特异性。例如，高山气候能使人呼吸加深，肺活量增高，脉搏加快，心脏搏出量增加，血液循环加快，从而使体内氧化过程加强，代谢能力增高，可提高机体的代偿能力；氡泉浴能使氧化过程增强，需氧量及气体代谢增加，血液 pH 碱化等。

6）改善老年人机体的反应性

自然疗养因子作用于机体，对决定全身性反应的各种生理过程起到动员和调节作用，因此可改善机体的反应性。自然疗养因子对机体反应性的改善，不仅可以抑制变态反应性疾病或自身免疫性疾病的发展，改善老年慢性病患者对不良气象因素作用的反应，还可以增加药物治疗的疗效，甚至可以减轻药物治疗的副作用。例如，矿泉对一些变态反应性疾病有良好的治疗效果；森林浴时，森林植物散发的精气、香气，即芬多精，可杀菌及净化机体；瀑布、溪水水花或植物光合作用所产生的阴离子，可使人们镇静安神，消除失眠、焦虑，促进新陈代谢。

7）促进老年人恢复正常的生物节律

人的生活和工作方式如果符合人体的生物节律，可促进身体健康。科学地应用自然疗养因子和人工物理因子可使异常的生物节律正常化。疗养因子的作用时间与生物节律是否协调，也直接影响疗养效果，所以应用疗养因子时，应当根据疗养员的季节性生物节律的变化，确定合理地综合应用疗养因子的内容、强度、剂量和时间。例如，较高温度的矿泉浴后，可促使日节律不正常的尿 17-酮类固醇、17-羟皮质类固醇恢复正常。

8）促进老年人恢复正常的心理状态

美丽的景观、良好的社会环境因素和自然疗养因子，可显著改善疗养员的精神情绪状态，使之由郁闷转向愉悦、由悲观转向乐观、由消极转向积极，有利于恢复健康的心理状态，增强战胜疾病的信心。例如，景观疗养因子通过人体感觉器官，例如，视觉、听觉、嗅觉、触觉、味觉等对景观的感知，可陶冶情操、开阔胸襟、放松心情，对中枢神经系统起到镇静作用，对患有神经官能症、自主神经功能失调、溃疡病等的老年人有积极的心理治疗和医疗保健作用。

2. 疗养院开展老年康复和健康管理的可行性分析

老年人的疗养、康复与健康管理既是康复与健康管理在疗养这个特定行业的衍生固化，又是健康管理理论普遍指导与疗养、康复工作具体运用相结合的生动实践。在疗养院开展老年康复与健康管理，是推进我国康复事业发展的有效途径。

1）疗养院专业基础厚实

开展老年康复与健康管理服务，需要专业化设施设备来保障、专业型人才来实施。国内的疗养院大多有几十年的建设发展历史，经过长年实践，已经在预防保健、疾病治疗、病后康复等领域形成了一定的优势和特色，如开展泥疗、水疗、森林浴等特色康复疗养项目，建立专科疾病早期监测和康复治疗专科等，打出了"精品"，创出了"品牌"。尤其是疗养院在慢性病防控实践中彰显出来的独特优势，为推进老年康复与健康管理奠定了厚实的基础。

2）疗养院技术特色鲜明

自然疗养因子是疗养服务的独特技术，加强自然疗养因子性质、作用机制、作用效果、应用方法与康复医疗、健康管理的融合研究，是推进老年康复与健康管理的有效抓手。多年来，疗养院充分发挥自身的资源优势，形成了特色鲜明的康复疗养与健康管理技术路径和科学标准，构建了自然疗养因子在康复疗养与健康管理中的运用机制。例如，针对"亚健康"状态群体，采用自然疗养因子、中西医结合等手段，促进"亚健康"状态的恢复；针对疗养对象健康问题和疾病类型相对集中、发病机制相对类似、样本溯源相对较易的特点，加强专病专科康复疗养与健康管理技术研究，在职业性疾病、肿瘤、心脑血管疾病、代谢性疾病和神经系统疾病防治等多发病、常见病的预防、康复上，形成了鲜明的技术特色。

3）疗养院功能定位集成

疗养院的预防保健理念、早期康复理念与健康管理的"零级预防"理念、中医"治未病"理念有异曲同工之处，其目的均在于使人民群众更好地拥有健康、恢复健康、促进健康；服务手段均是通过健康检测、风险评估、健康干预与生活方式改善，为病前和慢病早期或康复期人群提供全程、连续及主动的专业特色服务，功能定位强调预防保健、康复治疗、中医养生、心理调适、健康管理优势互补，整体发展。疗养院应着眼全面提升服务能力，构建"立足主业（即突出康复疗养特色）、依托医疗（即做到医院优势与疗养院优势互补）、开拓功能（即发展有别于宾馆式服务和医院式服务的康复疗养与健康管理服务）"的康复疗养模式，形成与社会需求相适应、与老年康复和健康管理服务相配套的保障体系。

4）开展老年康复与健康管理服务的要求紧迫

根据 2015 年第四次中国城乡老年人生活状况抽样调查结果，我国失能、半失能老年人大约 4063 万人，占老年人口比重 18.3%。随着老龄化进程的加快，预计到 2020 年，我国 60 岁以上老年人将达 2.45 亿之多，失能人口进一步增加。赡养如此庞大的老年群体，不仅是子女和家庭的责任，更需社会政策和卫生体制的支持及社会的广泛关注。2013 年，国务院出台了《关于促进健康服务业发展的若干意见》，鼓励社会资本大力发展健康服务业，满足人民群众多层次的需求。当前，作为健康服务的重要力量，我国疗养院的数量比较少、内涵不够厚、质量不够高，难以应对老龄化增速带来的慢性病及其风险人群持续增加等问题。这就要求现代疗养院管理者必须具有宏观战略眼光、超前思维意识、科学定位服务功能，大力推进老年康复与健康管理体系建设，从而满足广大人民群众日益紧迫的健康需求。

3. 疗养院老年康复和健康管理的特点及内容

面对老年慢性病患者不断增加的严峻形势，在疗养院实施老年康复和健康管理，促使已发生的疾病向健康和康复的方向转归，对于提高老年人群的健康水平具有十分重要的现实意义。

1）疗养院老年康复和健康管理服务特点

疗养院老年康复和健康管理特点主要体现在人群特点和周期特点上。人群特点是针对生理指标异常的人群，主要包括各类创伤、职业损伤，以及代谢综合征、糖尿病、高血压、冠心病、脑卒中、慢阻肺、肿瘤等慢性非传染性疾病患者。周期特点是疗养周期相对较长，通常需 30 天以上。

2）老年康复和健康管理服务主要内容

（1）个体化体检：在全面健康筛查的基础上，突出老年患者原发疾病情况和主要健康风险因素，调整体检项目，实施个体化专病体检。

（2）建立电子健康档案：主要包括个人一般信息、现有症状、既往慢性病史、家族史、生活方式、既往体检数据及心理状态等，结合信息情况为疗养康复人员建立相应的电子健康档案，为实施健康评估和开展疾病管理打下基础。

（3）分类疾病预警及风险因子评估：按损伤和疾病种类，对老年疗养员健康状况及疾病危险性进行分层评估和预警。

（4）实施个体化老年康复与健康管理服务。

第一，个体化非药物干预和生活方式干预。①自然疗养因子调理。运用气候、日光、海水、医用矿泉、治疗泥、景观、森林等自然疗养因子调节身心，促使失衡的机体恢复正常。②理疗与体疗。制定个体化运动处方，在医护人员指导下开展太极拳、太极剑、养生操等训练和理疗、针灸、推拿等治疗，强健身心，促进疾病康复。③合理膳食。根据老年疗养员病情，针对性设置糖尿病、低盐、低脂等康复治疗饮食，并开展营养知识教育，培养良好的饮食习惯。④心理疏导。对于伴有心理障碍、抑郁、焦虑、失眠的康复疗养人员，给予心理评定和治疗，实现自我调控，改善心理状态。⑤健康教育。开展健康知识培训，纠正不良生活方式，增强预防疾病和自我保健的能力。

第二，个体化药物干预与功能训练治疗：依据现代慢性病循证指南，进行相关慢性疾病的规范治疗，如糖尿病患者的降糖治疗、高血压疾病的降压治疗、高脂血症的降脂治疗、冠心病的扩冠治疗、肿瘤的对症治疗等，必要时组织专科会诊。同时，积极开展传统康复功能训练与治疗，从生理、心理、职业和社会活动等方面进行全面的整体调适，提高生活质量，实现重返社会、重返工作岗位的目标。

（5）跟踪与随访：建立疾病与健康档案电子数据库，坚持全程的健康检测和长期跟踪指导。

3）老年康复疗养与健康管理的效果评价

健康知识知晓率：通过问卷调查，评价近期观察目标，如危险因素认识度和疾病知识、保健知识知晓度等。

健康指标改善率：健康指标改善率是评价老年康复与健康管理效果的有效指标，通过健康体检、问卷调查和仪器对比测量，区分病种，对老年疗养人员进行分类效果评价。评价指标应涵盖主观感觉、生理检查、心理状态、疾病矫治及转归、自我保健能力和体能等各个方面。

4. 老年人的"候鸟式"疗养

"候鸟式"疗养类似于候鸟的生活方式，在不同的季节选择不同的生活场所。"候鸟式"更多地遵守自然天气的变化，通常情况下是在夏季选择到北方避暑，如哈尔滨、沈阳等地，这些地区的夏季气温是比较适宜的；而冬季则在南方如三亚、北海等地区生活。"候鸟式"疗养非常符合老年人的保健康复需求。由此可见，这种"候鸟式"疗养需要以连锁经营的疗养院为基础，让老人在不同季节到不同地区的疗养院生活，这样既能够满足养老需求，也能够减少老人自己寻找疗养院过程中带来的麻烦。

当前，我国的老龄化问题日渐严重，"候鸟式"疗养的出现为我国未来的养老模式提供了良好的借鉴，具有一些明显的优势。

（1）满足了老年人的健康需求。当前我们看到很多老年人对于保健品乐此不疲，屡屡上当还是屡屡购买，究其原因，就是因为老年人对于健康越来越重视。而"候鸟式"疗养则很好地遵循了自然的规律，让老年人始终在比较温和的气候中休闲养生，这对于他们的身体有极大的帮助和改善。而且，"候鸟式"疗养并不是短期的旅游，长期适宜的气候能够让老人以更加温和的方式生活。另外，"候鸟式"疗养往往会有一定的群聚效应，老人之间可以相互认识，而且因为地域性影响，他们往往都有共同的谈论话题。

当前很多老人与子女沟通不畅导致他们非常孤独，但是这种"候鸟式"疗养则容易让他们产生信任感，彼此之间有理由相互沟通，这对于老年人的内心健康非常有利。因此"候鸟式"疗养对于老人健康的影响是显而易见的。

（2）为商业养老机构发展提供了思路。传统的养老机构发展已经无法满足当前老年人的需求，尤其是一些退休后经济条件较好的老人，他们不满足于长期生活在一个地区。"候鸟式"疗养则能够让他们自由选取生活的地区，在很大程度上满足了他们多元化的需求，因此能够得到市场的认可，商业养老机构也可以在这样的过程中找到自己的发展方向。显然，"候鸟式"疗养模式的利润更高，而且更容易和其他的产业形成联动性，无论是旅游行业还是其他行业都能够帮助"候鸟式"养老进行宣传，而双方的合作也能够提升利润。当前很多房地产公司都在建立社区养老模式，而"候鸟式"疗养模式则能够很好地满足社区养老需求，这就给房地产行业带来了良好的发展思路。当然，对于商业养老机构来说，这是非常重要的发展方向。

（3）解决了子女的后顾之忧。当前很多子女的经济条件比较好，但是工作强度也比较高，这就使得很多子女陪伴父母的时间比较少，很多子女想带父母出去走走，却苦于没有时间和精力，但"候鸟式"疗养则在很大程度上满足了子女的需求，让父母可以在各地走一走，且生活质量有保障，这就能够让子女更加积极的工作，对于服务的担心也比较少。

综上所述，"候鸟式"疗养的优势是非常明显的，对于社会各界都有着非常积极的意义。因此，研究如何更好地构建"候鸟式"养老就成为当前商业养老机构必须思考的问题。

典型案例：浙江桐庐健康小镇建设

健康小镇建设是国家"健康中国"战略和"新型城镇化"战略相互融合的具体实践。2016年10月，国家发展和改革委员会发布的《关于加快美丽特色小（城）镇建设的指导意见》指出，发展美丽特色小（城）镇是推进供给侧结构性改革的重要平台，是深入推进新型城镇化的重要抓手。根据《指导意见》，全国多地都将发展健康产业列为特色小镇建设的重要内容，建设了多种类型的健康小镇，如黑龙江扎龙温泉小镇、无锡阳山养生小镇、扬州中德国际健康谷、上海宝山罗店健康城等。

在众多健康小镇建设中，浙江桐庐的健康小镇可以作为突出代表。作为"中国长寿之乡""中国养生保健基地""华夏养生福地"的桐庐，从2013年起就积极筹划建设健康服务产业聚集区。经过两年建设，2015年，桐庐健康小镇被正式列为浙江省首批37个特色小镇之一。

桐庐健康小镇三面环水、一面临江，富春江为桐庐提供了高品质水源，水源达标率100%；森林覆盖率达到72.2%，空气中负氧离子浓度每立方米2578个以上，是普通城市的50倍；全年有346天空气质量达到或优于二级标准，PM2.5浓度年均值低于35；年平均气温15℃，酷暑天平均气温不超过26℃。良好的自然条件是桐庐建设健康小镇的生态基础。由土壤、气候、水源、种植传统影响的特色有机农产品和珍稀中药材，也为桐庐健康小镇发展健康食品业和中药产业提供了优质原料。桐庐健康小镇北接杭新景高速公路，杭黄铁路桐庐站就设在小镇，优越的地理位置和便利的交通条件是桐庐健康小镇发展的另一项自然生态优势。桐庐健康小镇还通过积极引进医联体、国际健康管理团队等方式，实现管理、技术、信息等要素的聚集。

桐庐健康小镇有悠久的中医药健康文化传统，相传"桐庐"地名的由来就源于桐君老人（上古时药学家）于桐君山下结庐采药、治病救人。桐庐健康小镇注重挖掘"桐君"中医药文化，还建立了桐君中医药文化博物馆。此外，桐庐作为"中国长寿之乡"，还积极挖掘和培育养生文化，推广"潇洒桐庐，养生福地"的养生文化品牌。桐庐健康小镇把树立健康理念、普及健康知识、引导健康心态、培养健康习惯、强化健康行为、营造健康氛围作为推进健康小镇文化发展的具体抓手，通过定期举办国际养生文化论坛、中医健康文化高峰研讨会等形式，培育健康文化。

四、老年健康旅游

旅游、文化、体育、健康、养老被称为五大幸福产业，与人们的生活品质息息相关。随着人们健康观念的增强，健康产业与旅游产业融合发展的模式从小众化市场走向更多人的事业，成为旅游市场的新宠。2016 年 10 月，中共中央、国务院印发的《"健康中国 2030"规划纲要》，明确提出要积极促进健康与旅游融合，催生健康新产业、新业态、新模式，制定健康旅游行业标准、规范，加快推进健康旅游产业发展。为此，2017 年 5 月 17 日，国家卫生计生委等五部门联合发布了《关于促进健康旅游发展的指导意见》，为健康旅游业的发展指明了方向，提供了根本遵循。面对老龄化和慢性病的双重挑战，将健康产业、旅游产业与养老服务融合发展，催生适合老年人健康需要的老年健康旅游新产业，是加强健康服务、提高老年人生活质量的重要途径。

（一）老年健康旅游的概念和特点

旅游是人们在一定时间内前往非惯常环境进行观光、休闲、商务、游学、康养等经济社会活动，以及由此产生的各类供需关系总和。老年健康旅游是老年旅游的重要组成部分，定义"老年健康旅游"需涵盖老年人的年龄标准和老年旅游的基本内涵。

1. 老年旅游的概念

1956 年，联合国将 65 岁以上界定为老年；1982 年，维也纳召开的老龄问题世界大会将 60 岁以上界定为老年。欧美国家及发达地区多采用 65 岁以上的老年标准。世界卫生组织建议亚太地区和发展中国家使用 60 岁作为老年人的年龄标准。我国以 60 岁作为老年人的年龄标准。

老年旅游，也可称为银发旅游，是指年满 60 周岁的人们出于观光游览、娱乐消遣、养生保健、疗养休闲等目的而暂时离开自己的常住地，前往异地他乡的旅行和逗留活动。

2. 老年健康旅游的概念

国内外学术界对健康与旅游结合的相关研究有很多，也提及了不少相关概念。早在 1987 年，Goodrich 就提及了健康护理旅游（health-care tourism）并进行了界定，认为健康护理旅游是观光旅游的一部分，是指除了基本的观光设施以外，还通过销售健康照顾及设备来吸引游客的一种旅游方式。2016 年，国家旅游局发布的《国家康养旅游示范基地》行业标准（LB/T 051—2016），将健康旅游称为康养旅游，并对其概念进行了相应表述：康养旅游是指通过养颜健体、营养膳食、修心养性、关爱环境等各种手段，使人在身体、心智和精神上都达到自然和谐的优良状态的各种旅游活动的总和。其实，从本质上来说，康养旅游就是保健旅游，是指游客通过离开居住地前往旅游目的地进行旅游，其目的主要是为促进健康所参与的一系列旅游活动。

结合老年人的年龄标准、旅游和保健的基本概念，我们可对老年健康旅游的概念进行相应的表述。老年健康旅游，是指年满 60 周岁的人们出于促进身心健康的目的，暂时离开自己的常住地，前往异地他乡的旅行、逗留和养生保健活动。

3. 老年健康旅游的特点

从老年健康旅游的概念可以看出，老年健康旅游也是一种将医学、保健、养疗技术渗透到老年旅游活动中的一种休闲方式，与老年人的其他旅游方式相比，有其自身特点。

1）目标群体比较明确

健康旅游的目标群体主要针对具有一定经济实力和闲暇的老年群体、亚健康群体和患病群体。尤其是离休、退休的老年人，他们拥有充裕的、可自由支配的时间，有着固定的退休金和养老保险金，对资金的支配有着较强的自主性。因此，很多老年人已经把健康旅游当成度过这些自由时间的最好选择之一。据中国老龄产业协会老龄旅游产业促进委员会与同程旅游联合发布的《中国中老年人旅游消费行为研究报告2016》显示，中老年旅游者"有闲又有钱"，月收入7000元以上者占比超三成。在"有钱有闲"的情况下，老年人更希望多去看看这个世界。根据全国老龄工作委员会调查显示，我国老年人旅游人数已经占到全国旅游总人数20%以上。国家旅游局统计数据显示，2016年国内旅游人数达44.4亿人次，由此估算出2016年我国老年人走出家门旅游8.88亿人次，平均每人每年出游约4次。有关资料显示，截至2017年年底，我国60岁以上老年人口已达到2.41亿，占总人口的17.3%，预计2025年将达到3亿。由此可以看出，老年人健康旅游需求非常旺盛，已成为旅游市场中最具潜力的目标人群。

2）旅游方向比较明确

与传统性质的观光旅游相比，健康旅游更加重视身体素质的锻炼和提高、心理上的愉悦和享受，以及精神上的放松和满足。这些因素决定了健康旅游的目的地一般是在环境污染较轻、空气相对清新、理疗康复和锻炼养生等相关医疗保健设施齐全的地方。因此，健康旅游的目的地主要是环境优美、空气清新，并且具有特定的医疗、养生资源的地区。但是，这些地区在节日放假期间人满为患、一房难求。对于具有充裕的、可自由支配时间的老年人来说，可以选择不太拥挤的淡季外出，这样既避免旅游高峰时的拥挤不堪，又为淡季旅游注入了活力，使旅游淡季不淡。基于调查数据的分析显示，老年人群在出游时间的选择上明显集中在3月、4月、5月及9月、10月，季节上一般是春季和秋季为主，而在具体的出游时间节点的选择上，仅有不足20%的中老年受访者表示会在节假日期间出游，而超过80%的受访者则表示"随时可出游"。该项数据表明，中老年人健康旅游时间非常灵活、自由，与年轻消费者形成鲜明对比，是最有资格"说走就走"的一群人。

3）在目的地停留时间长

健康旅游与一般意义上的一次性观光旅游并不相同，其特点是在目的地停留时间长且重复消费比例高。健康旅游的目的在于和亲人、好友一起度过愉悦、健康的幸福时光，在舒适愉悦的体验下维护身体健康，所以他们通常会居住较长时间，会慢慢享受各项服务，也会定期或不定期地参加某些项目。因此，健康旅游对目的地的项目规划设计、配套设施建设、接待服务质量、组织管理水平等各环节、各方面要求较高。所以，健康旅游人群在挑选目的地时，一般都会对附近健康养身项目质量、医疗资源配套条件、交通便利程度进行综合考虑。此外，随着社会经济的发展，老年人的旅游观念也在不断更新，喜欢旅游景点相对较少、节奏较慢的"慢游"线路，注重游玩和休息相互协调的品质线路越来越受到青睐。因为出游时间灵活，老年人的出游频次也明显高于其他年龄层，并且更加偏爱长线游（出游天数超过三天）。调查数据显示，单次出游天数方面，33%单次出游行程在8天及以上，另有23%的老年旅游者表示对行程天数无明确偏好（多少天都无所谓）。

4）喜欢结伴报团旅游

由于健康原因，为方便互相照顾，同时出于安全、稳妥、方便等方面的考虑，老年人出游主要依赖旅行社。老年健康游客已成为旅行社重要的客源，越来越引起旅行社的重视。老年人对旅游产品的讲究也较年轻人更为精致，他们更推崇特色，讲究品位，在旅游线路的选择上，更注重旅游文化内涵、红色旅游和服务质量。所以大多数旅行社为老年游客推出专门的旅游线路，为老年人提供方便、安全的旅游生活。国内大多数旅行社几乎都开设有经营"老年旅游"的部门，还有部分旅行社专门从事老年旅游，为老年人量身定制了一些线路产品。

5）高度注重健康和心理感受

健康旅游群体与一般旅游消费群体相比，更重视健康及心理感受，这就意味着开展健康旅游的地点，一方面要满足空气清新、气候适宜、景观优美、医疗配套资源完备等条件，适合体育、休闲养生；另一方面，还要能够给人们带来精神上的享受和体验。例如，生活节奏相对缓慢、有差异的民族色彩和精神文化。另外，人到老年后，怀旧和沿袭旧俗的心态大于对新事物的学习和接受，其生理和心理基础在于老年人学习能力弱，对过去的远期追忆深刻，而对当今的近期记忆弱化。因此在旅游消费中，老年人在目的地的补偿性消费特征明显，对传统产品、怀旧产品有浓厚的兴趣，而对于时尚的、潮流的产品兴趣不大。总之，由于健康旅游群体对目的地的舒适性及医疗配套条件的要求显著高于传统观光旅游，所以在饮食、住宿、出行、医疗等方面都会有宽松的预算和花费。

（二）老年健康旅游的功能分类

我国健康旅游的产品有很多，包括中医药养生旅游、美容整形旅游、生态旅游、医疗保健旅游、温泉旅游、森林康养旅游等。根据老年人的特点和健康旅游产品的功能，我们可以将老年健康旅游分为以下几种类型。

1. 生态养生健康旅游

生态养生健康旅游是指旅游目的地依托其现有的旅游资源，如当地的温泉、森林资源等，以养生保健、增进身心健康为主要目的，开发的老年旅游系列产品，包括温泉健康旅游、森林健康旅游等。这一旅游产品的特点是必须以生态养生为主，结合温泉、森林氧吧等自然资源，借以体验、观光、学习其相关文化等方式，从而提高老年游客自身的身体和心理水平。

2. 运动休闲健康旅游

运动休闲健康旅游是指借用旅游目的地周边环境的相关运动资源及设施，以运动参与为主要内容（如参与体验或者现场观赏某一适合老年人身心特点的体育赛事等方式），达到休闲、养生、促进健康目的的一系列健康旅游产品。例如，一些身体状况良好的银发族，他们通过高尔夫、登山、徒步、海游等活动，在运动的同时享受周边的环境，让自己的身心得到放松，让自己的身体得到锻炼。

3. 休闲度假健康旅游

休闲度假健康旅游是指老年人以度假旅游产品为载体，享受并积极参与到一系列具有个性化、人性化的服务中，通过放松身心、获得体验，实现其追求健康、亲近自然、陶冶情操及增添生活情趣的休闲活动。这一旅游产品的特点是老年游客在旅游目的地逗留时间较长（一天以上或过夜）。它与其他健康旅游产品最大的区别在于老年游客的主要目的是在旅游目的地放松自我，强调休息和保健。

4. 医疗保健旅游

世界卫生组织对医疗保健旅游的定义是：以医疗护理、疾病与健康、康复与修养为主题的旅游服务。

老年医疗保健旅游是指依托于旅游目的地的医疗保健、康复等机构，利用当地的医疗保健资源，吸引老年游客到当地接受医疗护理、疾病治疗、保健、体检、康复等医疗保健服务。医疗保健旅游对旅游目的地的医疗水平（也可以是单项医疗技术）要求高。在我国较多的是以传统医疗资源——中医为依托，推广应用的中医药健康保健旅游。

5. 文化养生健康旅游

文化养生健康旅游是指合理地发掘利用当地传统养生文化和养生产业的旅游资源，整合地域文化，以优化人类生存现状与提升生活质量为养生的目标，依托自然生态环境，开发养生类旅游产品，最终实现养生文化产业旅游价值提升的各种现象和关系的总和。这类产品主要依托我国传统的养生文化资源，学习我国悠久的养生文化，以禅修、素食、道教医术、太极养生功、易筋经气功养生等为主要的养生手段，使老年游客的身心健康得到提升。

（三）中国老年健康旅游发展模式探讨

如前所述，现阶段老年健康旅游功能种类较多，但发展的水平和模式不一，多数处于初级阶段。这主要是因为老年健康旅游产业在发展过程中，基于产业融合类型的多样性、产业运作过程的繁杂性，导致其发展模式不尽相同，需要根据不同的功能类型进行创新开发，寻求适合老年人的特有健康旅游产品。

1. 老年生态养生健康旅游模式探讨

我国拥有生态资源的地区有很多，如福建的温泉、四川的森林资源等，同时也有比较优秀的相关产品出现。但是我国对这类产品的开发模式比较单一，协同作用没有体现，有些还只是处于简单的观光体验阶段。例如，福建的温泉酒店很多，但多数是在酒店统一规划下，引温泉入池，然后借以某些辅料，如玫瑰、牛奶及一些中草药，就形成了一系列的温泉泡池，这些泡池在不同的酒店都是一样的，这就是一种雷同，没有特色；森林旅游则多数以观光游览为主，森林养生只是其借以宣传的一个名号，经常可见一些标志牌表明此处负氧离子含量多少，而没有真正地结合森林资源进行相关产业的开发，使得资源利用不够充分，导致产品不够吸引老年游客。

针对上述生态养生健康旅游中存在的这些问题，政府相关部门应结合当地的人文和自然景观，突出生态养生的特点，统筹规划，依托当地特有的生态资源进行开发和培养相应的延伸业态，形成以生态养生为主要吸引物（如温泉疗养或森林康养等），结合整个地区的资源，以全域为视角，突出地方特色，最终形成具有地方特色的老年生态养生健康旅游产品。

2. 老年运动休闲健康旅游模式探讨

我国老年运动休闲健康旅游产品存在的主要问题是定位不明确，拥有这些资源的地区更多的是思考如何让自己的观光游客多起来，而不是开发适合老年人运动休闲健康需要的特色服务项目。其实，老年游客在名山登山、在景区漫步的时候就已经是在进行运动休闲养生了，但是因为没有明确的定位，或者老年游客自身的意识不够，导致在旅游过程中无法真正地游玩，而是在赶景点，最终导致身心疲惫。

针对这些问题，我们可以借鉴国外的一些成熟经验进行老年运动休闲健康旅游产品开发。世界著名的高尔夫运动的起源地——圣安德鲁斯高尔夫老球场所在的苏格兰圣安德鲁斯小镇，借助高尔夫运动，在小镇开发了一系列成功的高尔夫运动休闲旅游度假产品，让高尔夫与小镇的生活融为一体，同时也带动了当地其他旅游资源的利用，吸引了大量老年游客。可以说圣安德鲁斯小镇就是一个高尔夫运动康养小镇，是一个成功的老年运动休闲健康旅游目的地。

开发我国老年运动休闲健康旅游产品，在借鉴国外先进经验的同时，应结合老年人的自身特点和当地的体育设施或者体育运动资源，全力打造一个运动休闲赛事社区，营造成一个闭环式的运动休闲养生地，如同英国苏格兰地区的圣安德鲁斯小镇，吸引老年游客观光。这个模式需要我们不断地去培养地区的运动休闲吸引物，从而为老年人健康旅游提供优质资源。

3. 老年休闲度假健康旅游模式探讨

我国大部分休闲度假旅游区邻近城市，较依赖城市。但部分休闲度假旅游区的城市服务基础设施比较落后，无法满足大批量度假者的基本需求。有的休闲度假旅游区的服务设施也相对陈旧，服务水平低下，许多体育运动设施破败，游乐设施建设尚不完善，度假区内的住宿设施缺乏个性特色。部分疗养院的硬件体系陈旧老化，缺少针对老年游客生理和心理需要的专用设施设备，难以吸引老年游客。

老年休闲度假健康旅游产品主要以休闲度假来吸引老年游客，因此要提倡"慢生活"，让他们真正地在旅游目的地以放松心态游玩。这需要对整个区域进行统筹，依托现有的自然资源，建设各种有利游客的辅助度假设施，如主题乐园、漫步道等。这种模式可以让老年游客真正融入目的地的生活。目前我国这一旅游产品开发得不错，如海南三亚、承德避暑山庄、丽江古城的慢生活都是较好的模式。但各地在开发旅游产品的同时，一定要充分考虑到当地整体的规划，重视环境的保护，寻求人与环境的和谐，让整个休闲度假健康旅游可持续发展。

4. 老年医疗保健旅游模式探讨

医疗保健旅游是医疗行业和旅游业相结合的一种新型产业，对提高人民群众身心健康、促进社会经济发展具有重要作用。早在2013年，《国务院关于同意设立海南博鳌乐城国际医疗旅游先行区的批复》正式下达，博鳌乐城国际医疗旅游先行区成为国务院批准设立的全国唯一国际医疗旅游先行区。先行区产业重点发展领域主要包括健康管理、照护康复、特许医疗、医学美容和抗衰老等，形成为游客提供健康管理、医疗服务、康复、体检、养生（护）等的完整医疗产业链。"特许准入、先行先试"的政策推动着中国医疗保健旅游业的快速成长。

但是，与德国、瑞士、芬兰等欧洲医疗保健旅游强国相比，我国的医疗保健旅游还存在起步较晚、项目较少、水平不高等问题，主要以中医、中药行业为依托，开展中医药健康旅游，但尚未形成规模，国内经济水平高的老年游客经常会出境去寻求医疗服务。

发展我国的老年医疗保健旅游应当以旅游目的地的医疗水平（可以是某项或某种疾病的治疗水平）为依托，以常见老年病、慢性病为重点，加大当地服务业的硬件和软件建设，通过与旅游业结合，提高当地的医疗服务水平，提高游客在当地治疗的服务质量，增进老年游客在治疗阶段对当地旅游资源的感知，从而提高他们的满意度。同时，不同地区也应根据自身的医疗强项，大力推广我国的中医中药，做到中西兼并、共同发展，有针对性地做一些老年健康医疗旅游产品，让我国的医疗保健服务能真正成为优质的老年健康旅游资源。

5. 老年文化养生旅游模式探讨

我国的文化养生旅游以禅修旅游和道家文化养生为主，如普陀山的禅修文化旅游、武当山的道家文化养生旅游。这类旅游一般呈现两个极端：一个是高级的禅修班，这种形式更像一种培训班，费用比较高；另一个是比较低端的类似文化观光游，从产品的性质上划分仍属于观光型产品，虽然被冠以"养生"

一词，但其实缺乏主动的、体验式的参与，更多的是通过视觉感官被动地接受相关文化产品。我国多数老年文化养生旅游产品仍处于初级阶段，自然风光与文化资源等旅游资源的整合深度不够，很多产品存在雷同现象，尤其是针对老年人的品牌特色不够突出，缺乏养生文化方面的相关专业知识。总体来说，目前我国老年养生文化旅游的产品类型较为单一，整体服务水平不高，难以满足老年旅游者养生保健、体验参与的需求。

发展老年文化养生旅游是对中国传统文化的一种弘扬，是对先人们总结下来的养生经验的继承。这类健康旅游产品应该深度开发传统文化，例如，我国的道教养生文化旅游产品，可以从道教修身文化、道教医术知识、道教膳食文化、道教养生知识等角度进行旅游产品开发，让老年游客从全方面、多角度了解我国的道教文化养生理念，同时体验道家的养生方式，最终达到促进身心健康的目的。其发展应该是以高质量的自然环境、高水平的养生保健项目、人性化的全程养生服务、和谐的养生氛围为基础，以深厚的传统养生文化内涵为底蕴，融合先进的当代养生技术，打造一流的养生度假概念模式，建设养生旅游策划目的地，最终形成组合式文化养生旅游产业集群。

典型案例：上海健拓生物科技有限公司医疗保健旅游基地建设

上海健拓生物科技有限公司是一家多元化发展的健康保健产业公司，他们以"为用户提供最优质健康资源，为提升国人高品质健康生活而努力"为目标，建立了高端健康体检、中央营养中心、抗衰老疗养、健康生活方式和高科技专项健康管理中心于一体的健康产业集群。

2013年，该公司以功能医学理论体系为核心，结合生活医学、临床医学、分子生物学、分子营养学、抗衰老医学等理论和技术，在上海建成了占地20亩的卓维庄园（后因商标注册原因，更名为庄园时代），为追求高标准、高品质人士提供全方位健康检查、肿瘤早期筛查与风险预防、疾病预防、健康评估与促进和延缓衰老服务，提供国内知名三甲医院、香港医疗机构就医全预约制、私人专属式服务。该健康庄园开业后吸引了国内外大量健康保健旅游人士，尤其是中老人群。开业当年即实现盈利，年均营业收入千万元，且逐年都有25%～30%增长率。

2017年，该公司为满足消费者需求，在当地政府的大力支持扶持下，在上海崇明生态岛的国家森林公园腹地，建成了集度假疗养、抗衰老、功能医学检测和健康生活方式于一体的一站式健康旅游基地——"崇明印象"，开展健康度假疗养、高端精确医疗和家居365天健康生活规划服务，开业半年即实现盈利，年均接待健康保健旅游人士近千人次，人均消费万余元，年营业额增长30%左右。

参 考 文 献

卜从哲, 徐晶. 2018. 我国康养旅游市场开发的必要性和可行性分析. 运营指南, (4): 76-77.
陈雅婷, 孟凡莉, 史鑫, 等. 2017. 基于桐庐健康小镇实践的健康产业要素聚集与政策创新探索. 中华医院管理杂志, 33(2): 128-132.
胡坚勇, 徐琳峰. 2004. 综合医院康复科建设的难点和对策. 中国康复理论与实践, 10(2): 127-128.
黄晓琳, 燕铁斌. 2015. 康复医学. 北京: 人民卫生出版社.
李斌. 2017. 《"健康中国2030"规划纲要》辅导读本. 北京: 人民卫生出版社.
李建军, 密忠祥, 程军, 等. 2012. 我国康复机构现状及未来展望. //第七届北京国际康复论坛论文集. 中国康复研究中心: 10-14.
刘婷婷, 刘铁军, 贾如冰, 等. 2017. 北京某疗养院转型三级康复医院探索. 中华医院管理杂志, 33(5): 396-397.
马敏. 2015. 旅居养老: 一路养老一路旅游. 快乐养生, 12: 77-78.
密忠祥, 程军, 崔志茹, 等. 2012. 我国康复机构组织建设研究综述. 中国医院, (6): 2-4.
密忠祥, 崔志茹, 程军, 等. 2012. 我国综合医院康复科的问题与对策. 中国医院, 16(6): 11-13.
秦一婷. 2018. "候鸟式"养老的发展情况分析. 卷宗, (17): 294.
孙葵, 尹文强, 黄冬梅, 等. 2018. 2009至2016年我国医院康复科资源配置状况分析. 中华医院管理杂志, 34(4): 333-336.

吴殿臣, 董娜. 2019. 康复医疗服务行业现状分析及对策研究. 特别健康, 17(15): 117-118.

武留信, 曾强. 2016. 中华健康管理学. 北京: 人民卫生出版社.

曾耀莹, 励建安. 2013. 二级医院亟待转型康复医院. 中国医院院长, (14): 67-68.

武留信. 2018. 健康管理蓝皮书: 中国健康管理与健康产业发展报告(2018). 北京: 社会科学文献出版社.

张杉杉. 2016. 老年旅游市场开发研究. 电子导刊. 1: 124-125.

中国保健协会, 国家卫生计生委卫生发展研究中心. 2017. 健康管理与促进理论及时间. 北京: 人民卫生出版社.

第五章　智慧医疗与智慧健康服务

熊友生[1]　郑世宝[2]　侯翔宇[3]　陈黎静[3]

1. 全军老干部医疗保健信息网络指导中心；
2. 上海交通大学电子工程系；3. 上海联影医疗科技有限公司

　　智慧医疗与智慧健康服务是面向医疗、护理、康复、养老等多个方面的大健康体系，是一门新兴学科，也是一门交叉学科，融合了生命科学和信息技术。它包括以患者为中心的医院诊疗服务系统和管理系统的信息化，以居民电子健康档案为核心的区域医疗服务系统的网络化，面向居家养老、社区养老、机构养老、医养结合的养老服务智能化，以及融入云计算、物联网、大数据、人工智能、区块链、移动互联网、社交网络媒体等新兴技术的智慧化医疗与健康服务体系。

　　智慧医疗是智慧健康服务的依托，智慧健康服务是智慧医疗发展的方向和必要延伸，以老年人为中心的智慧医疗发展，必然走向全面、精准、高效、便利的全生命周期的智慧健康服务。

　　从智慧医疗走向智慧健康服务的发展路径，将依据智慧医疗的不同发展实际，以改革驱动医疗资源重新优化配置为动力，以医疗健康服务模式创新与运营体制创新为中心，以新一代信息技术与医疗健康服务的深度、一体化融合为保障，呈现出新的发展趋势。

一、老年智慧健康服务发展综述

1. 老年智慧健康的定义

　　老年智慧健康服务，是融合物联网、互联网、视联网，以"感、知、行"为核心，通过信息化技术（包括智能感知技术、无线定位技术、云计算、大数据、信息互通和信息处理技术等）采集个体体征信息、居家养老环境等数据，对涉老信息自动监测、预警并处置，实现家庭、社区、社区医疗机构、健康养老服务机构、大型医疗服务机构间信息的互联互通和分析处理，并提供智能化、个性化、多样化的产品和服务，以满足人民群众日益迫切的智慧健康养老需求。

2. 老年智慧健康服务体系构成

　　传统养老模式需要大量照护人员，发达国家和地区人工成本高，养老企业用工成本不断攀升，加剧了被照护老人和政府的负担，也刺激了替代人工、提升照护质量的新技术在养老产业的推广运用。为突破居家养老信息滞后、技术落后的瓶颈，未来融入云计算、物联网、大数据、人工智能等新技术的智慧养老方案将为居家养老和社会服务提供有力的技术支撑，推动养老模式创新发展。

　　老年智慧健康服务体系由智慧医院系统（电子病历）、区域卫生系统（健康档案）及家庭健康系统（护理档案）三部分组成，构建了完整的、协同合作的、智慧的服务老人的医疗健康体系。

　　作为智慧城市最重要的基础模块，智慧健康技术架构共分为三层，分别为应用层、网络层、终端及感知延伸层。

3.老年智慧健康服务特点

（1）互联的：经授权的医生能够随时查阅老年病患的病历、患史、治疗措施和保险细则，老人也可以自主选择更换医生或医院。

（2）协作的：把信息仓库变成可分享的记录，整合并共享医疗信息和记录，以期构建一个综合的、专业的医疗网络。

（3）预防的：实时感知、处理和分析重大的医疗事件，从而快速、有效地做出响应。

（4）普及的：支持养老机构和护理院无缝地连接到中心医院，以便可以实时获取专家建议、安排转诊和接受培训。

（5）创新的：利用人工智能及大数据技术推动服务模式创新，提升健康服务水平。

（6）安全的：为医护及老年患者提供安全、高效的服务。

二、国外老年智慧健康服务发展经验借鉴

（一）美国智慧医疗发展经验借鉴

美国医疗信息化是以 1996 年美国国家生命与健康委员会（NCVHS）被赋予医疗信息标准化建设的新使命为开端；1996～2004 年，美国的医疗信息化处于探索阶段；根本性的转折点在 2004 年 4 月 27 日，美国布什总统发布第 13335 号总统令，明确要求 10 年内在全美实现电子病历；2009 年，美国奥巴马总统发布第 13507 号总统令，发布了 HITECH 法案（《卫生信息技术促进经济和临床健康法案》），将医疗信息化作为美国医疗改革的一部分；2010 年，再次签署《患者保护与平价医疗法案》，随后出台"联邦医保及联邦医助 HER 奖励计划"；2015 年在美国全国范围内展开医疗服务信息化建设；2016 年，美国医疗信息化本土标准制定完成。从医疗信息化的技术现状来看，美国正在大力研发新的医疗信息化技术。近年来，Google 跟美国的医疗中心合作，为几百万名社区患者建立了电子档案，医生可以远程监控；微软也推出了一个新的医疗信息化服务平台，帮助医生、患者和患者家属实时了解患者的最新状况；英特尔推出了数字化医疗平台，通过 IT 手段帮助医生与患者建立互动；IBM 公司也在这方面做出了很大的努力。

1.美国智慧医疗发展历程分析

智慧医疗（Smart Healthcare）源起 IBM 的智慧地球（Smart Planet）战略。2009 年 1 月 28 日，美国工商业领袖举行了一次圆桌会议，美国总统奥巴马受邀出席活动。席间首席执行官彭胜明向总统奥巴马抛出了"智慧地球"的概念。该战略大致内容为：将感应器嵌入和装备到电网、铁路、建筑、大坝、油气管道等各种物体中，形成物物相连，然后通过超级计算机和云计算将其整合，实现社会与物理世界的融合。同年 2 月，IBM 有针对性地抛出了"智慧地球"在中国的六大推广领域，即智慧城市、智慧医疗、智慧交通、智慧电力、智慧供应链和智慧银行。IBM 倡导的智慧医疗是面向医疗、护理、康复、养老等多个方面的大健康体系，包括：以患者为中心的医院诊疗服务系统和管理系统的智能化；以居民电子健康档案为核心的区域医疗服务系统的信息标准化和互联互通；面向居家养老、社区养老、机构养老，突出"医"和"养"相融合的养老服务智能化系统。

美国智慧医疗产业拥有强大的研发实力，植入式医疗设备、大型成像诊断设备、远程诊断设备和手术机器人等智慧医疗设备的技术水平世界领先。美国是全球最大的智慧医疗市场和头号智慧医疗强国，

目前，美国移动医疗、智慧医疗市场约占据全球市场份额的 80%，同时全球 40%以上的智慧医疗设备都产自美国。

从智慧医疗的应用来看，美国医疗机构利用信息化技术向患者直接提供的远程医疗服务已经成为常态化、规模化应用。目前，美国远程医疗协会（ATA）认可的远程医疗服务已拓展到远程皮肤诊疗、远程病理诊疗、远程精神卫生服务、远程儿科等十几个专科医疗领域。ATA 还通过制定各种远程医疗服务领域的指南文件保证服务质量、安全性及有效性，现已完成《远程病理实践指南》等医疗指南文件 14 份。截至 2017 年，全美已有 31 个州和华盛顿哥伦比亚特区颁布法律，赋予远程医疗在私人保险中拥有和"面诊"一样的法律地位。

2. 美国智慧医疗运营模式分析

美国专家把医院信息系统建设分为五个阶段：数据的收集、电子病历、医疗参谋、医疗协同及完全智能化。简而言之，就是医疗行为中有众多的参与者（包括患者、护士、医师、医院行政管理人员等）在整个医疗过程的各个环节中，既产生数据，又同时分享系统中其他信息资源，大家分工虽有不同，但通过分工协作，可以最大限度地保持对患者医疗救治工作的有序、优质、高效。

移动医疗的创业者和投资人最在意的无非是商业模式。虽然医疗健康行业市场大，但因为体系的复杂性，商业模式并不显而易见。在美国，一些移动医疗产品已经有盈利模式，主要是向医院、医生、药企、保险公司和消费者进行收费。其商业模式主要分为以下几种。

1）为医院（或医生）提供信息化服务

（1）Epocrates：全球第一家上市的移动健康公司。为医生提供手机上的临床信息参考，2012 年营收约为 1.2 亿美金，其中 75%来自于药企，主要是为其提供精准的问卷调查服务和广告。

（2）Vocera：为医院提供移动的通讯解决方案并向医院收费，其核心产品是一个让医生和护士戴在脖子上或别在胸前的移动设备，可以随时随地发送和接收信息、通话并设置提醒，取代了以往在医院里使用的 BP 机。在美国，对患者信息安全性要求很高，有专门的 HIPPA 法案规范信息的使用和传输。一般的移动设备是不允许传输与患者有关的信息的（比如医生不能使用个人的 E-mail 发送患者信息）。Vocera 的设备符合 HIPPA 要求，而且非常适合团队使用。Vocera 在美国有 300 多家医院客户，年收入接近 1 亿美金。公司也在 2012 年上市，市值超过 6 亿美金。

（3）CliniCast：利用健康数据将效果最大化、成本最低化，帮助医生以最合理的价钱提供最好的治疗结果。这个系统包括风险评估、流程简化、效果监控、信息交流，从而检测每个治疗步骤的效果。团队的想法是要让信息透明化，最大限度地提升治疗效率。

2）为客户提供远程医疗服务

（1）ZEO：一家提供移动睡眠监测和个性化睡眠指导的公司。其产品 ZEO 是一个腕带和头贴，可以通过蓝牙和手机或一个床旁设备相连，记录晚上的睡眠周期，并给出一个质量评分。用户可以通过监测得分变化，或者与同年龄组的平均值相比较，对自己的睡眠有一个量化的了解。另外，对于睡眠不好的人，ZEO 也提供个性化的睡眠指导，通过一些测试找到可能的问题。ZEO 的产品在美国很多百货公司都能买到，一套 149 美金。后续的收入还包括个性化推荐产品和药品的佣金。

（2）VOXIVA：提供短信服务的信息咨询公司。用户输入电话号码和身体相关情况，将个性化推荐健康信息。目前 VOXIVA 公司已经上市。

（3）Triage：患者的掌上自诊工具。其由两个急诊科大夫创立，他们发现很多不该看急诊的患者跑来看急诊，中间缺乏一个分诊环节，于是他们把这个诉求做成了 APP，解决用户肚子疼时自助诊断去哪个科室的问题，然后推荐附近医院。

（4）Wello：为个人提供个性化的、平价的健身指导服务。Wello 通过视频连通健身教练和用户，提供实时的健身指导。89%的美国人希望身材更好，Wello 解决了健身只能去健身房的困扰，突破了时间、空间限制，让用户可以随时随地健身。另外，Wello 还发布了一个社区，让用户可以组团健身。

（5）Labdoor：创始人说消费者有权知道他们使用的日用产品的成分是什么，据此，他们会在实验室测试每一种产品的化学成分，并把数据反馈给消费者。"测试结果很惊人：超过七成的产品成分和它们标注的不一样，90%的产品有污染物。我们希望通过这种方式改变生产商说什么是什么的状况，真正树立消费者的信心。"下一步它们会把测试的范围扩大，如化妆品、有机产品等。

（6）Zipongo：为用户指定健康饮食计划。"食疗，食物就是药，我们像医生开药方一样开出'饮食处方'"。用户交小额的月费之后，Zipongo 提供食材、饮食规律建议和一些购买健康食品的贴士，甚至菜谱。Zipongo 和很多食品供应链有合作，这是它货币化的来源。

3）客户关系服务

（1）ZocDoc：根据地理位置、保险状态及医生专业为患者推荐医生，并可在平台上直接完成预约。这个成立于 2007 年的公司，融资总额已接近 1 亿美金。ZocDoc 采取对患者免费、向医生收费的商业模式。患者可以更方便地选择和预约医生，医生可能得到更多患者，尤其是保险覆盖的患者，意味着更多收入。每个月医生需要支付 250 美金使用 ZocDoc 平台。按照 ZocDoc 公布的医生数量，其年收入应该在千万美金以上。未来，ZocDoc 还有更多的收费模式，就是向医疗保险公司收费。保险公司都希望患者去看"性价比"高的医生，而 ZocDoc 的推荐可能影响患者的选择，替保险公司降低成本。

（2）CastlightHealth：旧金山移动医疗服务公司，主要提供个性化的医疗保健交易平台，以帮助相关人员更好地了解医疗服务的价格和某些供应商的质量。

4）信息化诊所运营商

OneMedicalGroup：运营多家诊所，患者可以从网上预约并索取处方药，甚至获得检查结果的电子版，并通过网络查看个人健康结论。医生则可以通过网络访问电子病历。

5）慢性病管理

（1）WellDoc：是一家专注于慢性病管理的移动技术公司，其主打产品是手机+云端的糖尿病管理平台。患者可以用手机方便地记录和存储血糖数据。云端的算法能够基于血糖数据为患者提供个性化的反馈，并及时提醒医生和护士。该系统已通过 FDA 医疗器械审批，而且在临床研究中证明了其临床有效性和经济学价值，因此得到了两家医疗保险公司的报销，提供给投保的糖尿病患者。Welldoc 甚至还和药企合作，利用药企的医药代表向医生销售该服务。

（2）Telcare：Telcare 的 Web 血糖仪能够通过蜂窝网络连接到 Telcare 网站、呼叫中心和医院电子病历系统。公司还提供了专门的门户网站，帮助用户跟踪自己的病情趋势。由于增加了社交网络的功能，Telcare 的门户网站还可供糖尿病患者、患者家庭或监护人通过该网站进行沟通交流。经过患者的许可，多个家庭成员或监护者可同时在计算机和智能手机上看到 Web 血糖仪的检测结果。系统还可以根据预先设定的规则，在结果达到特定阈值或不符合预期目标时，发出短信或电子邮件报警。

（3）AgaMatrix：公司致力于创造、开发、生产和销售一系列血糖仪、生物传感器（测试条）和糖尿病控制软件。AgaMatrix 的产品旨在通过利用该公司专有的 WaveSense 技术，对每项检测进行个性化设定，以提供世界级的精确度。该技术采用了一种被称为动态电化学的新型检测方法，对由血液样本和环境条件的差异所导致的大量误差进行检测和纠正。AgaMatrix 的现有产品包括 WaveSenseKeyNote™、Presto™、WaveSenseJazz™BGMs 和 WaveSenseDiabetesManager™iPhone^RApp。AgaMatrix 的 WaveSense

系列检测仪和测试条，已由保险公司承保，可邮购或在一般的零售店购买。

（4）Cadionet：实时监控心电图的远程监控公司，是 Mhealth 的主流模式。用户将芯片类产品贴在身体部位，芯片会将心电数据传输到手机终端，采集的信息再传到 24 小时监控中心，与健康数据进行比对；如果存在异常，由线下医生提供服务。

（5）Wellframe：结合移动技术和人工智能，打通"医院-家庭"的服务空间。第一款产品面向心脏病患者，用这种跟踪健康管理系统节省他们反复的复诊手续和费用。病患可以把这种产品当作一个"健康管家"进行日常康复和保健活动的管理。

（6）OpenPlacement：主要提供老年人出院之后需要的日常家庭护理。按照 CEODominic 的说法，约有 600 万美国老年人在两次比较大的体检之间间隔一年，中间的过程非常低效且杂乱——患者经常收到一些信息不全的复诊通知，或者复诊设备过了排期。在 OpenPlacement 提供的数据基础上，医生可以根据床位、地理位置、预算和患者备注来向患者提供切实可用的健康服务。

6）可穿戴设备生产商

可穿戴设备即直接穿在身上，或是整合到用户的衣服或配件的一种便携式设备。可穿戴设备不仅仅是一种硬件设备，更是通过软件支持、数据交互、云端交互来实现强大的功能，可穿戴设备将会给我们的生活、感知带来很大的转变。苹果公司最早被外界曝光正在秘密研发一款智能手表，随后不久，谷歌公司对外展示了带有摄像头的智能眼镜，人们带上这款眼镜后可以随时查看邮件、和朋友对话聊天。另外，美国运动外设厂商 Jawbone 已经推出了 JawboneUP 智能手环，戴在手腕上，就能监测自己的日常活动、睡眠情况和饮食习惯等数据。人们可以将这款智能设备插在 Android 或者苹果 iPhone 手机显示这些监测数据，并给出一个长时间段的统计和分析结果。由此可见，可穿戴式智能设备热潮兴起，不仅 Apple、Google、百度等 IT 巨头热衷于此，而且英特尔、TI、美信等半导体厂商亦瞄准可穿戴设备的研发与创新，乐此不疲。

7）大数据服务

Athenahealth：是一家全球领先的健康护理技术提供商。它提供基于云服务的电子病历、业务管理、病患沟通以及协调护理四项服务，并提供移动医疗应用软件。近年来发展迅猛，医疗信息数据的几何倍数增长，给整个医疗行业带来了巨大压力。而大数据技术的华丽出场，让医疗信息化进入了飞跃式发展的关键时期。

3．美国智慧医疗发展现状分析

分析目前美国智慧医疗行业的发展情况，可以发现以下几个比较鲜明的特点。

（1）数据是关键。目前，深度学习技术是人工智能技术的主流代表。深度学习技术的显著特点是需要海量数据对其进行训练才能达到最好的效果。因此，对智能医疗公司来说，谁掌握了海量的优质数据，谁就能在竞争中抢得先机，得数据者得天下。

（2）民间资本是主力。尽管智慧医疗的投资连年上涨，但目前资本的主要来源还是以风投公司为代表的民间资本。美国政府 2016 年发布的《国家人工智能研发战略规划》也明确了将对人工智能研发进行长期投资。

（3）肿瘤是热点方向。肿瘤是近年来整个医疗行业的热点，无论是免疫疗法，还是 PD-1 新药开发，围绕肿瘤防治的各项研究层出不穷。肿瘤也毫无悬念地成为智慧医疗的热点方向。

（4）细分领域是广阔舞台。智能医疗的大部分公司都是近两三年才进入该领域的，智能医疗还是一片广阔的"蓝海"，有大量的空间供初创公司生长、发展。智能医疗的各项细分领域，成为初创公司施展的广阔舞台。

4. 美国智慧医疗对我国的启示

自 IBM 提出智慧医疗理念后，很快得到了广泛认可，美国、韩国、日本、阿联酋等国家和地区纷纷提出与智慧医疗相关的规划。我国的一些城市也相继提出了智慧医疗的规划思路和建设方案，其中杭州市出台了包括网络、数据中心、信息平台、业务应用平台在内的智慧医疗建设方案；上海市制定了覆盖医疗保险、公共卫生、医疗服务、药品保障的智慧医疗蓝图；北京市建立了覆盖急救指挥中心、急救车量、医护人员及接诊医院的全方位和立体化智慧急救医疗协同平台。

以医院为核心，以区域为补充，更精确的数据采集和应用、更明确的患者导向，是大数据时代美国智慧医疗带给中国的鲜活启示。

（二）欧洲智慧医疗发展经验借鉴

1. 欧洲医疗卫生信息化发展概述

在 20 世纪 90 年代中期，几个欧洲国家开始广泛强调信息技术在卫生领域应用的国家战略，此后不断地进行回顾和发展。在绝大多数国家，中央政府协同卫生部和民政部等相关部门引导方针政策的制定。

协调的方针政策也经常起源于政府的其他部门，如研发部或教育、远程通信、公共行政管理和财政部。由于政治行政管理制度，一些国家已把战略发展的责任移交地方当局（如西班牙、德国、比利时），其他集团或机构（如大学和研究机构、私营公司、志愿组织和论坛）是中央政府的有益补充。国家战略围绕下面的目标或主题发展：①电子病历；②通讯架构和网络；③标准化；④安全和隐私；⑤国内和国际合作研究。向民众和患者阐述医疗卫生信息化，许多人认为这是医疗卫生信息化的核心要素之一，但只有一些国家在战略里得到体现（如丹麦、德国、冰岛、爱尔兰和英国）。

2. 欧洲医疗卫生信息化架构分析

医疗卫生信息化的提供很大程度上依赖一个合适的架构（如安全、高科技）。2003 年开始，一些国家使用全国或区域性的医疗网络。瑞典、挪威和德国使用区域性医疗网络；西班牙和芬兰利用区域性项目，将姓名地址录到相互联系又广泛分布的现有系统中。这些都是利用良好的私有闭路网络完成的，很少利用公共互联网。丹麦、法国、冰岛、卢森堡和英国实施了安全的国家医疗卫生网络。在我们研究期间，7 个欧盟国家和候选国家没有安全的全国或区域性医疗卫生架构：希腊（克里特岛除外）、拉脱维亚、爱沙尼亚、马耳他、葡萄牙、波兰、斯洛文尼亚。塞浦路斯、捷克、意大利和荷兰都有不同的行业网络（银行、政府等）。欧盟多数国家出台了关于信息通信技术（ICT）应用的国家安全政策，成员国已实施了关于数据保护的 95 / 46 / Ec 指令，设立了相关的办公室或部门。大多数成员国批准了一项法律，根据欧盟的指导，规定了电子签名和认证服务的框架。只有少数欧盟国家确定了专门的国家医疗卫生安全政策（丹麦、冰岛、卢森堡和英国）。芬兰启动了一个全国性项目，确保医疗卫生信息化通信平台的安全。德国已开始起草医疗卫生安全政策。芬兰和英国也开始规定医疗卫生国家架构。在欧盟水准上，安全政策的进程不同步。

3. 欧洲远程医疗发展现状

最初，只是欧洲的几个国家进行了远程医疗的可行性应用研究。随着欧盟逐渐认识到信息科学和通信在医疗健康系统发展中的重要性，在欧洲，掀起了一场远程医疗研究的新热潮。德国、英国、挪威等欧洲国家在远程咨询、远程会诊、远程会议和远程军事医学等方面已经取得了重要进展，并在大学、医院建立了一些实验性的网络，为远程医疗在欧洲的普及奠定基础。

据不完全统计，欧洲已有超过 50 个国家建立了远程医疗系统，拓展心脏科、口腔科、皮肤科、救护、放射、监护、手术等不同的应用领域。

自 2000 年年初开始，德国的远程医疗系统进入普及阶段。医疗系统中包括医院和各社区之间的合作通过远程医疗网络得到了加强。此外，包含所有医学资料的医疗保健平台正在建设之中。

意大利非常重视医疗活动中高科技治疗效果，远程医疗就是其中之一。目前意大利远程医疗非常成熟，而且在专科方面有较突出的表现。

波兰开展远程医疗的时间相对于其他欧洲国家来说晚一些，随着网络技术的提升，波兰积极推广远程诊断系统的普及和实施，可以帮助重症患者在家中休养，从而避免转移到费用高昂医院的麻烦。总体上看，波兰的远程医疗正向着充分满足患者需要及医疗费用的降低等方面持续发展。

基于可视电话设备的远程医疗系统已经在挪威多家医疗机构得到应用。应用领域包括皮肤科、耳鼻喉科、精神病科、放射科及病理科等。挪威政府大力支持远程医疗的目的是，通过为每个想要医疗服务的人提供一个固定的普通医生，从而改善普通医生的服务质量，更加合理地利用国家总的医疗资源。

尽管远程医疗在欧洲的应用越来越普遍，但是，就整个欧洲而言，远程医疗的发展是不均衡的。总体来看，意大利、英国、德国等国家远程医疗发展相对快一些。在一些领域，欧洲的远程医疗发展水平已经成为世界远程医疗技术发展的风向标。伴随着远程医疗技术的不断发展，远程医疗的社会和经济效益将会在欧洲变得越来越明显。

4. 欧洲医疗卫生信息化发展趋势

近年来欧洲医疗信息化战略围绕着这些主题取得了长足发展：电子病历、通讯架构和网络、标准化、安全和隐私。不过出于其他方面考虑，虽然有部分欧洲国家（瑞典、挪威、德国、丹麦、法国、冰岛、卢森堡、英国）确定将医疗信息化作为卫生领域的国家战略，其他欧洲国家，仍处于中央政府协同卫生部和民政部等相关部门引导方针政策制定的阶段。在英国，有超过 90% 的医生都使用计算机，而被医生应用的软件中，有 98% 主要用来对患者进行登记、94% 用来重复开处方、29% 用于保存全部的临床记录、14% 在办公室实现了无纸办公，这为远程医疗的实现奠定了良好的 IT 基础。截至 2017 年，英国医疗体系已经完成信息化建设，国民健康数据全部联网，并由国家进行管理，数据安全性高。在德国，远程医疗系统自 21 世纪初就进入普及阶段。近年来各医疗系统中包括医院和各社区之间的合作通过远程医疗网络更是得到了加强。

（三）日本智慧医疗发展经验借鉴

1. 日本智慧医疗发展现状分析

日本医疗信息化是从 1995 年开始的。在日本的整个医疗信息化过程中，可以看出日本医疗信息化的发展得到了政府的大力支持，并由政府积极组织研究和开发。目前的日本，从小诊所到大医院都在构建电子病历。

日本将重心放在电子保健记录及远程医疗建设上。通过电子保健记录，个人可将医疗机构获取的保健信息提交给医务人员，从而减少误诊的概率。同时，基于历史诊断记录可避免不必要的检查。通过处方的电子交付及配药信息的电子化，可对处方信息或配药信息进行跟踪反馈，从而可实现更加安全、便利和高质量的医疗服务。针对某些区域医生短缺等医疗问题，日本推行区域性的医疗机构合作，通过远程医疗方案使偏远地区的患者在家里便可以享受到高质量的医疗服务。同时，日本政府加大了医疗机构数字化基础设施建设，使诊断更加高效，从而减轻医务工作者的负担，完善医院的经营管理。到 2017

年，日本规模以上的医院的电子病历普及率已经达到了 80%，不过缺点是不同医疗机构与组织的数据格式及相关医学标准没有统一，无法对各个领域的医疗数据进行联合分析。坐拥如此庞大的数据，同时随着人工智能领域的发展，日本准备应用 AI 来支持健康医疗的发展。

2. 日本电子病历档案发展历程

早在 20 世纪 60 年代计算机技术就进入了日本医院的医事会计、医院管理、急救医疗等领域的信息管理工作。70 年代末，日本的一些大型医院开始研究建立 HIS（医院信息系统）；至 80 年代，在一些医院内部就形成了 HIS 的雏形。1995 年，日本厚生劳动省成立了电子病历开发委员会，当年度投入 2.9 亿日元用于开发电子病历系统。到 1999 年 4 月 22 日，随着《在电子媒体中存储医疗记录》的发布，电子病历在日本被允许作为正式的医疗文档，认可其法律地位，并规定电子病历系统应满足三个关键条件：真实性、人类可读性和保存性。2001 年，日本政府投入 200 亿日元资助电子病历系统的安装实施。2003 年，日本政府投入 250 亿日元资助区域化电子病历的实施。2004 年，设立卫生信息系统互操作性项目，政府投入 15 亿日元支持 IHE-J、电子病历基本数据集、HL7 等标准化活动。2005 年，成立标准化的电子病历促进委员会，推进互操作性和信息标准化。2006 年，日本厚生劳动省在全国推广静冈县的电子病历系统，政府投入 8800 万日元对该系统进行升级并在全国免费推广。

3. 日本电子病历档案的特点和益处

目前，日本的医疗信息化建设基本实现了诊疗过程的数字化、无纸化和无胶片化。特别是临床医生和护士工作站整合了各种临床信息系统和知识库，功能非常强大，操作方便。同时，采用笔记本电脑和 PDA 实现医生移动查房和护士床旁操作，实现无线网络化和移动化。

日本的电子病历具有以下几个特点。①方便的全图形化界面：以事件为纵坐标，以时间为横坐标、可以按天或小时显示，并根据不同颜色显示不同的医嘱和检验检查结果状态。患者的基本状态及医嘱执行情况一目了然，使医疗质量和工作效率大大提高。②功能强大的医嘱系统：医生对患者的一切诊疗活动都是通过医嘱系统来实现，检查单、治疗单、注射单、手术单及用血申请等单据全部整合到医嘱系统中。医嘱内涵丰富，包括医师医嘱、注射医嘱、医师/护理任务等，除了常规的医嘱功能外，还增加了很多内容。③规范的临床路径：包括临床路径的创建、展开、确定、中断和结束等内容，医院有专门的临床路径审核委员会来审核临床路径的合法性。④详细的患者信息：主要包括基本信息、住院信息和护理信息等。基本信息中除患者个人信息外，还包括饮食嗜好、饮酒状况、吸烟状况、宠物饲养状况、生活习惯等，对于疾病管理和干预非常有帮助。⑤方便的提示信息：可以在定义临床路径或输入医嘱时输入病症信息及报警提示信息，在护士执行过程中一旦不能满足该条件，就可以自动提醒，避免医疗差错的发生。

电子病历带来的好处已显而易见：①患者更容易在医疗机构间做出选择；②患者将更容易理解医疗信息；③患者的等待时间将缩短；④医生根据最新医疗经验将可能提供最好的医疗治疗；⑤转诊到专家那里将变得更通畅；⑥患者将有可能获得客观的第二意见；⑦医疗事故有可能被阻止。

4. 日本电子病历档案发展趋势

目前，医院内部管理的电子病历系统已经扩展到整个以患者为中心的管理系统，反映了从电子病历档案（electronic medical record）向电子健康档案（electronic health record）的转变。在未来，随着电子病历系统使用范围的扩大、向以患者为中心的模式整合，护理和健康数据将会互联，个人也将有能力管理和使用这些数据来支持他们个人的生活方式，这种发展标志着电子健康档案系统将向个人健康档案（personal health record）转变，这也正是从"e-Japan"到"i-Japan"的转变。区域医疗协调制度可能成为日本电子病历的基础。因此，在扩大区域医疗协调系统的同时，努力扩大电子病历系统的使用，提高在小型和中型医院电子病历系统的普及率。此外，还需要促进医疗信息标准化，以实现平稳、安全的数据交流，以及提高产品和服务对环境的价值。

5. 日本智慧健康服务对我国的启示

（1）一站式解决方案。在电子病历系统的早期阶段，定制的解决方案包适合大型的比如大学和市级医疗机构的需要，部署这种定制软件包需要相对较高的信息技术投资。为达到日本政府规划中要求电子病历进一步普及应用的目标，富士通开发了一站式解决方案，包括在医院的主要部门采用非定制电子病历系统的软件包，该解决方案在业界首次实现一个相对较低的价格，有利于电子病历的普及。

（2）专家用户论坛。专家论坛的目标用户就是富士通的非定制解决方案的用户，论坛的中心包括一个功能升级论坛、实施/操作的论坛和数据库的论坛。功能升级论坛主要讨论：在非定制的电子病历系统的实施中，什么功能应该被添加或升级；实施/操作论坛主要对系统的部署和操作、系统的内容和用户间等情况进行研究；数据库论坛主要讨论存储信息如何有效利用。成立该专家用户论坛的目的是推动电子病历系统并使其不断发展进步，提高日本的医疗保健服务的质量。

（3）其他的解决方案。①大学医院的通用解决方案。大学医院一直是日本医疗信息系统发展的驱动力。它们是医疗保健、医学、护理学、医药学顶级的研究机构，有国家的大力资助。②集成解决方案。需要一些对电子病历系统和操作熟练的工程师来提供支持。③专家培训，包括一站式专家、EMR 销售专家。一个电子病历系统的推出需要专业的方法，这意味着社会企业和销售专家必须进行相应地培训。这些人员不仅要学会良好的业务技能，而且要学习如何促进提供一站式、非定制的解决方案，并说明如何操作和预期影响等。

三、中国智慧健康服务发展概况

世界卫生组织提出健康包括 4 个方面，即身体、心理、社会适应能力和行为道德的健康。世界卫生组织公布，全世界亚健康人口总的比例已占到 75%，真正健康的只有 5%，因心理亚健康导致的抑郁症全球每年有 2 亿～4 亿人。健康新概念与传统的概念相比更具有广泛性，我们称之为"大健康"。

（一）中国智慧健康服务发展现状

1. 中国智慧健康服务发展需求

我国人口众多，经济发展不平衡，医疗资源配置极不合理，健康服务产业发展严重滞后，远不能满足我国人民健康需求，成为影响我国社会发展的重大公共社会问题。

1）老龄化问题日趋严重

据统计，我国 2015 年 60 岁及以上人口达到 2.22 亿，占总人口的 16.15%。预计到 2020 年，老年人口达到 2.48 亿，老龄化水平达到 17.17%，其中 80 岁以上老年人口将达到 3067 万人；2025 年，60 岁以上人口将达到 3 亿，成为超老年型国家，健康服务需求将明显增加。

2）慢性非传染性疾病呈现井喷式发展

据世界卫生组织统计，全球死亡病例中的五分之三死于癌症、糖尿病、心脏病等慢性非传染性疾病，带来的经济损失高达数十万亿美元。慢性非传染性疾病占中国人群死因构成的比例已升至 85%，每年约 370 万人因慢性非传染性疾病死亡，给社会经济发展造成了巨大的威胁。

3）大众健康需求潜力大

追求健康是人们永恒的主题。网上一项调查证明，超 9 成人群希望获得自身健康医疗数据信息，并希望从互联网上获得健康服务。

4）国家战略层次需求

国家经济转型，大力发展健康产业，国民健康对国家战略发展具有深远影响。2013 年国务院出台了《国务院关于促进健康服务业发展的若干意见》等相关文件，智慧健康服务体系建立与发展将进一步促进健康产业结构的调整与优化。到 2020 年，预计中国大健康产业总规模将达到 10 万亿人民币，智慧健康服务将成为当前经济的新增长点和新动力。

2. 中国智慧健康服务发展分类

随着互联网+医疗政策的落地实施，智慧健康服务蓬勃发展，主要有如下几类。

1）互联网线上服务

健康 APP 呈井喷式增长，60 个应用库、10 万个医疗应用，内容涉及居民健康体征监测、就诊服务、公共卫生、医患沟通等。丁香园、微糖、好大夫等互联网平台及健康类 APP 逐步得到实际应用，并占据一定的智慧健康服务市场。

2）智能穿戴设备

目前国内有 200 多种智能穿戴设备，分为电子类和智能医疗器械两类。将血压计、快速血糖仪等医疗检测设备与互联网连接，对疾病进行监测已得到广泛应用。2017 年我国智能可穿戴设备行业产量约 5880 万台，同比增长了 32.43%，市场规模达 264.2 亿。随着可穿戴设备消费市场的日渐成熟，开发者不断涌入，可穿戴设备的市场也越来越大，下一个数十亿级别的公司可能就在这个领域内产生。谷歌、苹果等巨头蠢蠢欲动，高通、英特尔等推出针对可穿戴设备的处理器，国内巨头百度、奇虎 360，甚至盛大、TCL 也推出了相应的智能穿戴设备。可穿戴设备与任何其他上网设备一样，与互联网和云端的数据发生交互，越来越多的设备互联在一起，成为移动互联网的入口。

3）远程医疗

随着远程医疗上升至制度层面，我国远程医疗市场规模出现明显增长。2016 年，我国远程医疗市场规模达到 61.5 亿元，同比增长 51%。在国家政策的推动下，据前瞻产业研究院预计，到 2030 年，我国远程医疗市场规模将达到 230 亿元。成熟的远程医疗服务范畴包括：诊断、照护、心理咨询、药事、慢病管理，影像资料等数据传输和储存，获得第二咨询建议，急诊、创伤、中风、重症监护等远程双向视频指导治疗。

在新一代远程医疗系统中，远程医疗将成为网络信息环境下的全新医疗体系模式，并提供以患者健康为中心的多样化远程医疗服务。随着医改的不断深化，在更多医生参与到远程医疗的过程中，医生入口型和健康管理监测咨询型的企业也将显著增加。联影的各地影像中心，通过建立区域内网络结构，将基层的影像检查统一发送到区域内中心医院开展远程影像诊断和会诊，实现了优质医疗资源的下沉，提供智慧化医疗服务。上海会来远程医疗公司构建的远程医疗系统，以专病专科医联体模式，构建起大医院与基层医疗机构的远程咨询、会诊、转诊、查房、教学等服务，特别是为偏远地区广大疑难杂症患者提供了快捷方便、及时有效的诊断治疗新途径。

4）互联网"云医院"看病时代到来

"云医院"的主要服务对象大都是慢性病患者和非急重症患者。除远程就诊外，"云医院"能方便医生根据患者情况灵活调整预约，提前办理相关手续，省去患者在各个环节不必要的等候时间。此外，"云医院"还具备支付签约和医保记账功能，真正实现了无纸化、数字化的绿色环保就医。例如，东软熙康与宁波市卫计委合作打造建立我国首个网上医院——宁波"云医院"；阿里巴巴与河北石家庄医药企业开展网上购药等。

（二）中国智慧健康服务发展阶段

智慧健康服务是一种以患者数据为中心的健康管理服务新模式。智慧健康服务体系建设是深刻影响人民生活的一项系统工程，国外也处于探索阶段，无任何成熟经验可供借鉴，且面临国家法律、法规、政策的滞后等问题。我国智慧健康服务体系发展分为 5 个阶段。

1. 渗透阶段

智慧健康服务发展逐渐渗透至多学科、多行业、多产业，从选择性渗透向全方位渗透发展；从健康医疗边缘服务向医疗核心服务渗透发展；从理念、科研创新向产业化渗透发展；从特定人群服务向大众人群服务渗透发展；从线上服务向 O2O 服务模式发展；从物联网、云计算、大数据处理等高科技产业向医疗、护理、药品、健身、家政服务等传统产业渗透，形成新的健康产业集群。以互联网为核心的信息技术正从高科技产业向传统产业进行广泛渗透，深刻地改变人们的生活方式。

2. 融合阶段

智慧健康服务体系是跨学科、跨行业、跨区域等跨界融合的成果，而互联网、大数据等技术是这种融合的黏合剂。例如，智慧医养融合、穿戴设备与健康医疗体系的融合，都是科技发展和社会文明进步高度融合的成果。当前的医疗服务关注的是反应性，它以疾病为焦点，以临床为中心，而在未来，智慧健康服务关注的将是积极性、预防性、生活质量和健康，它是分布式的，并且以患者为中心，一方面发挥政、学、医、产、研、社会组织等方面的作用，实现系统层面的融合，另一方面通过新行业、新产业、新标准的建立促进智慧健康服务体系发展。

3. 创新阶段

智慧健康服务体系需要在政策、机制、技术创新的基础上，创新智慧健康服务新业态发展。新业态是指通过大数据、云计算、物联网及智能化等新技术的创新与促进，重构社会生产与社会组织彼此关联的形态，如远端医疗、24 小时的生命监护等；健康医疗服务从传统诊疗到循证医学发展；医药医疗技术的发展从基于流行病学的普通运用到遗传基因和个性环境的"精准医疗"；健康服务从信息化向智慧化发展，形成对健康弱势群体干预到全民主动参与的健康生活。

4. 突破阶段

智慧健康服务体系需要在新理念、新技术、新模式上不断突破。从互联网等关键技术突破到智慧健康产业突破，再到智慧健康行业突破，从技术到产业链再到行业创新机制的形成，如智慧健康城市、国家人口健康信息化、云媒体协同平台等的发展，将对整个社会及人民的健康生活产生深刻的影响。

5. 变革阶段

新兴发展的互联网、智能化等技术将传统的健康服务向智慧健康服务导引。它的发展标记是最终形成智慧健康新生态，表现在人们的健康理念得到更新，人人参与，大众健康成为新的常态，人们日常生活行为发生深刻变革。

（三）智慧医疗规模分析

1. 市场规模

2016～2018年全球智慧医疗服务支出年复合增长率约60%，至2018年，全球智慧医疗服务支出，如远端监测、诊断设备、生活辅助、生理数据监测等，有望达290亿美元。健康/医疗云端平台、护理机器人、高值医用耗材等新兴技术和材料的发展正加速智慧医疗进程。近年来，我国的智慧医疗市场需求不断增长，市场规模迅速扩大，已成为仅次于美国和日本的世界第三大智慧医疗市场。

目前，虽然我国智慧医疗建设发展总体上呈现稳健上升的态势，但是医疗行业的智能化、信息化水平还不够高，医疗资源的整合和共享难以得到充分的展现。如何通过机器、人工智能及互联网的优势来帮助医生解决难题，成为当下智慧医疗的建设难点。另一方面，数据是人工智能的重要支撑，然而医疗数据的来源、计算、共享等方面仍存在很大的欠缺。要解决这一问题，需要一个可扩展的大数据平台，容纳各类疾病特征、病例、指标数据，如何构建这一数据平台，也成为智慧医疗建设发展的难点之一。

2. 未来发展趋势

"十三五"期间，智慧医疗与智慧养老、智慧社区建设形成良性互动。社区服务信息化平台提供低成本、易管理、可按需灵活拓展的信息共享平台，满足社区居民，尤其是老年人的多方医疗健康需求，这是智慧社区、智慧养老的重要功能之一。

"十三五"期间，云计算、大数据、物联网、移动互联网、社交网络媒体等新兴技术在智慧医疗行业中的应用将更加深化。

1）云计算技术

相关数据显示，随着PACS的不断普及，医院的影像数据呈几何级数增长，对存储提出了更高的要求。目前50%以上的医院集中存储容量超过5T，其中近30%为5～10T，对这些数据的存储、管理成为医疗信息化的一个重点。云计算技术可将存储资源、服务器、网络资源等虚拟化，按需提供资源，且具有安全、方便、效率高、成本低等优势，为不断增长的影像数据存储和管理提供解决方案。

2）大数据技术

随着我国医疗信息化建设的不断推进，医疗数据量将快速增长。据预测，到2020年，医疗数据将急剧增长到35Zetabytes，相当于2009年数据量的44倍。如何充分挖掘这些医疗大数据，使其产生价值，为患者、医院、医生等服务是智慧医疗关注的重点，未来大数据分析可以在疾病监控、辅助决策、健康管理、医保监管等领域发挥重要作用。例如，大数据辅助决策可以实现医疗人员为患者提供个性化和区域化治疗，模仿干预措施，预防流行性疾病，改善和监督医护工作者的医疗护理等。

3）物联网技术

通过对医院工作人员、患者、车辆、医疗器械、基础设施等资源进行智能化改造，对医院内需要感知的对象加以标识，进而通过各种信息识别设备进行识别，并反馈至信息处理中心，对信息进行综合分析、及时处理，提升医疗行业管理的精细化水平。

3. 产业发展情况

随着我国社会老龄化趋势的加速，健康服务需求不断增长，自 2014 年开始，中央及地方政府就围绕智慧医疗、医药行业，密集出台了一系列深化改革的政策，为智慧医疗的建设奠定了政策基础。以智能硬件（智能温度计、智能血压计、智能胎心仪、智能血糖仪等）、远程医疗（跨地区、跨医院远程医疗协作协同）、移动医疗（预约挂号、问诊、患者社区、医药电商、互联网医院等）、医疗信息化（HIS、PACS、MIS、电子病历、转诊平台等）为核心的产业集群基本形成。

在智慧医疗广阔前景的吸引下，以百度、阿里巴巴和腾讯为首的互联网企业纷纷对医疗行业展开布局。其中，阿里巴巴创立了阿里健康和"医疗云"服务；腾讯、丁香园、众安保险三方合作打造的互联网医疗生态链已现雏形；诸多大型企业通过并购，整合医疗资源，布局智慧医疗产业链。据《2017—2021年中国智慧医疗市场专题研究及未来市场容量评估报告》中数据统计，截至 2016 年，我国智慧医疗投资规模将近 500 亿元，预计到 2020 年，投资规模将扩大到 1000 亿元。

四、老年智慧健康服务的发展趋势

智慧医疗是智慧健康服务的依托，智慧健康服务是智慧医疗发展的方向和目标，或者说必要的延伸。以老年人为中心的医疗发展，必然走向全面、高效、便利的全生命周期的智慧健康服务。

从智慧医疗走向智慧健康服务的发展路径，将根据原来智慧医疗的不同发展实际，以改革驱动医疗资源重新优化配置为动力，以医疗健康服务模式创新和运营体制创新为中心，以新一代信息技术与医疗健康服务深度一体化的融合为保障，呈现出新的发展趋势。

（一）电子档案和健康管理

病历是患者在医院诊断治疗全过程的原始记录，它包含有首页、病程记录、检查检验结果、医嘱、手术记录、护理记录等。电子病历不仅指静态病历信息，还包括提供的相关服务，是以电子化方式管理的有关个人终生健康状态和医疗保健行为的信息，涉及患者信息的采集、存储、传输、处理和利用的所有过程。

护理档案是护理人员对患者在医疗、护理活动过程中形成的文字、符号、图标等资料的总称，记录了患者的病情变化、治疗情况和所采取的护理措施，是护士运用护理程序为患者解决实际问题及其过程的具体体现及凭证。临床护理档案主要包括体温单、医嘱单、入院护理评估单、一般护理记录单、手术护理记录单、手术患者核查表等，是病历的重要组成部分。

电子健康档案是人们在健康相关活动中直接形成的、具有保存备查价值的电子化历史记录。它是存储于计算机系统之中、面向个人提供服务、具有安全保密性能的终身个人健康档案，是以居民个人健康为核心，贯穿整个生命过程，涵盖各种健康相关因素，实现多渠道信息动态收集，满足居民自我保健、健康管理和健康决策需要的信息资源。

目前，随着电子病历、护理档案、电子健康档案的不断完善，以患者主索引为核心，融合电子病历、护理档案、电子健康档案为一体的完整的个人健康电子档案系统将成为影响未来老年智慧健康服务发展的基础和关键。

例如，军队干休所卫生信息管理系统为老干部建立了融合电子病历、护理档案、电子健康档案等为一体，贯通基层医疗机构、医院等医疗卫生单位，上下衔接、内外互通、数据共享的电子健康档案体系。健康档案能够移动记录、动态更新、实时数据管理，变死档为活档，已成为老干部医疗保健服务最重要的活动形式。

在老年健康服务体系中，对于各种渠道采集的数据加以集成，建设健康信息管理系统是基础，在此基础上才能够帮助老年人及其家属等更好地掌握健康状态，了解所使用的药物，每天的摄食、运动及一般精神状态等，在数据完整性的基础上采取针对性的策略。只有平台的良好建设，才能便捷、快速地完成健康相关数据的输入、储存和查询，从而辅助医护人员更准确地分析这些数据，以制定更有针对性的用药、康复等方法手段，提高老年健康管理水平。

（二）互联网和养老照护

2017 年 2 月，工业和信息化部、民政部、国家卫生计生委联合印发《智慧健康养老产业发展行动计划（2017—2020 年）》（以下简称《行动计划》），提出运用互联网、物联网、大数据等信息技术手段，推进智慧健康养老应用系统集成，对接各级医疗机构及养老服务资源，建立老年健康动态监测机制，整合信息资源，为老年人提供智慧健康养老服务。2018 年，民政部印发《"互联网+民政服务"行动计划》，推动互联网与养老服务深度融合，构建线上线下相结合、多主体参与、资源共享、公平普惠的互联网养老服务供给体系。全国多地民政部门根据政策要求，结合当地实际，制定出台相关政策文件，推动"互联网+养老服务"发展。例如，广东省卫生计生委等 13 部门印发《广东省"十三五"健康老龄化规划》；浙江省政府印发《浙江省富民惠民安民行动计划》，提出实施智慧养老服务；江苏省苏州市制定出台《关于加快发展养老服务业的实施意见》等。

在"互联网+养老服务"领域，《行动计划》要求推动互联网与养老服务深度融合，构建线上线下相结合、多主体参与、资源共享、公平普惠的互联网养老服务供给体系；创新居家社区养老服务模式，推进智慧养老社区建设，提供高效、便捷的居家社区养老服务；推进智慧养老院示范创建，建立养老机构服务质量全周期管理体系；加强涉老数据、信息的汇集整合和发掘运用，推动搭建部门互联、上下贯通的养老工作大数据平台，加快升级改造全国养老机构信息系统；积极引导、扶持和发展智慧养老，推动互联网、物联网、人工智能等新兴科技在养老服务中的应用，逐步形成包括政府、社会、市场、企业和养老服务消费者等多方参与、可持续发展的生态圈、产业链、服务网。

"互联网+养老照护"将成为常态化健康服务模式。这种模式将借助互联网新型技术，整合各类医疗健康平台资源，通过智能终端设备为老年人提供包括生活照料、医疗健康和精神文化等方面的服务。"互联网+养老照护"模式架起了医疗资源下沉至基层养老机构的桥梁，在健康护理和照护策略上扮演着重要角色，为老年人提供了更加快捷、高效、安全的服务方式。例如，中国光大养老健康产业有限公司，把健康养老产业作为惠及民生、服务社会和国家战略的重要产业给予发展，让千万老人老有所养、老有所乐、老有所安。他们通过智能设备，构建云服务平台、物联网智护平台和大数据技术平台，可全天候监测入住老人的健康数据、屋内设备运转情况，提供健康服务、安全服务、护理服务、辅助服务等。又如，上海的"长者照护之家"，运用智能化、网络化，通过公办民营和互联网形成"跨界、轻资产"模式，面向不同阶段老人提供全周期、梯度式长期照护养老服务，实现机构、社区、居家服务的互联互通、资源共享。再如，上海联影搭建的智慧医疗云，旨在以影像设备或可穿戴设备为基础，以云服务为技术架构，以大数据为智慧，实现互联、协同、智能、精准的健康养老服务开放模式。

（三）智能提醒和紧急救护

智能提醒和救护系统将在家庭、社区和养老机构中得到大规模应用。系统将在看护者和被看护者之间建立应急无线通信系统和应急服务通道，对于异常现象（如几天卧床不起或者跌倒等）进行监测报警等。除了日常的监测应用外，对于老年人而言，看护人员难以随时随地地对其加以看护，此时智能提醒和救护系统等或将发挥重要作用。

例如，由南京承臻医疗信息有限公司研制、在军队干休所使用的网络医疗紧急救助系统，是通过无线方式，不受空间限制，既能满足"一所多点"老干部分散居住的紧急呼叫，又能与现有干休所卫生信息管理系统互联互通。该系统主要包括：家庭智能终端设备、紧急呼叫设备、烟雾报警器、GPS 定位系统，以及远程监测中心和远程急救中心等服务功能。当监测设备监测到异常自动报警或监测对象遇有特殊情况发出报警时，会触发 GPS 定位，并向家人、卫生所、上级医疗机构发出求助电话和信息，卫生所和上级医疗机构监测系统能及时显示监测对象的健康档案，包括主要疾病、长期医嘱、近期用药、生活习惯、抢救预案和家属联系方式等，依托远程医疗健康物联网，院所协同联动，可在第一时间发现病情并进行快速精准有效救治。又如，三胞集团的"安康通"，以呼叫中心、信息管理系统和专业化的助老服务团队为基础，整合优质社会资源，为广大老年人提供护航服务，包括医疗呼叫中心、紧急呼叫中心、专业医生团队、急救车团队、客户服务中心五大平台，提供居家养老、家庭护理、远程医疗、远程心电、紧急求助等多项服务。

（四）穿戴设备和移动监测

穿戴设备和移动监测是智能健康养老中重要的内容，具备显著的智能化、网络化特征，其新型智能终端产品，主要包括健康类可穿戴设备、便携式健康监测设备、自助式健康检测设备、智能养老监护设备、家庭服务机器人等。穿戴设备和移动监测服务充分利用信息技术、智能健康养老产品和创新模式，为民众提供新型健康养老服务，主要包括慢性病管理服务、居家健康养老服务、个性化健康管理服务、互联网健康咨询服务、生活照护服务、养老机构信息化服务等。

近年来，在穿戴设备和移动监测服务方面，随着微小型传感器、生物信息处理、低功耗无线设备等技术不断发展，置于人体内部、表面或其周边的人体健康信息感知设备得到快速应用，这些设备或微小节点，通过 GPRS、3/4G、蓝牙、Zigbee 等无线网络技术进行互联，也与智能手机联动，组成灵活的可重构网络。这种网络的最重要特征之一就是在不限制使用者的常规活动情况下，可长时间连续地对人体生理状态进行监测，包括心电、血压、脉搏、呼吸、体温、睡眠和血糖等。监测对象无论在家或外地，都可以进行远程生理状态监测，采集的数据实时地传输至医疗机构数据监测中心，对数据进行归集、分析并给出预警和诊断分析信息，医生通过远程系统提出干预指导意见。这种方式改变了传统监护模式，与电子健康档案的结合，可以更为精准地掌握老年人的健康状态，与社交网络的融合可以方便地与家人和看护者联动，与智能提醒和救护系统的结合可以更好地实现个性化设定和管理。

例如，军队干休所移动保健信息系统，为医护人员基于多个智能设备实现不受时空限制的医疗健康数据实时采集、实时读取和实时调阅，做到移动巡诊、移动查房、移动陪诊、移动会诊等。可以利用穿戴设备和手持便携式移动设备实时录入患者在家、病床边或巡诊中的生理指标数据，不需要通过纸质方式记录和转抄。医嘱下达、用药途径、病情观察和执行时间等信息均由现场采集录入或系统自动生成。移动平板电脑中的保健对象的健康档案、就诊信息、住院信息、用药信息、影像信息、检查检验信息、长期医嘱、抢救预案等可随时调阅查询。干休所移动保健和服务功能实现了医疗保健业务的无纸化、无线化和网络化，使老干部健康信息实时化、动态化，可有效避免多环节人工操作的差错，避免医疗行为无序随意和医疗活动过程中责任区分不清的情况发生，同时也为医护质量统计分析提供了可靠数据，能大大提高医疗保健工作质量和效率。

随着医学检验、监测模式从手工、操作复杂、远离患者现场向简易化、智能化、接近患者现场或携带式/嵌入式模式发展，诊断设备的微型化和便捷化，结果报告的及时化和动态化，其发展可以使得疾病早期发现、早期预防、早期诊断和早期治疗。设备不仅可在家庭或个人应用，在社区和基层医疗机构中也可得到广泛应用，可达成健康医疗信息的实时、准确、互通、共享，从而带来就诊、监测、治疗、健康模式的重大转变。

（五）人工智能和机器人

随着人工智能和机器人技术的发展进步，无论是健康状态的辨识（监测数据的采集）还是基础看护等，人工智能和机器人技术将在老年健康服务中得到应用，其应用范围也将从基础护理扩展至监护辅助等领域，降低看护人员的工作量，提高服务效率和效果，缓解护理人员短缺、护理工作压力大等问题。例如，机器人可为老人端水、喂饭、递药，协助患者上下床、拍背、按摩，满足老年人基本生活的各种需求。再如，护理机器人能连通居家环境中各种智能或非智能设备，方便老人或患者使用，在无其他人力参与或只需少量人力参与的情况下，使老年人实现独立居家生活。护理机器人能帮助行动不便的老人在床和马桶及其他设备之间转移，移动时可自动选择路径、智能避障，辅助使用者由坐姿转变为站姿，自动充电折叠以减小占用空间等。未来机器人还能帮助老人穿衣服、做饭、洗澡、陪伴老人出门遛弯等。

人工智能技术的进步，意味着老年人可以通过语言、手势等来实现机器人的姿态控制，完成取物、移动等操作。基于物联网的智能康养将带给人们多重惊喜，除了实时健康监护，还能细心兼顾老人的精神需求。老人有交流的需求时，在相应的数据库中便会列出老人的背景资料，包括兴趣、爱好、习惯、性格等，老人想学习或者娱乐，系统可以推荐好玩的地方、精彩的节目或者丰富的社区活动。

例如，日本开发的 Paro 是一款交互式治疗康复机器人，可以放松和激励有特殊需求的人。这款机器人的身材和智力与婴儿相似，它身上安装了包括触觉、听觉等多种传感器，能够在与人互动时，根据外部刺激做出诸如兴奋、撒娇等带有情感的反应。Paro 对患有阿尔茨海默病的人具有镇定作用。最近的一项研究证实，在与 Paro 的交互过程中，患者的孤独感会下降。与 Paro 的语音交互包括命名式对话、生成式对话、问答式对话，以及最重要的任务型对话。在家庭养老领域，机器人不仅能满足问答环节，而且能深层次地理解老人意图，从而帮助老人完成某项任务，还能做大量的功能定制优化，更加精准地达到看护对象想要达到的人性化交互目的。同时，通过网络能联络子女和老人之间的亲情，还可以帮助老人及年轻人培养健康的、良好的生活习惯

以色列 Elli Q 机器人就是专为老人设计的一款陪伴产品，主打老人的情感与生活陪伴。根据介绍，这款机器人可利用人工智能技术了解家中老人的偏好，并帮助那些对新技术不敏感的老人玩转社交网络、视频聊天。如果有需要，还能教他们学会玩简单的网络游戏。Elli Q 可以决定现在是否是合适的时机去唤醒和建议用户进行某项活动，比如听音乐或看视频。在摄像头识别出老年人用户情绪低沉时，可以建议她看孙子/孙女的视频、照片，与子女打视频电话，听听音乐或看看戏剧。Elli Q 也会知道该如何基于用户的过往选择，个性化地提出建议以使得有更大的可能性被采纳。

机器人智能照护、监护的应用，将不仅仅局限于看护领域，甚至在数据监测、老年诊疗与康复等领域中得到应用，以促进生理机能、精神健康，提升活动能力和改善生活质量。

（六）5G 和智慧养老

5G 也称第五代移动通信技术。从 1G 到 5G，人类完成了从模拟移动通信到数字化通信再到无线宽带的技术转变。5G 具有速度快、延时低、高接入等特点。随着近年以华为公司为代表的技术公司大力推进 5G 技术的研究及国家政策大力支持，我国 5G 整体发展水平已经走在世界前列，虽然 5G 目前还处于业务试验阶段，在 2019 年下半年局部开通业务，但预计很快 5G 将正式进入大规模商用阶段。5G 可以支持万物智能互联和即时交互，是当前一个比较重要的热点研究探索课题，在智慧养老方面也必将带来前所未有的体验和变化。

1. 5G 在虚拟现实场景中的应用

5G 解决了 VR（虚拟现实）场景所需要的高带宽、高移动等特性，将大大促进虚拟现实业务的发展。在养老领域，打造适合老年人群体的 VR 娱乐应用也将会是一大趋势，如通过 VR 身临其境环游世界、饱览世界风景名胜将会是一个很好的选择。未来 VR 虚拟管家也可像真人一样陪伴老人，如陪老年人聊天、讲笑话、唱歌、提醒吃药、订餐、健康管理等，甚至 VR 还可以帮助老年患者进行康复活动。例如，苏州明思特医疗科技有限公司研制的镜像神经元系统由控制单元、VR 虚拟现实全景头盔+2 通道独立训练设备、镜像神经元康复训练专用软件组成，提供 3~5 路独立并行的镜像神经元刺激流。其功能涵盖了动作理解、模仿学习、语言理解、共情、动作预测和语言进化等多个领域。该系统已在多家医院用于失语症、认知障碍和肢体康复等临床训练。研究结果表明，VR 认知疗法在美国和世界其他地区也有很好的应用案例，它将对一般认知功能的恢复产生积极影响。

2. 5G 在医疗健康中的应用

"远程手术"在国际上已经探索多年，但真正应用于临床实操还应是在 5G 到来以后。5G 具有高速率、低延时的特点，所见即所得，屏幕上操作正如实际所操作，这使远程手术逐步走向临床应用成为可能。早在 2014 年，我国就发布了《关于组织开展面向养老机构的远程医疗政策试点工作的通知》，鼓励开展研究远程医疗。目前随着 5G 技术的应用，远程医疗的进程会加速，且远程医疗也不会仅仅局限于远程挂号、医药咨询、远程教学等指导性活动，通过 5G 技术及 VR 和手术机器人等技术设备实现远程中医查房、远程手术将成为现实，就像现场一样简单、方便、可及。例如，中国联通与合作伙伴联合承建的北京市卫生健康委为世园会量身设计的 5G 智慧医疗应用示范项目——远程医疗急救系统，实现从现场到医院的全程可视化远程医疗急救，成为世园会医疗保障的重要一环。这套急救系统，充分利用 5G 优势与远程医疗技术，实现在世园会期间"现场—急救车—医疗点—当地医院—支持医院"的连续、实时、多方协作的远程急救、远程会诊和远程手术指导，全面助力世园会医务人员更快、更准、更好地完成医疗保障任务，探索 5G 环境下医疗新模式和新业态。

3. 5G 在居家养老中的应用

目前，我国老人大多选择居家养老，居家养老服务系统中的设备（包括定位、心电血压、防跌倒、报警设备等），都离不开网络的支撑，而稳定、通畅、快速的网络条件是设备系统正常运行的保证。网络的延迟和卡顿不仅影响设备系统的正常运行，甚至危及老人正常生活和人身健康。而随着 5G 的部署，其高接入、大容量、万物互联的特性使这些问题迎刃而解。5G 时代，我们家中的每一样电器——小到灯泡，大到冰箱洗衣机，都可以连入物联网。智能家居可以根据主人的需求和习惯自动工作。例如，家里的灯光可以根据老人居住环境要求来开关和调节亮度，冰箱可以自动检测和提醒存储的食物。可以用语音、手势，甚至眼睛和大脑控制居家设备。此外，通过互联网技术，可将传统"家"的概念从老年人的物理居所拓展到互联网上，老年人有了一个可以联系子女和亲友的，看得见、听得到的互联网虚拟"家"。

4. 5G 在智慧养老中的应用

基于 5G 网络，可集成大数据云计算技术部署智慧养老服务平台，建设统一的养老服务平台，开展老年人需求评估和养老服务项目登记，推广普及面向居家养老的老年人手机、可穿戴设备和急救呼叫设备，全面建立老人健康数据的分析管理，实现线下健康体检与线上实时体征检测对接。充分利用大数据深度挖掘、神经网络方法、算法推理、机器自学习等，分析、预测并推演一些可能发生的事件进行助老服务，用智能机器取代人工完成繁重重复的工作，辅助老年人日常生活，为老人提供更加人性化的体验，降低老人的意外伤害风险，已成为社会需求。智慧养老与智能家居是养老服务产业的一种创新模式和形态，是将物联网、云计算、大数据等新一代信息技术与现代老年服务业技术相结合，为老年人提供安全、便捷、健康、舒适服务的现代养老模式。智慧养老是一场技术创新，更是一种思维方式的变革，是互联网思维与养老产业的深度融合，是"互联网＋养老"的具体体现，将对养老产业带来深远的影响。

（七）区块链和大健康

区块链是一种分布式数据存储、点对点传输、共识机制、加密算法等计算机技术的新型应用模式。由于区块链的特征——去中心化、开放性、独立性、安全性、匿名性，使得区块链技术已经成为其他应用开发的灵感来源。

大健康产业被认为是区块链技术最有潜力的应用领域之一，因为健康产业是真正关乎于国计民生的产业。区块链技术的分布式存储、去中心化特性及高安全性，可以有效地解决当前健康产业发展中资源的不平衡问题，以及信息保密问题。区块链技术与大健康产业的结合，会从有限的资源基础上，通过共享与分布实现有限资源的最大化利用。区块链技术的大健康数据云服务平台可以完美地储存和保障每个人的健康档案，使之成为有价值的数据。

区块链将改变大健康产业的六大应用场景：一是医保，随时精准记录个人用户的就医情况以形成终身健康档案，有效保证医保卡不被他人盗用；二是养生，可以随时记录自己的体检报告数据，经系统数据比对后，会为用户推荐最适合的养生产品、方法和疗养地点；三是医疗，不管去哪家医院就诊，只要输入患者的 ID，就可以快速诊断病情，且可以追溯之前的病例状况；四是医药，基于大健康数据云服务平台的医药行业，可以立刻、实时、准确地跟踪患者的用药结果，及时、准确地掌握药效信息；五是保险，保险公司可以查询或购买保险购买人的相关身体健康数据及医疗记录，提前了解用户的身体状况；六是健身，可以非常清晰地了解自己的身体适合哪些运动，以及应有的运动速率。

区块链具备广阔领域应用的潜力，作为医疗健康应用领域场景，智能合约是很好的例证。智能合约是自动执行患者和医疗服务提供者之间数据共享的协议，将患者放在医疗保健数据生态系统的中心位置，使患者能够保留自己的记录并控制他人获取记录的权限，包括临床影像及灵活控制什么人在何种情况下能够获取这些记录。例如，爱沙尼亚很早的时候就已开始利用区块链用于居民的身份验证。爱沙尼亚宣布启动基于区块链的医疗健康档案安全项目，同时爱沙尼亚电子卫生基金会宣布与数据安全初创企业 Guardtime 合作，借助区块链保证 100 万份患者的医疗记录的安全，并整合了 Guardtime 的无钥签名基础设施区块链技术（keyless signature infrastructure，KSI）及自身的 Oracle 数据引擎，从而能实时、快速地查看患者病例。在我国，北京大学第一医院已通过区块链与人工智能的方法，达到多项应用实例。北大医院运应人工智能和区块链技术在丰泽社区老年人远程照护中心为丰泽社区的老年人提供

24 小时远程健康监测、健康消息的采集与管理、健康干预、宣教、爱心小屋、康复功能训练室等集聚医疗、康复、养生、养老等的综合服务，共同打造功能齐全的医养结合服务平台。

目前，区块链在医疗健康领域的应用还刚刚兴起，区块链技术也将在改善现有医疗健康流程和商业模式方面创造机会。可以说，我们当前的医疗健康技术还存在许多不完善的地方，一些高新技术还没有被完全运用到医疗健康领域的追踪、诊断、治疗和康复上，如果能够通过区块链技术将各种高科技融合在一起，那么医疗健康领域将会迎来一场巨大的变革。

五、老年智慧健康服务中的物联网技术应用

（一）物联网发展分析

物联网是通过射频识别（RFID）、红外感应器、全球定位系统、激光扫描仪等信息传感设备，按约定的协议把任何物品与互联网连接起来，进行信息交换和通信，以实现智能化识别、定位、跟踪、监控和管理的一种网络。

目前物联网技术在医疗卫生领域主要集中在条码化患者身份管理、移动医嘱、诊疗体征录入、移动药物管理、移动检验标本管理、移动病案管理数据保存及调用、婴儿防盗、护理流程、临床路径等医护项目上。

在无线网络、硬件及传感设备发展的基础上，1995 年，比尔·盖茨最早提出了物联网的概念，但大多数 IT 人士和通讯公司当时重视的是人与人之间的联系，没有意识到物与物、人与物之间的联系。进入 21 世纪，射频识别与电子标签应用（RFID）技术和物品编码技术得到快速的发展，使事物之间的联系成为可能，通讯公司也看到物联网技术隐藏的巨大市场空间和广阔的行业应用前景，2005 年，联合国国际电信联盟（ITU）正式提出了"物联网"的概念，包括所有物品在任何时刻、任何地点之间的互联，无所不在的网络和无所不在的计算。

美国是最早进入老龄化社会的国家，也是物联网技术的主导和先行国家。美国人口的居住不是以社区单元的形式，而主要以独楼独居的形式，因此，美国的养老方式以居家养老为主。美国物联网的发展一开始并没有完善的战略和规划，而是凭借技术研发与创新，新产品的推广与应用逐步形成了发达的物联网框架。在居家养老方面，美国最早并成功使用机器人与视频技术、RFID 技术。最初的机器人顶部装载有摄像机，依靠机器人的室内可移动性和摄像机的可拍可视性，将获得的图像通过 A/D 转换器、Zig-Bee 技术处理，通过互联网发送到子女手机，以监测老年人的生活起居情况。现在的机器人除监护功能外，还具有抱起老年人、支撑老年人自己走路、帮助排泄、看管痴呆症患者的功能。2003 年，沃尔玛和美国国防部力推 RFID 技术，目前美国 RFID 技术专利申请占全球的 53%，在居家养老方面，将电子标签嵌入老年人日常生活使用的物品中或是老年人日常的穿着中，对身体的一些健康指标进行实时监控，根据这些电子标签反馈的信息进行分析和判断，当身体健康指标出现严重问题时，由物联网信息平台发出警告，警告同时发送给医院和子女的手机，这样为救护老年人的生命带来宝贵的时间。日本是最早将物联网技术用于生活领域的，早在 20 世纪 80 年代，日本就将芯片技术用于各种遥控器中方便居家生活，如无线电视遥控器、无线幕布帘控制器、无线调光器等。

日本和韩国物联网的快速发展是建立在其科学的发展战略（"u-Japan""u-Korea"）和合理的产业领域基础上的。在居家养老领域，成功地将芯片植入技术与 Zig-Bee 网络技术相结合，有力地促进物联网技术在居家养老中的应用。例如，家中装配的无线烟雾探测器，芯片探测到烟雾达到一定浓度后，网络系统会自动报警；居家老年人腰间装配的无线跌倒探测器，只要一跌倒，机器就会发出"有人摔倒"的语音提示，并且连接到网络服务中心，随后服务中心将迅速派人前往老年人家查看情况。近年来，日

本将物联网与互联网对接，对老年人居家护理开展远程监控，如老年人在上厕所时，智能厕所能够检查老年人的尿液、量血压、体重和脂肪，所测数据直接传送社区卫生服务中心的老年人健康档案，一旦数据异常，就会立即启动"远程医疗"。

我国物联网技术用于居家护理主要是 2009 年以后，特别是东南地区发展速度快；在国外成熟技术的引进、推广与应用、新产品的研发方面也初见成效。2010 年，南京启动"南大苏福特——国际商用机器公司（IBM）智慧养老项目"，在全国率先系统引进了国外物联网的新进技术，如在老年人房间地板中植入电子芯片、在灶台上安装温度传感器、在厨房安装无线烟雾探测器等，并在南京市鼓楼区全面开始试点。深圳波创科技是最早提出无线智能居家概念的国内物联网技术研发企业，李冬等开发的适合我国居家老人的跌倒检测装置"安康宝"，在江苏无锡沁园新村社区应用，很快在无锡市其他社区推广。2010 年，波创推出首个智能居家电子竞技俱乐部（EHOME），包括智能网关系统、信息家电与灯光控制系统、智能照明控制系统、居家综合布线系统，具有系统兼容性、扩展性、可升级性，让老年人尽享智能化的居家护理服务，在江苏、浙江部分家庭和养老机构得到应用，目前正在广泛推广使用。

（二）物联网在老年智慧健康服务中的相关应用

发达国家的养老机构大多为"医护型"的专业养老机构，集医护、养老为一体，其物联网技术的应用得益于医学物联网的发展。现代医学物联网在患者、医务人员、医疗设备的管理，以及用血安全、医药供应、医疗废物处置、信息收集与管理、呼救等专业领域已无所不在。下面列举几个物联网在老年智慧健康服务中的典型应用案例。

1. 老年人体征健康监测

应用微小型传感器、生物信息处理、低功耗无线设备实施人体感知与远程监测，对监测对象的各种生理体征信息进行采集，主要包括心电、血压、脉搏、呼吸、体温、睡眠和血糖等。监测对象无论在室内外或外地，都可以进行远程生理状态监测，依据采集的数据可实现健康的个人和家庭自我管理，也可在线上获得慢病管理专家的指导帮助。20 世纪 60 年代美国进入老龄化社会，大批的"医护型"老年机构应运而生，各城市养老机构大多以"安乐居"而命名，如旧金山华北岸区的三藩市安乐居是全美最完善的，它是集医院、养老院、诊所、健康中心与家庭服务为一体的老年人综合服务保健机构。其凭借在芯片、软件、高端应用集成等领域的技术优势，成功地开发了电子秤、人体脂肪分析仪、电子体温计、血压计和心率监测仪等传感设备，养老机构对老年人的各项生理和病理指标进行监测。在我国，浙江好络维医疗技术有限公司推出的监测设备，可实现对监测仪的使用对象生理参数移动/远程监测、会诊、诊断分析、健康档案管理、疾病预警等功能。将设备佩戴在监测对象身上或在基层医疗机构设立生理参数信息集中采集点，可完成如 24 小时动态心电、12 导联静息心电图、血糖、血脂连测、尿液连测等生理参数的采集。数据库采用用户独立的 ID 号设计，数据实施独立永久存储，挂接智能监测预警平台，便于管理医生对慢性病患者的实时监测、预警和主动干预。

随着射频识别（RFID）、红外感应器、全球定位系统、雷达传感器、激光扫描器等智能感知设备技术的发展，微型化、便携式、非接触、多功能的个人体征监测设备会越来越多，应用会越来越广泛和深入，可以不受时空限制，随时随地听到声音、看到图像、确定位置，这将大大地提高信息采集的便携性、及时性和准确性。

2. 老年人健康慢病管理

对高血压病、糖尿病、脑血管病等慢性疾病的管理是基于物联网的智能体征健康监测的基础上构建的。针对慢性疾病的日常检查和管理，设置健康小屋和个人居家监测管理等多种形式，方便老年人随时随地健康监测。慢病管理服务平台一般由数据中心和服务中心组成，中心由管理控制单元、业务逻辑处理单元、存储设备单元及中心监测客户端、大屏幕、系统维护管理终端等构成。数据中心实现对监测仪终端上传的生理参数监测数据的接收、存储、分析、转发及监测、控制和管理医生、用户的接入认证。服务中心通过智能平台，包括神经网络、计算机辅助诊断系统、人工智能专家辅助诊断系统等实现慢病监测的大数据分析、分级、分层，进行随访计划编制，推荐相应的规范治疗方案，发出禁忌或危险性警示等。通过这种全面、连续、主动的长期监测干预和及时的远程健康指导管理，达到延缓疾病进展、减少并发症、降低伤残率、延长寿命、提高生活生命质量的目的。例如，上海鑫方迅通信科技有限公司推出的健康管理平台，以国家卫生信息系统标准的个人健康档案为核心，可关联个人就诊记录、检查检验报告、中医档案等，通过对个人医疗及健康数据的收集和持续记录，建立以人的生命周期为闭环的物联网+慢病健康管理一体化的区域内一体化服务，提供可选的、合适的健康管理套餐，通过随时随地的远程健康监测，运用物联网将用户身上收集到的信息通过移动互联网上传到健康管理平台，先进行云健康评估，预警数据交由健康咨询师进行干预，同时健康管理师根据监测对既往史及健康状况建立常态化的日常健康干预计划，随时随地通过手机APP进行咨询和反馈，再结合线下健康管理服务，向用户提供完整的健康管理服务报告，深度解读健康管理服务效果。

3. 老年人定位与跟踪

利用物联网对老年人的行踪进行定位与跟踪，是老年病医院和养老机构在物联网应用中最成功的范例。20世纪90年代中期，美国宾夕法尼亚州的医院和安乐居通过物联网技术对院内的患者进行定位与跟踪，使得医院和安乐居的床位利用率从原来的50%左右提高到85%以上。德国新维德的约瑟夫埃克笔老年人护理中心配备的Wi-Fi实时定位系统，被监护对象只需戴上Ekahau的防水Wi-Fi腕带，该产品带双色LED信号灯和呼叫按钮，除了通过个人的报警触发紧急开关外，还可通过工作人员配备的B4Wi-Fi寻呼机发送警报发现事故和监护对象的位置，该设备与系统的应用，可有效地帮助养老机构进行患者跟踪与管理，从而减轻护理人员的劳动强度，提高养老机构的工作效率。例如，苏州寻息电子科技有限公司研制的养老院智能监护定位系统，为养老机构、居家老人配备腕式监测仪，系统具备远程定位、电子围栏、SOS呼救、亲情电话、事件提醒等功能，通过设备实时监测传送信息动态，掌握监测对象活动情况。当突发危急情况时，可按下紧急按键，患者定位和健康参数变化情况会及时上传至云平台，上级医院也可同时了解掌握监测对象身体状况，进行紧急救治或开展现场120急救，有效把握抢救的黄金时间。

4. 老年人远程看护

老年人远程看护包括网络摄像机、各种无线传感器、报警系统、控制系统和客户端等组成部分。网络摄像机安放在老年人居住场所的合适地点，可以支持单向或双向语音和视频交互，帮助医护人员及时了解老年人的生活和病症状态，控制器将现场采集的视频图像、语音信息及其他数据经过数字压缩后，进行本地存储并通过网络进行传输。例如，深圳市夜狼安防高新技术有限公司推出的"老年人看护系统"，提供居家、社区养老解决方案，方案以互联网为基础，整合夜狼安防旗下的报警、对讲、监控、智能家居、看护、云平台和APP等产品，打造了一个老人、子女、邻居、物业和第三方服务商的共同平台，让老人最大程度的独立居住生活。系统中的主要设备除老人出行定位、电子围栏外，还配置网络摄像机、燃气泄漏探测器等。网络摄像机集视频报警于一体，实现免费视频通话、手机远程监控、入侵录像报警、安全监控保姆、看护老人小孩、可视对讲门铃于一体，手机安装APP软件可以远程控制打开视频或转动画面，360°了解老人在家里发生的一切事情；也可远程开启家里的电器设备，如当室内可燃气体达到一定的浓度，会发出报警提示声，同时向主机发出报警信号，且增加扩展了外接电磁阀、机械手，报警的同时自动关闭阀门并启动换气扇。

5. 老年人药品管理

药品作为一种特殊的商品，如果管理不当，被错误使用将会给人们的身体健康及生命安全带来严重的威胁，特别是老年人在用药方面更应多加关心，基于物联网的药品追溯管理系统是保证用药安全的重要的先进方法手段。系统采用先进的 GPS、RFID 及温度传感器等多种物联网技术，充分利用网络基础设施，整合互联网、物联网采集、存储和使用的药品供应使用链相关信息，形成统一的整体，从数据采集、数据服务、数据应用三个层面保证药品使用的安全性。系统从解决药品信息的全生命周期管理问题入手，提升药品企业生产管理水平的同时，加强药品的信息资源管理，并对药品进行全面的在途管理，切实做到全过程无死角。目前基于物联网的药品追溯管理系统在医院药品的采购、库房间流转和病区患者使用中得到一定应用，给老年人用药安全带来益处，常见方法是将药品名称、品种、产地、批次及生产加工、运输、存储、销售、使用等环节的信息存储于电子标签中，有完整明确的信息提示，当出现问题时可以追溯销售与使用的全过程。针对高血压、糖尿病等慢性病患者需终身服药而又怕忘记服药的需求，智能电子药盒服药提醒是个好帮手。该设备带有服药记忆和服药提醒的智能电子药盒，用户只需将每日服药量按自己实际情况设定好服药的次数和时间，并在药盒内按医嘱放好不同种药剂，药盒会自动记录并上传每日服药信息，任何时候忘记或延迟服药系统都会提醒本人及亲友。目前基于可编程、通讯等智能芯片的药品包装设备，看护人员可以很方便地记录并查看用药时间、频率和剂量，通过事先设定来实现服药提醒或是控制给药的频率，以提高在用药管理过程中的依从性，从而提高管理水平。

（三）物联网新型技术设备在医疗健康服务中的应用

医疗健康物联网设备向非接触、微粒化、植入式方向发展。下面列举一些新型技术设备的研究应用。

（1）智能无线听诊器。一款取消了人耳与听头的物理连接，采用蓝牙无线等通信手段传输音频，配合智能算法，利用智能手机 APP 为患者提供标准化听诊引导，并能将远程医生服务接入产品，让人在家智能远程听诊、看医生的智能医疗设备。

（2）生理参数无创非接触监测器。方法是采用 Arduino 硬件及其集成开发环境，选择高精度、高灵敏度的 GY-MCU90615 红外温度模块和 Si1143 心率血氧模块监测人体的生理参数，设备可对体温、血氧和心率实现实时、无创、非接触、准确的监测。

（3）无创血糖仪设备。运用多传感器集成技术，可采集人体的生理指征数据，通过核心算法计算得出人体血糖值。设备的最大优势在于检测过程中无须针刺采血，可避免刺破手指带来的感染风险。

（4）非接触式心电图检测系统。采用非接触式心电图测量方法来捕获用户的生物医学信号，系统能够不间断地从多个地点采集生物医学信号，而移动设备成了移动监控终端，实时观察和分析心电信号。

（5）嵌入式生命体征与环境信息感知装置。成都军区总医院研制的一款嵌入式生命体征与环境信息感知装置，包括多个用于监测人体生命基本特征的传感器、主控模块、蓝牙无线通信模块及头盔/安全帽传感器，用于监测人体生命基本特征的多个传感器分别完成体表温度、体表湿度、血氧饱和度、心率和脉搏的测量，得到人体生命基本特征数据。

（6）可注射的纤维状生物传感器。复旦大学学科团队合作研发的一种可注射的纤维状生物传感器。这款新型传感器就像一块"肌肉"一样，可以轻松植入体内，并实时获取人体健康相关数据。

（7）脊液/腹水的多参数检测芯片。主要着眼于对颅内压、颅内温度、脑脊液葡萄糖浓度、疾病标志物浓度、各类离子浓度等进行实时监测。这类技术对急性脑损伤、开颅手术患者的疗效和生命体征监测有着至关重要的作用。除此以外，实时检测数个感染免疫指标的可植入式传感芯片也将很快得到应用。

（8）可与医生对话的网络药丸。可植入设备不仅可与手机交流，也能与医生对话。英国科学家正研发一种网络药丸，它有微处理器，可以在你身体内部直接给医生发送短信。这些药丸可分享你的体内信息，帮助医生了解你的健康状况，以及服药是否有预期效果等。

（9）脑机界面系统。人类大脑与电脑直接相连曾是科幻小说中的幻想，现在布朗大学 BrainGate 团队正研究大脑与电脑在现实中对接。他们在网站上写道："将婴儿版阿司匹林大小的电极植入大脑中，初步研究显示神经信号可被电脑实时解码，并用于操控外部设备"。芯片制造商英特尔预测，到 2020 年脑机界面将投入实际应用。英特尔的科学家迪恩·波默洛（Dean Pomerleau）近来撰文称"最终，人类将更愿意向大脑中植入设备，你可以通过思想的力量进行网上冲浪"。

（10）可溶性生物电池。对于可植入设备来说，一个重大挑战是如何为这些植入体内设备提供能源。你无法将这些能源塞入体内，将设备取出来替换电池也不容易。美国马萨诸塞州 Draper Laboratory 的科学家们正研发一种可生物降解的电池。它们可在体内发电，并将其无线传输到需要的地方，然后消融。其他研究包括利用人体内的葡萄糖为可植入设备提供动力，例如，马铃薯电池，尽管体积很小，但却更为先进。

（11）智能尘埃。当前最令人吃惊的可植入设备当属智能尘埃，这是一种有天线的微电脑阵列，每个都比沙粒更小，它们能在体内自我组合成为需要的网络，处理体内复杂情况。想象一下，这些纳米器件可攻击早期癌细胞、减缓伤口疼痛，甚至以加密方式储存关键个人信息等。有了智能尘埃，医生将可以在你体内进行手术而无须开刀。信息被储存在你体内，形成你自己的纳米网络，只有你自己能解密。

（四）物联网在老年智慧健康服务中存在的问题

智慧医疗是一门新兴学科，也是一门交叉学科，融合了生命科学和信息技术。智慧医疗的关键技术是现代医学和通信技术的重要组成部分。智慧医疗通过打造以电子健康档案为中心的区域医疗信息平台，利用物联网相关技术，实现患者与医务人员、医疗机构、医疗设备之间的互动，从而逐步达到全面信息化。

在医疗健康行业，物联网射频识别技术，通过腕带作为桥接，应用在先进的医疗信息系统与移动手机智能客户开发技术相结合的医疗移动智能应用系统，主要体现在医疗临床护理系统、医药产品管理、医疗器械管理、血液管理及远程医疗教育等多个方面，从而加快医疗工作效率。但物联网与医院相结合是个庞大的项目建设，在构建过程中受许多方面的限制。

1. 医院设备种类多而杂，没有统一接口标准

医院医疗设备来自不同厂商制造，数据采集来源于单机系统，虽然提供构建物联网软件的公司较多，但不同公司有不同接口规范，而医疗系统缺乏国家标准，没有顶层设计，没有统一接口标准规范，难于整合，造成构建难度增大。

2. 医院管理系统没有统一编码，集成度不高

物联网统一标识是实现医院编码的第一步。目前医院在物联网应用上设计编码较多，无论在检验系统、物品药品系统，还是在血液器械管理系统中，都存在不同的传感技术应用，但医疗编码不统一，设备厂商不一且难于统一，造成在特定领域存在差异。

3. 物联网带来安全及患者隐私保护问题

在医疗物联网全面普及的情况下，局域网病毒及局域网网络承载能力都给物联网应用带来很大考验，若病毒蔓延或者网络一旦出现瘫痪，都会引起设备无法正常传送数据，而网络修复及病毒排除需要很长时间，从而耽误患者治疗。另外，患者隐私权及数据安全越来越受到重视，确保个人隐私不受侵犯成了物联网推广的关键问题。

4. 建设成本较高，限制物联网大规模推广

由于电子标签及读写设备价格贵，医院采集设备多而杂，很难形成大规模的应用。而由于没有大规模的应用，电子标签和读写器的成本问题始终没有达到人们的预期。要完成物联网在医疗行业的普及，就需要大量设备及软件成本，需要与不同厂商设备进行数据交互，高昂的建设成本及维护成本可能转接到医疗费用上，这样物联网全院推广将受到限制。

5. 医疗数据面临存储时效性问题

若全院推广物联网应用，那么一般药品、试剂或者医用材料有效性只有一年到三年，过了保质期，药品编码数据的保存会占据大量存储空间，中心机房设备购置压力随之增大，也考验了机房设备承载能力。

（五）物联网在老年智慧健康服务中应用前景展望

物联网技术本身就一项庞大的系统工程，有关报告分析物联网的发展将经历 4 个阶段：RFID 广泛应用、互联网时代、半智能化、全智能化。目前世界物联网技术尚处于初期阶段。尽管我国物联网发展在最近几年取得了重大进展，如传感器网络硬件节点研究、网络软件与平台的研究、网络标准的制定都取得了初步的成效，但其在居家养老、机构养老领域的应用才刚刚起步，许多物联网相关的养老技术仍在开发测试阶段，离不同系统之间融合、物与物之间普遍链接的远期目标还存在一定差距。

1. 互联网与物联网融合创新，推动产业发展

随着物联网应用技术的发展，可穿戴设备品种越来越多样，未来市场发展潜力巨大。互联网技术与传统穿戴产品的融合创新，特别是基于移动互联网应用的创新，让市场需求、个人创意及资本相互融合，将会极大推动老年智慧健康服务产业发展。

2. 搭建个人健康管理平台，完善居家养老服务体系

吸收第三方健康测评结果，以老年人需求为导向，整合社会各类资源，为老人提供包括日常照顾、紧急救援、家政服务、康复护理、精神慰藉、法律维权和休闲娱乐等综合性的服务项目，发挥大数据潜能，完善健康服务产业，最终建立信息化、智能化和多层次的居家养老服务体系，构建一个没有围墙的养老院。

3. 人工智能、大数据助力健康服务新一轮发展

随着人工智能、大数据技术落地养老应用场景，以软件为核心的硬件产品持续智能升级是市场新一代发展方向。鼓励养老服务机构利用智能医疗箱、智能腕带、智能血糖仪及相关移动应用等智能化软硬件产品，提供健康实时监控、老人出行定位、突发事故报警和日常用药提醒等老人智能看护服务。

参 考 文 献

郭雨禾, 熊友生, 崔宝善. 2018. 军队医院与干休所网络医疗服务协同保障模式研究. 中华保健医学, (2): 162-163.

姬晓波, 曾凡, 张敏. 2010. 物联网技术及其在医疗系统中的应用. 医疗卫生装备, (12): 102-103.

贾雪琴, 包建军, 李建功. 2010. 物联网在智能心电监护上的应用. 信息通信技术, (4): 24-28.

李小华, 冯前进, 严静东. 2017. 医疗卫生信息化标准化技术与应用. 北京: 人民卫生出版社: 457.

刘林森. 2010. 进入医疗物联网时代. 数字医疗, (12): 49-50.

裘加林, 田华, 郑杰, 等. 2015. 智慧医疗. 北京: 清华大学出版社.

王辉, 吴越, 章建强, 等. 2012. 智慧城市. 北京: 清华大学出版社.

熊友生, 郭雨禾, 崔宝善. 2018. 远程医疗健康物联网的研究应用. 医学信息, (10): 17-22.

张梅奎, 彭芳, 胡建明, 等. 2016. 远程心电监测在居家养老中的应用. 中国数字医学, (9): 94-96.

张稳, 马锡坤, 于京杰. 2015. 基于一网无线网络平台的医疗物联网创新应用探讨. 医学研究生报, (8): 850-852.

第六章　老年营养与科学养生

郭士权[1]　郭喆千[2]　司马凤岩[3]　白宗科[4]　孙　伟[5]

1. 江苏省科学技术情报研究所；2. 上海市徐家汇街道社区卫生服务中心；3. 中国中医创新谷
TCMI；4. 上海细胞治疗集团；5 广州白泽大健康科技研究院

针对老年人的营养与养生问题，我国先后出台多项政策。《"健康中国 2030"规划纲要》指出，建立健全居民营养监测制度，加强对养老机构等营养健康工作的指导，发展中医养生保健治未病服务；《"十三五"卫生与健康规划》强调发展老年健康服务，大力发展中医养生保健服务，开展老年常见病、慢性病的健康指导和综合干预，推广以慢病管理、中医药和老年营养运动干预为主的适宜技术；《中国防治慢性病中长期规划（2017—2025 年）》强调发挥中医药在慢性病防治中的优势和作用，促进医养融合发展；《"十三五"国家老龄事业发展和养老体系建设规划》支持有相关专业特长的医师及专业人员在养老机构开展疾病预防、营养、中医养生等非诊疗性健康服务；《国民营养计划（2017—2030 年）》提出开展老年人群营养状况监测和评价，建立满足不同老年人群需求的营养改善措施，建立老年人群营养健康管理与照护制度，研究制定老年人群营养食品通则、餐饮食品营养标识等标准。

一、老年人营养与健康问题

正常老化引起的变化会增加老年人的营养风险。《中国食物与营养发展纲要（2014—2020 年）》将老年人列为重点人群，提出研究开发适合老年人身体健康需要的食物产品，重点发展营养强化食品和低盐、低脂食物；开展老年人营养监测与膳食引导，科学指导老年人补充营养、合理饮食，提高老年人生活质量和健康水平。

（一）老年人的生理特点及营养需求

老年人的器官功能出现渐进性的衰退会明显影响老年人摄取、消化和吸收食物的能力，使得老年人营养缺乏和慢性非传染性疾病发生的风险增加。因此老年人要实现成功老龄化，就需要有正确的营养指导。

中国营养学会根据老年人的生理特点、健康状况和营养需求，于 2016 年修订了《中国老年人膳食指南》（以下简称《指南》）。《指南》结合近年来老年人群营养领域的新理念、新技术、新成果，在普通人群膳食指南的基础上，增加了适应老年人特点的膳食指导内容，旨在帮助老年人更好地适应身体机能的改变，努力做到合理营养、均衡膳食，减少和延缓营养相关疾病的发生和发展，延长健康生命时间，促进成功老龄化。《指南》强调：粗细搭配，少量多餐细软，预防营养缺乏；主动足量饮水，积极户外活动；延缓肌肉衰减，维持适宜体重；摄入充足食物，鼓励陪伴进餐。

1．生理特点

随着年龄的增长，老年人的外在身体形态和内在生理功能，包括新陈代谢、各器官功能及身体成分都会出现一系列的变化。

1）代谢功能降低

与中年人相比，老年人的代谢功能降低了10%～15%甚至更多。这与代谢速率减慢、代谢量减少有关。由于体内分解代谢增高，合成代谢降低，以致合成与分解代谢失去平衡，引起细胞功能下降。内脏器官如脑、心、肺、肾、肝及胃肠功能均随年龄增高呈不同程度下降。

2）消化功能改变

老年人牙齿松动、脱落，咀嚼、吞咽功能退化，喝水容易呛到；味蕾数目减少，味觉减退，食物越吃越咸；胃的各种消化酶及胃酸分泌减少，对各种食物的消化吸收能力下降；肠蠕动减慢，排泄能力变弱，容易出现便秘。

3）能量消耗减少

老年人器官功能减退，肌肉减少，基础代谢明显下降，再加上职业性活动和体力活动减少，老年人的能量消耗逐渐减少。如果从膳食中摄入的能量超过所需要的能量，体重就会增加。

4）身体成分改变

老年人合成能力降低，非脂肪组织减少，体脂比例增加；内脏器官实质细胞数量减少，细胞间质增加；机体水分减少，皮肤弹性降低；骨骼中的矿物质和骨基质减少，骨密度下降，容易发生骨质疏松症。

5）免疫功能改变

老年人免疫功能下降，主要是细胞和抗体的功能减退，机体清除自由基的能力减弱，易发生自身免疫性疾病、肿瘤及血管损伤等疾病及各种感染，对食物中的有害因子也更为敏感，容易出现食源性疾病，且疾病的康复速度慢。

6）其他

老年人的心脑血管、呼吸、运动、循环、肾脏、肝脏及内分泌功能均有下降，高血压、冠心病、糖尿病等慢性疾病的患病率也高于其他人群。由于手脚不灵活，还可能存在拿取食物和餐具困难，这些都会对其营养状况产生影响。

2．营养需求

老年人需要独特的营养供给来维持独立生活的能力及自身的健康。机体成分随年龄增高而发生的改变对老年人的营养素代谢及营养素的需要会产生影响。老年人的营养需求取决于多种因素，包括：具体的健康问题及相关器官系统受损情况；个体的活动水平、能量消耗及热量需求；获取、制备、摄入和消化食物的能力；个人对食物的偏好。

老年人能量供给应根据劳动强度和个体自身情况来调整，一般而言，以每千克体重每日供能量25～30 KJ为宜；食物摄入量减少、久坐的生活方式和能量消耗的降低使老年人处于营养不良的危险之中，导致糖类、脂类、蛋白质等宏量营养素需求增加，一般来说，老年人的蛋白质摄入量应占饮食总热量的10%～15%；碳水化合物食物是老年人的主要能量来源，每日碳水化合物供能占总能量的50%～65%比较合适；充足的维生素对延缓衰老、增强老年人抵抗力大有益处；营养学会推荐的老年人膳食脂肪、矿物质的摄入量与成年人基本一致；各种维生素的每日供应量应有充足保证；此外，膳食纤维尤其是可溶性纤维对血糖、血脂代谢都起着改善作用。

随着健康管理意识加强、居民人均寿命不断提高，以及老龄化相关健康问题的显现，人们对食品营养需求将不断增加（图6-1）。从饮食营养层面上，老年人比其他年龄段人群更注重营养摄入。2016年，Mintel针对1000余名网络用户进行的问卷调查显示，70%以上的55+岁人群都在努力减少膳食中糖、盐、脂肪的摄入。

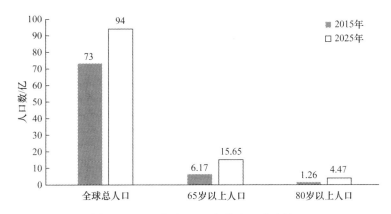

图 6-1　2015 年和 2025 年的人口分布情况
数据来源：光华博思特消费大数据中心

（二）老年人群营养与健康面临挑战

来自老年患者急诊住院研究的数据表明，高达 71%的老年患者存在营养风险或营养不良，且营养不良与死亡风险增加相关。近些年，营养被视为健康老龄化的物质保障，越来越受关注；老年膳食服务的重点也将从"解决困难老人的就餐便利"逐渐向"促进老年人群的合理饮食与提高老人的营养健康水平"发展。

老年营养问题是指老年人群由于机体需要与营养素摄入之间不平衡而引起的一系列症状。老年人在身体组成、生理功能与营养代谢方面均有其自身的特点，更容易因为不合理的营养而导致疾病的发生。而在老年人群集中的养老机构中，营养问题引起的慢性非传染性疾病尤为突出。

不同群体老年人的营养水平差异依然较大，膳食结构的不平衡同时带来了营养缺乏和营养过剩的双重负担，加剧了慢性非传染性疾病的发生发展。对于低收入人群，老年人摄入的食物品种比较单调，以主食为主，蛋白质摄入相对欠缺，营养缺乏情况比一般人群更为明显。另外，老年人对营养与健康的知识水平较低、态度认识不足，近半数人群处于高风险状态。

（三）老年人营养不良存在的原因

中国发展研究基金会发布的《中国老年人营养与健康报告》指出，我国老年人存在营养缺乏和营养过剩双重负担。老年人营养风险整体较高，48.4%的老年人营养状况不佳。同时，整个老年群体超重和肥胖率较高，分别为31.8%和11.4%。

导致老年人营养缺乏的原因很多，除了老年人生理机能改变、消化能力（如消化液、黏液的分泌及咀嚼能力）、精神和心理状态、健康状况、社会和环境因素及运动等方面外，饮食行为习惯也是一个重要的因素。此外，由于身体活动的减少和各种疾病的困扰，老年人少食或不食某些食物，这些都会导致老年人食物摄入受到限制，造成营养素摄入不当。

膳食摄入不合理是我国老年人群面临的基本现实，突出表现为高盐、高油和低蔬菜水果摄入，大量食用精米精面、高脂和高热量的食物已成为世界范围内老年人糖尿病、肠癌、胰腺癌发病率迅速攀升的一个重要原因。雀巢研究中心与中国疾病预防控制中心联合进行的中国老年人膳食营养状况研究显示，在居民膳食宝塔的 11 种食品大类中，中国 60 岁以上人群摄入量与推荐值差距最大的是奶制品和水果，二者每天的摄入仅有 30 余克，约为膳食指南推荐摄入量的 10%。另一方面，老年人营养知识水平有待提高，《中国老年人营养与健康报告》调查表明，老年人对膳食指南的知晓率为 41.4%，膳食宝塔的知晓率为 23.4%，控盐知晓率为 57.5%，控油知晓率为 54.1%，且仅有 11.5%的老年人了解每日食盐摄入指标，0.92%的老年人了解每日摄油量指标，仅 20%老年人了解水果蔬菜、锻炼对于慢性病的重要意义。此外，营养缺乏和营养过剩也加剧了慢性非传染性疾病的发生，患病后尤其是住院患者的营养不足高发，导致疾病负担沉重。

国内研究人员调查发现，饮食由养老机构提供的老年人的营养不良发生率显著高于饮食为自助的老年人，一个主要原因是养老机构提供的膳食不合理。苏迎盈等对武汉市 2 所养老院的 63 名老年人进行营养调查发现，为防止发生意外，养老机构限制活动场所，老年人都只能是小范围地散步，运动量远远低于正常，直接影响营养吸收。

二、国外老年营养服务发展现状

由于经济收入、身体功能、知识水平等因素影响老年人膳食的可获得性和结构的合理性，因而迫切需要提供老年餐饮服务。保持健康和长寿，需要个人、家庭、组织及政府政策的共同努力。对于老年人的公共营养政策应采用多种形式，包括国家目标、营养建议的改善与宣传，以及营养援助计划方案。结合老年人健康特征及需求，需要构建全人群的老年餐标准服务体系。发达国家进入老龄化较早，美国、日本、欧洲各国等在老年餐饮方面有已经有很多实践。

目前，发展大健康食品和营养服务产业已成为国际共识：美国制定《营养科技长期支持计划路线图2016—2021》，注重加快人类营养学研究的进展，以帮助改善和维持所有儿童、成人、家庭和社区的健康，分析营养、体力活动及其他健康习惯在维持老年个体健康方面的作用；日本制定《生物技术战略大纲》，将提高国民健康水平的研发作为主要研究内容；英国制定《食品营养健康发展计划》，重点关注英国居民各类人群的健康状况，包括儿童、孕妇、老年人等。

（一）美国老年营养服务

美国对老年人的护理划分为几个系统：卫生保健系统，由个人健康保险、健康维护组织、医疗保险构成，主要关注如何通过治疗疾病来改善健康，与金融机制如医疗保险、营养服务的覆盖范围限制等都息息相关；家庭和社区的长期护理（HCBS），通过营养服务来促进老年人的健康和独立性，主要由公共卫生部门和老年服务提供商向老年人提供服务。

美国老年管理局（AOA）于 20 世纪 70 年代初出台的老年营养项目为全国的老年人提供款项，用以支持全国推行的营养服务。依据《美国老年人法案》（OAA）而设立的"老年营养项目"（图 6-2），是由蒙哥马利郡政府来执行的地区老人机构（Area Agency on Aging）下的几个项目之一。地区老人机构的目标是要促进老年人的尊严、独立，帮助他们保持活跃与健康的生活品质。同时也使他们能尽可能长久地住在自己的家里和社区内。"老年营养项目"为 60 岁以上的居民，在公众活动地点提供午餐，送餐上门，并提供营养教育。

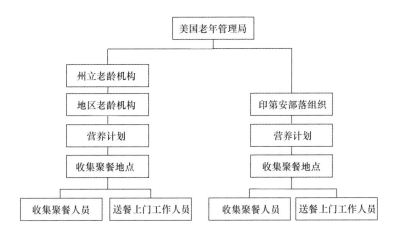

图 6-2　《美国老年人法案》第Ⅲ章和第Ⅵ章营养计划的组织结构

这一国家性质的网络由 56 个州的老年部门组成，通过 655 个地区老年部门提供服务；241 个部落和美国原住民组织代表 300 个美国印第安人、阿拉斯加人部落的力量；2 个组织服务夏威夷原住民。还包括成千上万的服务提供商、成人照料中心、护理人员、志愿者。估计有 12 000 个老年护理中心，每年大约服务 1000 万老年人。

老人营养午餐服务：营养午餐供餐点设在老人活动中心、社区或娱乐中心、老人公寓、学校、教堂与犹太教堂，每餐必须为老人提供《美国人膳食指南》推荐的 1/3 的每日营养需要量；菜单需经过专业营养师鉴定，符合这些标准；为了满足蒙哥马利郡日益增多的各族裔老人的特殊需求，项目与一些在供餐点提供各族裔活动的团体签订供餐合同，多种供餐点分别提供美国菜、犹太教菜、韩国菜、越南菜及中国菜膳食；项目的经费来自联邦政府、州与郡政府及用餐老人的捐款。

送餐上门服务：服务对象为因疾病或其他原因独居的孤、寡、病、弱老人，每餐必须为老人提供《美国人膳食指南》推荐的 1/3 的每日营养需要量；菜单需经过专业营养师鉴定，符合这些标准；从合同餐馆定购膳食，由当地"送餐上门"机构送至老人家中；享用膳食者需要捐部分餐费，其数额因膳食来源及送餐上门机构而异。志愿者提供送餐的同时还提供社交服务，尤其是为那些独居老人。志愿者们可以帮助监控老人们的健康状况，确保他们得到相应的服务和帮助。

营养教育与辅导服务：由营养专家，在美国人与其他族裔的就餐点，讲解有关老人食物与营养的话题（每年两次以上）；在某些就餐点，可能提供健身与营养咨询的服务项目；其他有关健康的服务项目；老人营养咨询热线，可与注册营养师直接对话，询问有关营养、食品和膳食的任何问题。

美国老年人营养计划法案还根据营养筛查研究所制定的清单，定期为参与者筛查营养风险，该清单有十余项条款，侧重于食物摄入量、资源的充足与否、单独饮食、用药情况、体重变化及生理限制。

此外，美国农业部出台了几项计划，旨在解决老年人饥饿问题，包括紧急食品援助计划（TEFAP）、农贸市场高级营养计划、联邦营养补充计划（SNAP）、食物券营养教育、商品补充食品计划（CSFP）。

（二）日本老年营养服务

日本对老年营养十分重视，政府投入大量资金并出台优惠政策扶持老年营养事业，推行老年营养餐着眼于促进老年人营养和健康水平，并将老年营养餐视为"生命的盒饭"。目前有 60%～70% 的老年人食用老年营养餐，这些晚餐都是由专属营养师监督制作的，在注意低盐分、低热量且营养均衡的前提下，每天更换菜单，每种配餐都详细列出热量、蛋白质、脂肪及盐分含量，食物的硬度、大小、口味均可根据顾客的要求细致加工。品种有盒饭，或者只提供菜肴。提供四大类套餐：普通套餐、热量调整套餐、肾病套餐、流食套餐。例如，热量调整套餐就是针对患有高血压、糖尿病等的老人搭配的，会对食物盐分、热量、脂肪等严格控制；肾病套餐则会控制食物中蛋白质、磷、钙等成分。

另一方面，日本早在1948年就提出了"营养看护"的概念，以基础健康看护为理念，由营养师对需要干预的人群进行全面营养管理和相关指导。采用营养筛查发现膳食方面的危险因素，并对重点人群开展营养指导以预防改善营养不良。"营养看护服务站"由日本营养师协会或者道府县营养师协会直接设立运营，或是由营养师协会认定的具有资质的社会团体设立运营，开设在社区居民生活的场所内，提供营养管理、饮食管理等相关服务，进行营养咨询、饮食指导，开展相关地域活动等。而且，日本的养生保健产品非常多，从功能养生饮料到养生护理工具，都是日本人生活中必不可少的。

三、中国老年营养服务现状

我国老年人群越来越庞大，他们的饮食健康也越来越受到关注，助老供餐已成为各地政府和社会各界服务民生的重要领域。老年营养餐是符合老年人生理特点与营养需求的、适合老年人群的餐饮产品。助餐服务是"以居家为基础、社区为依托、机构为补充"的多层次养老服务体系的基础工程。2016年，国务院办公厅印发《关于全面放开养老服务市场提升养老服务质量的若干意见》指出，要全面推进居家社区养老全覆盖，依托社区服务中心（站）、社区日间照料中心、卫生服务中心等资源，为老年人提供助餐、助医等上门服务。

（一）多个地区开展养老助餐服务

很多地方出台了扶植老年餐桌政策，都紧密结合了各地特点和实际情况，有具体目标、实施措施和配套的奖励政策，促进了老年（助残）餐桌迅速发展。北京、天津、上海等大城市由于政策力度较大，老年餐市场相对发展较快，其他城市和广大农村基本还没有形成一定的市场。

杭州市西湖区从2003年开始成立第一家社区老年食堂起，经过多年的实践，逐渐形成了完善的定期考核、奖励机制和多元化经营模式；上海市将老年人"综合型助餐服务示范点""综合型助餐服务点""助餐服务点"列入市政府实事项目，制定老年人助餐服务的上海地方标准，闵行区出台了《关于进一步加强本区养老助餐食品安全管理工作的通知》等一系列文件，截至2017年，全市已有助餐服务点707家，依托社区资源积极探索多种形式的就餐服务；北京市提供养老助餐服务，依靠政府（尤其是基层政府）、养老照料中心、社工机构、餐饮企业、社会民众等各方力量的共同参与，发展养老照料中心辐射功能，2018年10月，东城区一家老年营养配餐中心开始运营"互联网＋共享微厨房"助餐模式，在配餐中心内设立"24小时无人值守超市"，依托全程自动化生产线、高精密检测预警设备、机器人智能生产，运用人工智能流水线统一制作、出餐，专为老年人设计制订餐食搭配方案；广州出台的《社区居家养老服务改革创新试点方案》和《长者助餐配餐服务指引》等文件，计划在市中心城区步行10～15分钟范围、外围城区20～25分钟范围建设助餐配餐服务网络，已与饿了么平台共同推进社区养老项目，推进"互联网+养老配餐送餐"社区养老模式；天津市发展老年人助餐服务，关注示范型社区食堂、综合型社区食堂及单一型社区食堂；南京市明确了养老助餐的运营单位为养老实务部门，并且明确了养老助餐的资质认定和补贴政策。

（二）个别养老机构配制康复师营养师

日本拥有专业营养师40万，人口比例达到1：400～1：300；美国有注册营养师6万人，人口比例为 1：4200；我国现有注册营养师不足 4000 人，且 90%分布在医院，人口比为 1：35 万，与世界发达国家相差甚远。《国民营养计划（2017—2030 年）》指出，应加强营养人才培养，开展营养师、营养配餐员等人才培养工作，推动有条件的养老机构等场所配备或聘请营养师；另外，全面推进临床营养工作，加强临床营养科室建设，使临床营养师和床位比例达到 1：150。

在我国养老机构中，正规营养师寥寥无几，真正营养专业毕业的人才却因为就业形势不乐观，或在岗位上不受重视而转行的现象较为严重。目前大部分养老机构的膳食安排是由院长或负责人制订菜谱，由护工准备膳食材料。很多养老机构甚至把食堂社会化，承包者或配餐员缺乏相关营养知识，普遍缺乏科学的膳食管理，直接影响老年人的营养配餐。很多养老院的老年人营养摄入不足，营养不良，严重影响其健康状况与生活质量。徐慧华普查了上海市卢湾区 11 所老年公寓的基本情况、营养配膳情况，结果显示老年公寓中医务人员、营养管理人员和专职营养师的比例分别为 6.4%、0.19%和 0，配膳人员由院长、厨师长或护理部主任兼任。晏慧敏随机抽取调查了浙江省 10 个市的 439 家养老机构（其中公办养老机构 225 家、民办养老机构 214 家）作为研究对象，在所调查的养老机构中：70 家（15.95%）配有康复师，其中 28 家（40%）为兼职康复师；68 家（15.49%）配有营养师，其中 31 家（45.6%）为兼职营养师；另外，仅有 24 家（5.47%）养老机构同时配有营养师、心理咨询师、康复师、社会工作者四种专业技术人员（含兼职）。

（三）营养套餐服务有待提升

我国并没有专门的基层营养指导机构，仅有 11.8%的社区（村/居）开展了与营养相关的指导活动，其中城市比例为 16.9%，而农村只有 8%。据统计，上海市老年人中膳食结构欠合理的人群比例为 60.7%，并且以膳食指南的推荐量作为标准，他们的果蔬摄取量均未达标。许多慢性非传染性疾病发生、发展的重要因素之一就是膳食营养状况，估计约有 1/3 的冠心病和癌症的病因归于膳食因素。而老年居民膳食营养知识的缺乏和欠全面是造成这种现象的主要原因。

在养老机构，老年人的营养问题特别是饮食管理尚未引起足够的重视，更谈不上能运用营养治疗的方法来提高老年人的生活质量。目前各地"老年餐"实际为餐饮企业按各自原有的食谱供老人选择，养老机构主要根据老年人每个月缴纳的伙食费用划分膳食等级，统一供应食物，大部分养老机构提供的膳食结构存在不合理，增加了营养不良发生率；仍存在养老机构营养专业人员严重不足、食物营养卫生监督不到位及缺乏相应的膳食服务规范和标准等问题。另外，养老机构的营养科室属于院长领导下的科主任负责制的体制很少，大都是把营养科划分给后勤部门管理，不能真正起到膳食指导和管理的效果。

研究不同地区养老机构老年人营养状况的调查数据发现，饮食由养老机构提供的老年人的营养不良发生率显著高于饮食为自助的老年人（表 6-1），且养老机构中营养问题引起的慢性非传染性疾病尤为突出，例如，随机抽取的郑州 550 例养老机构老年人慢性病患病率为 66.1%。因此，老人更需要搭配合理、营养充分、适合不同需求的"老年营养餐"。做好老年营养餐需要相应的技术标准，这样才可以对众多的老年营养餐产品进行监管和评价。

表 6-1　三组养老机构老年人营养状况调查研究结果

城市	机构数量	评价方法	营养状况良好占比/%	营养不良占比/%	存在营养不良危险占比/%
武汉	63	MNA-SF	16.6	52.4	31.0
长沙	40	MNA	25	55	20
宁波	85	MNA	27	22	51

注：MNA，简易营养评价；MNA-SF，简易营养评价精法。

四、老年营养服务发展趋势

未来的老年营养服务发展趋势主要体现在以下几个方面。

（一）开展老年人群营养状况监测和评价

依托国家老年医学研究机构和基层医疗卫生机构，建立健全中国老年人群营养筛查与评价制度，编制营养健康状况评价指南，研制适宜的营养筛查工具。试点开展老年人群的营养状况监测、筛查与评价工作并形成区域示范，逐步覆盖全国80%以上老年人群，基本掌握我国老年人群营养健康状况。

此外，将基因检测技术用于营养诊断（图 6-3），致力于建立基于个体基因组结构特征的膳食干预方法和营养保健手段，提出更具个性化的营养政策，从而使得营养学研究的成果能够更有效地应用于疾病的预防，达到促进人类健康的目的。

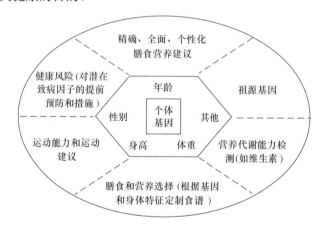

图 6-3　基因检测技术为膳食和营养摄入提供精确匹配的解决方案

（二）建立满足不同老年人群需求的营养改善措施，促进"健康老龄化"

依托基层医疗卫生机构，为居家养老人群提供膳食指导和咨询。出台老年人群的营养膳食供餐规范，指导医院、社区食堂、医养结合机构、养老机构营养配餐。针对老年人群提供精准营养的个性化服务（图 6-4），开发专门的营养健康需求食品。对低体重高龄老人进行专项营养干预，逐步提高老年人群的整体健康水平。

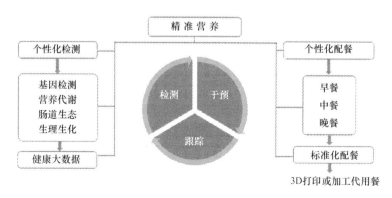

图 6-4　精准营养的个性化服务

跟随消费升级趋势，在营养领域，部分老年消费者将愿意为得到更有针对性、效果更好的个性化产品或服务支付更多费用。营养师为老年消费者提供更有针对性的营养管理方案是进行个性化营养管理的前提。个性化营养管理包括基于个体特征量身定制、获得特定的营养管理方案、获取定制的营养健康食品。例如，美因健康科技（北京）有限公司针对用户的维生素吸收能力进行相应评估，再根据用户个人情况给出饮食建议。

（三）建立老年人群营养健康管理与评价的家庭保健服务模式

逐步将老年人群营养健康状况纳入居民健康档案，实现无缝对接与有效管理；依托现有工作基础，在家庭保健服务中纳入营养工作内容；推进多部门协作机制，实现营养工作与医养结合服务内容的有效衔接。

另外，老年健康管理是对老年人从步入老年到结束生命全过程的一种管理服务，就形式而言分为个人、家庭、社区和医院四种管理模式。从方法学上来说，以社会科学的研究视角，以流行学研究方法和科学传播技术手段为基础，以营养教育的综合评价模式、老龄人群的营养信息传播模式和健康评价模式为技术保障，建立以家庭支持体系为支撑的老龄人群健康保障体系，并实现老龄人群家庭保健的长期跟踪服务与评价模式，是一种多种政策集合下的医养结合新模式。

（四）创建先进的营养管理模式，建立合理有效的医疗营养支持体系

老年患者的营养不良意味着患者能量、蛋白质及其他营养素缺乏，这将引发机体需求与摄入不平衡，进而使机体功能或组织器官受损。此外，还需要加强营养政策的多部门合作，树立全生命周期的营养管理理念（图6-5），为健康食品选择创造支持性环境。

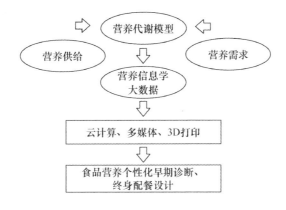

图 6-5 营养管理

在医院中，医疗营养是患者综合治疗的一个组成部分。饮食治疗与药物、手术、理疗及其他专门疗法具有同等重要性。可将医疗营养支持分为医院内的短期治疗和医院外的中长期康复与慢病治疗（图 6-6）。在慢性病管理方面，通过为老年患者提供定制的饮食方案来控制病情，通常需要专业的营养师根据患者既往病史、临床检查、机能检查及既往饮食结构等信息来指定治疗方案。

（五）"老年健康+互联网"

随着科技信息化水平的发展，现代通信技术、网络技术等科技化、智能化产品在老龄服务业中的作

用将更加明显。特别是在远程医疗、健康管理、居家养老服务信息平台等方面，智能化、信息化的趋势将更加明显。

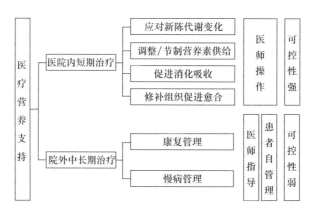

图 6-6　医疗营养支持特点

老年健康与互联网有多种结合形式（图 6-7）：互联网+健康食品、互联网+功能食品、互联网+营养食品、互联网+保健食品、互联网+健康管理、互联网+健康设备等。目前，上海、杭州等城市在养老服务中结合当地特点，与外卖平台共同推进社区养老服务项目，实施"互联网+养老配餐送餐"服务。

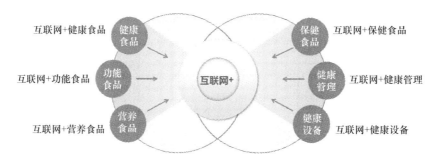

图 6-7　老年健康+互联网

为了解决营养师匮乏与一般消费者或患者的营养服务需求增强的不对等情况,借助互联网、大数据、人工智能等数字科技（图 6-8），私人营养师服务通过创新模式开始有可能以较低的成本和更好的效率，进入普通家庭。一般提供远程的营养咨询服务，或通过人工智能技术用算法来提供营养管理方案及营养建议。

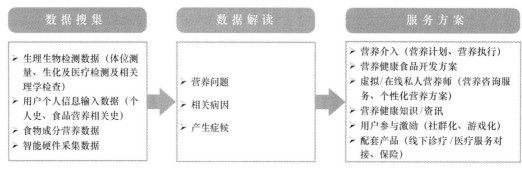

图 6-8　营养服务+互联网

五、中医与养生

《素问·上古天真论》中提到："恬淡虚无，真气从之，精神内守，病安从来？"强调了人的健康长寿，关键在于解除各种忧虑与欲念，劳逸要适度，应该保持愉快和安静的情绪。因此中医养生是以中医理论为指导，通过调节饮食、保养精气、调适寒暑、活动形体等各种手段，达到保养身体、减少疾病、增进健康、延年益寿的目的。中医养生重在整体性和系统性，目的是提前预防疾病，治未病。

中医理论形成于春秋战国时期，是中华民族的传统医学，以阴阳五行作为理论基础，通过"望、闻、问、切"四诊合参的方法，探求病因、病性、病位，分析病机及人体内五脏六腑、经络关节、气血津液的变化，使用中药、针灸、推拿、按摩、拔罐、熏洗、气功、食疗等多种治疗手段，使人体达到阴阳调和而康复。

我国首部中医药法律《中华人民共和国中医药法》已于 2016 年 12 月 25 日通过，同时中央和地方将陆续出台多项配套政策：《中医药发展战略规划纲要（2016—2030 年）》提出"中医药产业现代化水平显著提高，中药工业总产值占医药工业总产值 30% 以上"的发展目标；《中医诊所备案管理暂行办法》的出台使得中医诊所的开办更加简便。

（一）衰老带来的健康损失

衰老被看成是从受精卵到老年的个体发育史。老年人随着年龄的增长，生理功能逐渐出现衰老、退化，同时导致了心理和社会适应性慢慢发生变化。老化的特点包括：器官系统储备减少、稳态控制能力减弱、遗传和环境因素影响导致的个体异质性增加。

1. 生理方面

《灵枢·天年》中提到："心气始衰，若忧悲，血气懈怠，故好卧"；"脾气虚，皮肤枯"；"肺气衰，魄离，故言善误"；"肾气焦，四脏经脉空虚"；"年六十，阴痿（阳痿），气大衰，九窍不利，下虚上实，涕泣俱出矣。"古人很好地总结了人衰老的种种征象。衰老会引起机体各组织全身性改变：皮肤的弹性减退，胶原和脂肪组织减少，出现皱纹；视力的改变在衰老早期即可出现，特别是晶状体的改变；耳垂会变长，中耳的鼓膜增厚，耳垢易于耳沟处堆积；鼻尖延长，导致鼻软骨分离、变宽、变长，易出现血管运动性鼻炎，嗅觉和味觉减退，咀嚼肌强度和渴感知觉下降，口腔变化主要表现在口干（口干燥症）和吞咽（困难）、牙龈（牙周病）及龋病等方面；肺部功能逐渐下降，肺部的弹力蛋白和胶原减少，胸部回弹力减弱，细胞免疫力下降；心脏的纤维组织增加，弹性组织减少，心脏变硬、缺乏弹性；胃动力和胰腺功能降低，肝脏体积缩小、重量减轻，肠道蠕动能力减弱，小肠绒毛萎缩；肾脏体积缩小、功能下降，肾单元数量和肾脏血流量下降；骨量和骨密度下降，肌肉组织减少；认知功能降低，自主神经系统功能减退；总睡眠时间减少，睡眠变浅。到了 80 岁，组织萎缩下降大约达 50%。衰老引起的机体变化在 85 岁后最为明显，主要表现为机体功能减退，以及应激反应能力降低。

2. 病理方面

衰老是劳损、应激、感染、损伤、免疫反应衰退、代谢障碍、滥用药物及营养失调积累的结果。老年人由于受生活习惯、药物等多种因素的影响，常出现失眠健忘、应激能力降低、免疫功能下降等亚健康症状。免疫器官随着年龄增长会发生退变，进而影响机体对感染和疫苗接种的应答能力。相关研究表明，免疫老化可表现在基因、分子、细胞等方面，老年人免疫功能下降，尤其是 T 淋巴细胞免疫功能下降，炎性细胞因子增多[如肿瘤坏死因子（TNF）、白细胞介素 12（IL-12）、白细胞介素 18（IL-18）]，抑炎因子减少[如白细胞介素 10（IL-10）、白细胞介素 4（IL-4）]，致使细胞因子网络失衡，故老年人易发生感染、肿瘤等自身免疫性疾病。

3．社会方面

衰老是个人对新鲜事物失去兴趣、喜欢怀旧、超脱现实的表现。老年人由于环境、经济条件、所处社会生活地位及角色的变化，如亲人离世、社会联系减少、社会角色的丧失、无基本经济收入等，使得老年人身心长期承受巨大压力，进而出现烦恼、空虚寂寞、情绪抑郁、失落、紧张和疲乏等一系列的症状。所以说精神愉快、情绪乐观是健康长寿的秘诀，正如民间所说"笑一笑，十年少"。

（二）影响衰老与寿命的因素

世界卫生组织对影响健康的因素进行过如下总结：影响人健康的因素中，生活习惯为主要因素，占 60%；遗传因素次之，占 15%；其后依次为社会因素（10%）、医疗因素（8%）、气候因素（7%）。

营养对衰老和年龄相关疾病有显著的影响。与总能量摄入或单一营养成分相比，宏量营养素的饮食平衡对衰老的影响更大。宏量营养素比例的改变和一些微量元素与营养补充剂可延缓衰老和年龄相关疾病的发生。营养因素影响衰老的研究主要集中在 IIS、TOR、Sirtuin 和 AMPK 信号通路。另外，在细胞水平，微量营养素是必需的辅因子，因为它们直接或间接对超氧化物歧化酶、谷胱甘肽过氧化物酶及过氧化氢等抗氧化酶的生物活性有贡献。至少有 4 个关键的营养感知通路与寿命相关，这些通路受热量和微量营养素平衡的影响。

热量限制可以延长寿命，是通过代谢转变的转录方式改变（或者由胰岛素引起）从而达到减少能量、蛋白质的合成及数量的增加来实现的。选择啮齿类动物的繁殖作为人类病理模型显示热量限制可以显著地影响病理表达。长寿地区日本冲绳，人口的致病率和死亡率都比较低。长寿地区冲绳、巴马等地的人们饮食特点都是低热量、多水果和蔬菜、多生鲜膳食、动物食物少、植物蛋白丰富、食用有益脂肪、食用全谷类食物等。

运动是一种能维持功能的健康行为与生活方式。通过运动减慢心率是延缓衰老和延长寿命的重要途径。经过严格训练的退役优秀运动员在晚年比普通同龄人拥有更低的致病率和较好的自测健康，特别是耐力运动员的冠心病和 2 型糖尿病致病率更低。

教育能够推迟和减少衰老产生的认知障碍，提高老年人生存质量。高等学历不仅可以增加工作技能水平，还可以降低死亡的风险。当用教育年数来衡量社会经济地位时，存在一个显著高于短期和一年死亡率的反比关系，≤8 年教育的患者比≥16 年教育的患者的死亡率高 5 倍。受过高等教育的人，拥有良好的健康生活认识，缩短了认知障碍持续的时间，提高了老年生活质量。

衰老是由于在生物体分化生长过程中某些基因发生了有顺序的激活和阻遏。负责分化生长期的基因，其产物刺激负责生殖期的基因，而生殖期的某些基因产物转而阻遏分化生长所需的某些基因。连续生殖又可使某些因子耗尽引起某些基因关闭，最终导致功能减退。物种的发育期、生殖期及衰老期的长短取决于被顺序地激活和阻遏的若干套特殊的基因，这些时期的持续时间在一定限度内可以改变，并可受内在因素及一些外在因素（如营养）等影响，于是形成了同一物种不同个体间寿命不尽相同。此外，细胞死亡、自由基、染色体端粒长度、线粒体 DNA 及核糖体 DNA 等均与衰老和寿命密切相关。

六、老年抗衰养生服务的内容

养生与保健属于生活中必不可少的环节，尤其是对于老年人群，良好的养生与保健可促使他们延年益寿。中医养生观与老年保健息息相关，二者相辅相成，主要注重四个观，即"未病先防未老先养的预防观""天人相应形神兼具的整体观""调整阴阳补偏救弊的平衡观""动静有常和谐适度的辩证观"。

（一）身体活动

运动养生是用活动身体的方式实现维护身体健康、增强体质、延年益寿、延缓衰老的养生方法。"动以养形、静以养神""动则不衰"说明运动的重要性。身体活动是老年人最常见慢性病的一级预防，是常规医学治疗中不能很好解决老年症候群所导致残疾的治疗方法，是已知疾病的辅助治疗。定期参加体力活动的老年人，生物指标更有利于预防心血管疾病和2型糖尿病，而且有助于骨骼健康，改进衰老的生物学变化，机体功能更健康，从而预防或延缓慢性病危险因素的发展。

老年人进行科学合理的运动锻炼，如参加某些动作柔和舒缓、运动量较小的体育健身项目（慢跑、太极剑、散步、游泳、体操、健身操、健身气功及瑜伽等），可以增强体质、预防疾病、陶冶情操、保持健康的心态及增进老年人的社会认同感。美国运动医学会和美国心脏病协会联合提出老年人运动建议：对大多数退休年龄的人而言，每周约3小时（每天约30分钟），就足以满足所有4种模式的运动（有氧、力量、平衡和柔韧）。

常见的徒手养生保健项目包括太极拳、八段锦、五禽戏及六字诀等。太极拳动作柔和，速度较慢，拳式并不难学，而且架势的高低、运动量的大小都可以根据个人体质而有所不同，能适应不同年龄、体质的需要。八段锦整套动作柔和连绵，滑利流畅，有松有紧，动静相兼，气机流畅，骨正筋柔，适合各年龄段的人锻炼。五禽戏通过模仿虎、鹿、熊、猿、鸟（鹤）五种动物的动作，以达到治病养生、强身健体的目的。六字诀是一种吐纳法，通过呵、呵、呼、嘘、吹、嘻六个字的不同发音口型及唇、齿、喉、舌的用力不同，以牵动脏腑、经络、气血的运行，最大特点是强化人体内部的组织机能，通过呼吸导引，充分诱发和调动脏腑的潜在能力来抵抗疾病的侵袭，防止随着人的年龄增长而出现过早的衰老。

以北京太阳城养老社区为例，随机抽取社区中健身人口（指每周参加健身3次及以上，并且每次健身时间大于30分钟）50人与非健身人口50人，通过问卷调查进行对比研究发现：健身锻炼后老年人健康自评情况明显好于健身前，提高了老年人身心健康水平、体育文化素养和生活志趣，并降低了对社区养老、医疗服务机构的需求。对上海市养老机构的体育锻炼现状进行调查发现，上海市养老机构体育锻炼有一定基础，但缺乏专业指导和伤病康复训练，其中年龄段在60~70岁的老人参与体育锻炼度较高，对体育健身需求较大。

（二）日常保健

2013年国务院发布《国务院关于促进健康服务业发展的若干意见》强调支持养生保健服务的建设与发展，如"坚持政府引导、市场驱动"，对出资举办非营利性医疗机构的非公经济主体的上下游产业链项目，优先按相关产业政策给予扶持，并鼓励有资质的中医师在养生保健机构提供保健咨询和调理等服务。日常保健需要关注以下事项。

1. 健康生活方式

及时或定期体检，积极防治身心疾病，促进健康老龄化，广泛做好中老年人养生保健的健康宣教，从日常生活起居、饮食、运动、情志、房事、药膳等方面真正懂得自我养生保健措施。同时，正确对待衰老与疾病，重视躯体与心理疾病的防治，及时或定期体检，早发现、早治疗。勇于承认和坦然面对"生老病死不可抗拒"这一自然规律，依据个体中医体质辨识，科学理性地选用抗衰老单味中药（人参、红景天、枸杞子、鹿茸、紫河车、蜂蜜、蛤蚧、何首乌、丹参、灵芝等）和复方中成药品（六味地黄丸、金匮肾气丸、四君子汤等）。

2. 情志调摄保健

《素问》中提到："恬淡虚无，真气从之，精神内守，病安从来。"七情是精神刺激的正常情绪反应，过激则会成为致病因素，导致人体的气机升降出入运动失调，脏腑、气血、经络功能障碍而发病。中医认为，怒伤肝、喜伤心、思伤脾、忧伤肺、恐伤肾。重视精神的调养，是养生防病、预防早衰的重要原则，恬淡虚无的精神状态对养生具有积极意义。学会倾诉、宣泄、转移与微笑，以调适心理；多用正向思维、懂得把握进退、保持宽容豁达和适时调节情绪，以维护心理健康。

3. 饮食营养保健

古人常说"饮食起居，调节有度"。饮食是人类摄取营养物质的重要方式，是供给机体营养物质的源泉。中医关于老年人饮食营养的研究历史悠久，历代都有专著，《内经》中便提出了节饮食、忌偏嗜、适寒温饮食原则，即要求重视老龄人的营养，确保机体的营养需要，同时也强调节制饮食，不能暴饮暴食。坚持健康饮食习惯（低盐、低脂、低糖，碳水化合物占每日食物总热卡50%~65%，减少饱和脂肪酸和高热能食物摄入），饮食要均衡，少而清淡，坚持吃早餐。调研上海老年人发现，偶尔吃一点保健品的社区老年人占比28%，有时会吃一点的占比15%，每天服用保健品的占比达到9%。

4. 适量规律运动

中老年人运动不宜做负重憋气、过分用力、头部旋转摇晃的运动，尽量避免爆发性或竞技性运动。一般每次运动持续30~60分钟，3~4次/周，持续2~3周后可逐渐增加。运动应量力而行，以自我感觉舒适为度。日常保健动作中，上海老年人常做的三个保健动作依次是：梳头36下、揉搓面部、揉搓耳朵。

5. 中医保健

保健按摩是指运用一定的按摩手法,在自己身体上的某些部位、穴位予以治疗的一种养生保健方法,通过按摩，可调节脏腑经络，以达到防治疾病、强健身体、延年益寿的目的。中医保健项目如针灸、推拿、按摩（含自我保健按摩）、拔罐、熏洗、刮痧及气功，都可使人体达到阴阳调和而康复。按摩保健简便、有效、易推广，特别适合有慢性疾病患者和中老年人。贾杨等对上海市宝山区、长宁区等6个辖区的5673家社会养生机构进行了摸底调查，并以问卷方式，按照经营范围分类同比例选取200家进行深度调研发现：社会养生机构中提供的服务项目既有中医保健项目如按摩推拿、针灸、刮痧等，也有非中式项目。杨双能等从杭州市西湖区、拱墅区各随机选取一个社区，分别抽取两个社区各500名老年人作为调查对象，发现中医预防保健服务在居家养老人群中基础较好，知晓率达65.8%，77.8%的老年人表示愿意接受中医预防保健服务，具有较大的潜在需求。

6. 保证充足的睡眠

午睡最好从 13：00 开始，这时人体感觉已下降，很容易入睡。晚上以 22：00～23：00 开始上床睡觉为佳，人在睡后一个半小时即进入深睡状态，深睡眠时间在 00：00～03：00。

7. 戒烟限酒，吸烟零容忍

吸烟是健康的大敌，能引起慢性支气管炎、肺气肿、肺心病、肺癌等，任何年龄的戒烟都可获得健康上的真正收益。可少量饮酒，一日不宜超过 15 克酒精，相当于葡萄酒 60～100 毫升、白酒 25～30 毫升、啤酒 0.5～1 瓶。

（三）中医养生

我国自古就有中医保健养生之说，更有养生之法，即生理养生；适度锻炼，可活动筋骨，疏通气血；适当休息，可减少消耗，怡神健体；均衡营养，可使饮食有节，二便通畅；起居有常，可使精神愉快、情绪安定。再辅以必要的自我保健和药物治疗，就可以提高老年人的身体素质。这就是《素问·生气通天论》中"阴平阳秘，精神乃治"的理论。

中医养生主要包括药物调理与非药物调理。

1. 药物调理

1）服务模式

药物调理法的服务模式包括两种。①治未病健康管理模式，即在健康管理基础上，以中医药作为中国数千年唯一的医疗手段和养生手段的独特中医传统文化为根本，以天地人合一为要求，以中医治未病为核心，建立并开展"未病防病，已病防变，慢病防瘥"的健康服务模式的输出和行业管理；②中医药产业全程一体化管理服务模式（whole professional management，WPM），提供中医药产业"双哑铃"的服务模型，无论是投资人、研发者，还是制造商、服务商等任何合作伙伴，该模式都能挖掘出他们的深层需求，并从中创造出更高价值。

2）技术路径

围绕"普及健康生活、优化健康服务、发展健康产业、建设健康环境、完善健康保障"的五个大健康纬度，实施以下具体举措：①建立中医治未病研究中心联盟基地；②建立中医药创新技术诊疗技术教育培训基地；③建立中医药创新创业基地；④设置中医药创新技术研发平台；⑤设置中医药创新技术孵化与育成平台；⑥设置中医药创新产品市场交易平台；⑦设置中医药创新技术互联网平台；⑧设置中医药创新产品加工生产平台；⑨设置老年人健康知识培训与练习平台；⑩设置老年人健康超市平台；⑪设置老年人医疗跨界导医平台；⑫配套远程会诊中心；⑬配套民间绝技传承中心；⑭配套文化传播中心；⑮配套质量检测认证中心；⑯配套评价评估中心；⑰配套学术交流中心；⑱配套股权投资中心；⑲配套金融创新中心；⑳配套产权交易中心。

在功能效果上，实施以下具体举措。①直接面对三大慢性病：糖尿病，利用基层社区卫生服务机构的网络数据，采用中医药和西药并重、血糖跟踪检测等方法，对糖尿病患者实施规范化管理和病情控制及转化；高血压，利用基层社区卫生服务机构的网络数据，采用中医药和健康养生等方法，对高血压患者实施系统管理和控制转化；肿瘤，利用基层社区卫生服务机构的网络数据，运用中医药和民间绝技以及健康养生等综合方法，对肿瘤患者实施创新型系统管理和控制转化。②直接面对常见病多发病：运用精准中药治疗 424 种常见病；运用民间中医治疗多发性老年性顽病；运用民间绝技治疗多发性老年性重顽病。③直接面对老年健康养生养老：配合养老机构，开展"医养结合"养老；配合社区机构，开展"居家健康"养老；配合行政机构，开展"健康科普"教育。④直接面对 IT：启动中医创新人工智能化；协助开展精准中医扶贫工程；布局云中医孵化育成产业园。⑤改善重症疾病：攻克癌症，标志性是病死率极高的腺癌、鳞癌等；脑卒中二级预防。⑥攻克顽疾：疼痛、妇科病及正骨技术。⑦其他中医药老年健康服务项目。

3）开展方式

采用先示范基地试验模式，后以点带面稳步推进。例如，在经济发达、中医技术先进的上海地区建立"中医药老年健康服务"全国示范基地，并在标准化升级基础上力争在 2030 年之前完成向全国推广。历年全国中医药先进单位之一的上海嘉定区，也是中国中医学发祥地之一的黄墙中医学传承机构。中国中医创新谷作为示范点的执行机构，其品质有：①具备中医药技术创新软硬件环境条件，已分别建有《中国中医创新谷》的"三大基地，六大平台，九大中心"建设规划，以及包含有愿景使命、行动纲领、健康科目等的《中国中医创新谷建设发展纲要》；②具备与政府、民非、民企等各类组织无缝对接的客观条件；③具备中医药老年健康服务行业的资格：TCMI 国家商业标识，已制定为 50 岁以上老年人群健康服务的中医基础理论教材《四体健康》和练习中医健康技能项目《健康菜单》（90 余项），已获得"生命基质保护（食物，空气，水）"等的方方面面原生态健康资源。

2. 非药物调理

非药物调理法包括：①利用运动调理，运动可以促进老年人体内血液循环，疏通筋骨，适合老年人的运动主要包括太极拳、健身操、气功、散步、慢跑等相对较柔和的运动；②善于调节心情，中医养生非常注重老年人的精神调养，保持心情愉悦可以减少心脏病、脑血栓、中风等疾病的发生，适合老年人的运动主要包括书法、下棋、旅游、养花等调节心情的运动；③合理膳食营养平衡，老年人器官非常衰弱和脆弱，脾胃功能减弱，更要特别注重营养的合理搭配，食宜清淡，尽量食用低脂低糖、高维生素、高钙、易消化的食物；④起居调节，老年人养生长寿的另一个关键因素是保持有规律的生活。《上海社区老年人中医特色医养服务需求调研报告》对 5000 余名老年人开展有关中医特色医养服务需求调研的数据显示，大部分上海老年人都没有实际参与过传统常见的中医保健运动，参与相对较多的中医保健运动主要是太极拳、拍打操和手指保健操，而诸如太极剑、练功十八法、八段锦等健身运动，社区老人真正练习的人数较少。

七、老年抗衰养生服务的趋势

（一）抗衰养生服务需要新思维模式

在我国卫生改革发展过程中，老年健康支持与保障体系的建立是当务之急，而老龄人群的家庭健康支持体系是实现我国"居家为基础、社区为依托、机构为支撑"养老模式的最佳路径，而中国家庭面临的家庭功能弱化等问题制约着家庭发展，因此，探索老龄人群家庭保健服务模式，建立多学科整合的服务团队是目前家庭保健服务体系重要的保障。在国家养老服务业及医养结合政策指导下，建立老年健康服务的家庭保健服务模式是未来的主要发展模式之一，也是重要举措。

目前，我国部分城市如北京、上海、扬州、宁波都逐渐开展了"智慧社区"养老建设试点，例如，北京东城区打造的智慧养老公共服务平台，运用互联网、物联网、云计算等技术手段，整合辖区内 500

多家社区服务商，形成线上预定、线下体验的服务模式，为老年人乃至其他社区居民提供家政预约、健康咨询、物品代购、服务缴费等服务，并且通过智能可穿戴设备实现老年人的健康数据收集与管理、定位、跌倒识别和自动报警呼救等功能，及时对老年人健康状态进行动态监测。而阿里巴巴将智能音箱"天猫精灵"作为中控枢纽，通过合作伙伴云起智能提供智能家居来完善养老场景所需的其他智能电子产品，包括高清无线摄像头、各种传感器、智能开关、LED 智能灯泡等。此外，上海市综合为老服务平台不仅能整合和链接各类为老服务信息，方便公众浏览查询行业内容及服务信息，而且还可以加强行业服务和监管。联合定位设备、健康监测设备等科技产品可以实现远程监护和管理。例如，用于养老看护的 DARMA 生命体征监测垫采用先进的光纤传感技术，铺设在床垫下方就可以监测在床者的心率、呼吸率等生命体征。另外还能监测体动次数、睡眠质量等，可提供数据异常及离床报警。

中医养生知识服务的方式多元化。北京汇晨老年公寓的基础健康服务内容主要有每日配餐、每日活动、每三个月基础体检和每年的全面体检等。可记录的健康信息包括了老年人的体检信息、健康档案信息、健康评估信息、日常护理记录及突发急救等信息。可见老年公寓具备一定的信息基础和相关的医疗保健服务，可通过信息化的知识库和知识平台等方式提供知识服务。

此外，养生旅游是以现代养生观为指导，以维护健康或保护健康为主要需求动机，以延年益寿、强身健体、修身养性、修复保健为主要目的，以生态养生环境和养生民俗文化为依托，以观赏、康体、娱乐、生活体验等活动为主要方式的休闲旅游活动。养生旅游产业将养生资源与旅游活动融为一体，全方位地满足了人们的身心健康需求，而"互联网+养生旅游"的发展模式已成为行业发展的创新点。

（二）抗衰养生服务从生命早期开始

生命早期的概念是由疾病的早期起源（early life origin）发展而来，包含胎儿期、婴幼儿期及儿童青少年期。生命早期的抗衰养生服务是对孕期妇女、婴幼儿、儿童青少年等人群的健康危险因素进行全面预防的过程。生命早期的营养及发育状况对成年期健康有重要影响，尤其是对慢性非传染性疾病的影响；2006 年，世界卫生组织营养执行委员会提出妊娠至出生 2 岁是预防成年期慢性疾病的机遇窗口期，生命早期养生保健也应在该阶段系统进行。

生命早期的养生保健服务主要关注孕期营养与胎儿发育、儿童营养与生长发育，以及疾病预防（包括先天性疾病和传染性疾病等），服务内容包括建立档案、高危妊娠筛查与管理、产前检查、产后访视、预防接种、生长发育及健康教育等。例如，黄迎等在上海社区中实施以分类哺乳指导为主的母乳喂养综合干预措施，从而提高母乳喂养率。

为规范孕产妇保健与儿童保健服务，政府实施了一系列政策与方案，如《2010 年农村孕产妇住院分娩补助项目管理方案》《中国妇女发展纲要（2011—2020）》《中国儿童发展纲要（2011—2020 年）》《国家基本公共卫生服务规范（2011 年版）》。

（三）及早发现和预防保健缺一不可

由于我国是人口最多的发展中国家，政治经济、法律法规、产业结构及社会服务等方面的发展还不是十分完善，而社会老年化问题的出现，增加了我国预防保健工作的负担。因而，定期的健康体检能够及早发现影响健康的因素，达到有病早治、无病早防的目的，通过体检对高血压、糖尿病、高血脂等慢性病早期进行调整和治疗，将疾病控制于萌芽状态。近年来对于早期乳腺癌、宫颈癌、肝癌、肺癌等的早期发现、治疗，对于提高患者生存质量具有十分重要的意义。

适合我国国情的预防保健措施是目前提升老年人健康状况和生活质量的关键：定期健康体检能够给

予疾病及时治疗及健康指导，加强患者自我对身体功能的充分认识，并妥善保管体检档案；预防为主，老年人可进行情志护理、中医食疗、运动养生、用药护理、健康指导及中医保健按摩；防治结合，社会需要完善老年保健机制、培养老年人疾病防治的专业化人才及推进医疗保健工作的改革。

上海曙光医院探索构建中医特色预防保健服务体系，组建了自成体系的曙光医院治未病中心，并系统开展了中医体质评估、健康保健指导、"中医治未病"进社区项目等以中医为特色的预防保健"治未病"工作。此外，以色列 Nutrino 公司与 IBM Watson 合作推出 FoodPrint^{TM} Diet 移动应用，为准妈妈提供实时个性化的营养建议。

（四）良好的环境是服务的基本要素

衰老是环境因素、生物学因素共同作用的结果，其可导致机体免疫功能降低。环境因素主要包括生态环境、文化环境及社会环境。

（1）生态环境。随着经济水平的提升，人们对健康生活的要求也逐年提升。社会老年群体巨大，城市养老受排斥问题层出不穷。现有城市内部的养老模式已经难以满足中老年群体的养老需求。在生态养老被推崇的现代社会，中老年人急需要一个生态环境优良、交通便捷且医疗基础良好的"家"。调查结果显示，大多数中老年人群喜欢居住在鸟语花香的田园式和休闲旅游式环境中，分别占比 49.33% 和 42%。

（2）文化环境。中医养生文化是中国传统文化的重要组成部分，为中华民族健康提供理论性指导。一直以来，人们获取养生知识多是被动的，但随着生活环境恶化、亚健康状态出现，使得人们对养生知识的需求更加迫切，"疾病预防"的重要性日益凸显，"中医治未病"的理念被重视，中医养生需要与时俱进，利用更加丰富、多元化、现代化的传播手段加以宣传推广。

（3）社会环境。衰老某种程度上受到社会人际关系（婚姻状况、家庭角色）、生活方式、社会经济地位、地理位置、住房条件、交通运输和社会福利等多方面因素影响。老年人随着年龄增长，面临退休、丧偶、子女分家、经济来源变化、社会角色转变和社会地位下降等各种社会的负面影响，慢性疾病患病率显著增加。

八、细胞抗衰技术的现状和发展

（一）衰老的发生机制

衰老是生物体必然的发展趋势，亦是人类无法回避的问题。在整个生命过程中，机体会受到外界环境中各种因素的影响和作用，面部会优先显示和记录这一切，如皮肤松弛、纹理加深、眼睑下垂、口鼻变宽及距离拉大等明显的老化特征；组织和器官也会不可避免地发生损伤和功能衰退，机体在年龄增长过程中所表现出以形态改变、功能减退及代谢失调为特点的综合状态称为衰老。

随着现代科学技术的发展，人类在战胜饥饿和瘟疫之后，"抗衰老"这个课题再次回归，面临的主要挑战是剖析衰老特征的关联性及它们在衰老中的作用机制。

近十年来衰老研究进入了分子和细胞生物学领域，其在代谢过程中的作用越来越受到重视。衰老是生理完整性的渐进性消退，进而导致机体功能受损和死亡。这种退化是人类主要疾病（如肿瘤、循环系统疾病和神经退行性疾病等）的一级风险因子。在过去数十年里关于衰老的研究取得了空前发展，这得益于遗传学和生物化学等基础学科的日益进步。不同生物体（尤其是哺乳类动物）表现出明显的衰老特征：基因组不稳定、端粒缩短、表观遗传学改变、蛋白质内稳态丧失、营养感应失调、线粒体功能异常、细胞衰老、干细胞耗竭、细胞间信息交换改变。这些特征也是当今衰老机制研究的热点，靶向衰老细胞和干细胞的更新、修复成为抗衰老技术发展的重要方向。清除衰老细胞、改善组织更新和修复可延缓衰老并减少衰老相关疾病的发生，提高机体的功能状态和生命质量。

（二）细胞治疗及细胞抗衰技术现状

数据显示，2000～2018 年，中国 60 岁及以上老年人口从 1.26 亿人增加到 2.49 亿人，老年人口占总人口的比重从 10.2%上升至 17.9%。随着年龄的不断增长，老年群体自身的免疫功能也会逐渐下降，生理机能开始退化，癌症、神经系统退行性疾病、心脑血管疾病等衰老性疾病逐渐高发。

未来一段时间，我国老龄化程度将持续加深。为应对这一严峻形势，2019 年 11 月中共中央、国务院印发了《国家积极应对人口老龄化中长期规划》，规划明确提出打造高质量的为老服务和产品供给体系。

在细胞治疗领域，CAR-T 细胞疗法（chimeric antigen receptor T-cell immunotherapy，嵌合抗原受体 T 细胞免疫疗法），是目前最有希望治愈癌症的方法之一。2017 年，美国 FDA 先后批准了诺华公司的 CAR-T 疗法 Kymriah（47.5 万美元）和凯特公司的 Yescarta（37.3 万美元）上市，用于治疗白血病和淋巴瘤，标志着肿瘤细胞治疗时代的到来。日本 PMDA 亦于 2019 年 2 月批准诺华 CAR-T 疗法，定价超过 3300 万日元。细胞疗法如此高昂的价格，给患者家庭和医疗卫生保障体系带来了巨大影响与冲击。

CAR-T 技术也引爆和促进了细胞治疗技术在艾滋病、糖尿病、帕金森病、阿尔茨海默病、中风、癫痫、退化性眼病、炎症性肠病、镰状细胞贫血症、重症肢体缺血症、男性不育症、骨质疏松和自身免疫疾病等方面的发展及临床转化，细胞治疗在修复受损血管、治疗心脏病和机体循环系统疾病等方面也表现出了极大的技术优势。截至 2019 年 3 月，仅干细胞全球批准上市产品已达 16 项，人类进入细胞治疗时代。

据临床试验登记网站"ClinicalTrials.gov"数据（2020 年 4 月 13 日）显示，全球 CAR-T 临床试验数量 513 项，其中，中国以 278 项远远领先世界上其他国家，显示出中国在这一技术领域的强大实力。上海细胞治疗集团作为国内细胞治疗领域的领军企业，是全球第一家用 PB 转座子做 CAR-T 临床试验、全球第二家用非病毒载体做 CAR-T 临床试验、全球唯一一家开展非病毒载体 CAR-T 治疗实体肿瘤临床试验、全球唯一一家开展 CAR-T 表达 PD1 抗体进行临床试验的单位。以技术突破为核心的创新模式，在大幅提高临床疗效的同时，降低了技术转化和应用成本，让细胞治疗的阳光照进广大患者的现实成为可能。

近年来随着生命科学与转化医学的快速发展，细胞治疗在癌症治疗、免疫调节、器官退行性疾病领域取得了重大突破。相应疾病发生的分子机制的深入阐释，为通过对抗衰老这一路径改善人体功能状态、提高生命质量和应对衰老性疾病（如癌症、循环系统疾病、器官退行性疾病等）起到了巨大推动作用。抗衰老成为《国家积极应对人口老龄化中长期规划》高质量为老服务和产品供给体系建设的重要组成部分。

2016 年，中国整形美容协会抗衰老分会分别出台了《免疫细胞抗衰老技术规范化指南》《干细胞抗衰老技术规范化指南》《细胞活性物质抗衰老技术规范化指南》等行业性指导文件。2019 年 6 月，国家卫健委正式发布《细胞治疗临床研究和转化应用管理办法》，为细胞抗衰在重大疾病的防治、改善人体功能、提高老龄人群生活质量方面的临床转化和应用铺平了道路。

（三）细胞抗衰的技术展望

近年来，很多学者注意到免疫与衰老的关系。正常情况下，免疫系统的功能可以保护自身组织功能和结构的稳定，延缓衰老。免疫系统的功能随年龄增长而减退，不能识别体内细胞或分子的细微变化，即使能识别，也不能调动免疫反应有效地加以清除，因此恶变细胞的发生率逐渐增高。明确免疫与衰老的关系，使建立免疫细胞清除衰老细胞的技术并开展临床应用成为细胞抗衰的重要方向。

通过分析年轻与年老血细胞、血浆和 T 细胞成分及其与衰老的关系，利用记忆性 NK 细胞或 T 细胞，建立清除衰老细胞体系。在此基础上，逐步研发特异性 CAR-T 细胞清除衰老细胞的方法和 DC-CTL 免疫清除衰老细胞的技术。同时，通过 TCR 类型库的建立，年轻和衰老 T 细胞亚群的筛选，确定识别衰老细胞的 TCR 及其细胞亚群，建立 T 细胞靶向衰老细胞系统。

相关研究表明，血小板直接用于面部可以起到祛皱、美白、保湿等功效，而且自体血小板不会发生任何排异作用，因此安全性很高。利用自身血液中提取的血小板制成面霜使用，可以起到面部皮肤保养作用。

建立衰老细胞检测、评价指标，筛查衰老细胞的特异性标志物。①p16INK4a：p16INK4a 为细胞周期调控基因，在衰老细胞中，它的表达会逐渐升高。利用流式、PCR 等方法检测外周血细胞中 p16INK4a 的表达水平来判断机体的衰老程度。另外，血液中的外泌体也含有 p16INK4a 的 RNA，因此可以通过检测外泌体中 p16INK4a 的水平来进行衰老检测。②DNA 损伤修复检测（DDR）：随着年龄增长，细胞在衰老过程中，DNA 的断裂损伤不断积累。通过检测 DNA 断裂的标志蛋白 γ-H2AX 来判断细胞的断裂情况，并通过统计来比较年轻和衰老血液细胞的 γ-H2AX 表达水平。③端粒长度：细胞在每次分裂后端粒都会损失一定长度，因此可以通过对端粒长度的测量来判断细胞的衰老程度。利用荧光免疫原位杂交（FISH）的方法对端粒进行检测和长度测量。④β-半乳糖苷酶（β-GAL）：细胞衰老也被认为是生物体抑制肿瘤的一种方式，β-GAL 便是其中一种表现形式。衰老细胞在 pH 6.0 时有高酶活性的 β-GAL 生成。⑤红细胞：通过血常规即可对外周血红细胞各个指标进行评估。其中，红细胞数、血红蛋白、红细胞平均体积、红细胞体积分布宽度等与年龄呈一定相关性。

在免疫细胞亚群分析方面，通过大数据统计显示，机体内免疫 T 细胞的结构与年龄有一定关系。例如，CD4/CD8 比值随着年龄可呈现上升趋势，因此可以利用 CD4/CD8，结合其他免疫指标来对实际年龄进行预估。

在循环衰老细胞（CAC）方面，循环衰老细胞（CAC）是指循环在血液当中的衰老的细胞。随着机体年龄的增加，血液中 CAC 的比例也会逐渐升高。CAC 比例可反映组织器官的衰老程度，以及机体免疫系统功能的退化程度。通过免疫磁珠对表达衰老抗原的细胞进行富集，纯化后通过测序和免疫荧光的方法对衰老程度进行判断。

在衰老相关性细胞因子方面，根据文献指出，IL-1、IL-2、IL-6、IL-12、IL-15、IL-18、IL-23 等细胞因子都与促炎症性衰老有关，而 IL-1Ra、IL-4、IL-10 等细胞因子可以指示抗炎症性衰老。因此，可以通过检测各衰老相关细胞因子的水平来对衰老进行评估。

在干细胞抗衰老方面，干细胞除了本身在组织微环境作用下，多向分化为组织细胞，替代衰老死亡的细胞外，还具有强大的分泌功能，分泌一些生长因子、细胞因子，能够提升机体抗自由基能力、发挥促进血管生成及细胞增殖分化、抑制炎症反应及趋化性、调节细胞黏附及迁移的功能、刺激组织细胞的再生和修复功能、加速伤口愈合和组织重塑，从而达到对抗衰老的目的。

干细胞失能、衰老、丢失或凋亡导致了皮肤的老化。以干细胞为基础的治疗，或辅以适当的药物，可解除包括端粒酶变短、雌激素丢失、过量活性氧（ROS）产生在内的信号级联，从而控制老化进程。自我更新、多向分化和旁分泌因子的分泌正是各种干细胞发挥抗衰老作用、促进皮肤再生的机制所在。

《自然》杂志发表的研究揭示，大脑中的干细胞可能是延长寿命、延缓衰老的关键。位于下丘脑中生产激素和其他信号分子区域内的干细胞可以恢复中年小鼠衰退的脑功能和肌力。研究人员认为，干细胞疗法可能会增强下丘脑作为主调节器的功能，通过信号肽（如激素和微小 RNA）来控制衰老。

2016 年，美国提出了抗癌的"登月计划"，希望通过生命科学的技术突破让美国成为第一个攻克癌症的国家。与此同时，吴孟超院士团队提出了抗癌的"白泽计划"，即"未来 10 年，让 60% 的肿瘤消退，让 60%的患者用得起这项技术；未来 30 年，让人们健康、快乐地活到自然寿命。"

　　生命科学的发展让我们逐步洞悉到人体奥秘和衰老性疾病的真相。免疫细胞和干细胞技术的研发及应用让我们找到了对抗衰老性疾病的有效途径。期待细胞技术研究的进一步突破，期待中国生命科学家们的集体科研智慧能够造福人类！

参 考 文 献

丁娟, 李文林, 陈涤平. 2012. 中医养生研究现状概述. 辽宁中医药大学学报, 14(12): 212-214.

葛令. 2016. 运动养生在社区养老服务中的作用——以社区健身锻炼为例. 北京: 北京体育大学硕士学位论文.

黄贺梅, 赵凤臣, 关颖, 等. 2012. 郑州市机构养老模式老年人生命质量及其影响因素. 中国老年学杂志, 32(21): 4727-4729.

贾杨, 朱吉, 马恰怡, 等. 2015. 社会养生机构发展及其与中医预防保健机构合作可行性研究. 中国中医药信息杂志, 22(12): 5-8.

林晓倩, 李菲卡, 闻婕. 2014. 上海市黄浦区打浦桥社区老年居民营养知识、行为、态度调查分析. 社区医学杂志, 12(10): 23-25.

陆金志. 2018. 亚健康状态与中医药治疗保健的体会. 中国社区医师, (16).

罗晓丁, 李丹, 张剑明. 2011. 富血小板纤维蛋白促进组织愈合机制的探讨. 中国口腔种植学杂志, 16(4): 198-200.

莫睿, 魏智民, 杨云生. 2016. 免疫细胞抗衰老技术规范化指南. 中国美容整形外科杂志, 27(9): 583-584.

莫睿, 魏智民, 杨云生. 2017. 抗衰老机制研究进展. 解放军医学杂志, 42(8): 743-748.

苏迎盈, 裴先波. 2010. 养老院老年人营养状况与影响因素调查研究. 护理学杂志, 25(7): 81-82.

孙华凤, 张伟强, 赵启明, 等. 2013. 自体富血小板血浆对自体脂肪颗粒组织移植存活率影响的研究. 中国美容整形外科杂志, 24(11): 694-698.

单莎瑞, 黄国志. 2013. 干细胞抗衰老的理论研究与进展. 中国组织工程研究, 17(23): 179-186.

王军, 谭曾德, 高利权, 等. 2013. 基于中医推拿提高亚健康状态老年人生存质量的研究与评价. 辽宁中医杂志, (10): 2109-2110.

王淼, 丁寅佳, 赵启明, 等. 2016. 细胞活性物质抗衰老技术规范化指南. 中华老年病研究电子杂志, 3(2): 10-12.

徐慧华, 刘淮玉, 吴建华, 等. 2004. 老年公寓配餐与营养中存在的问题与分析. 中国公共卫生, 20(5): 627.

晏慧敏. 2017. 养老机构人员配置标准的构建. 杭州: 杭州师范大学硕士学位论文.

杨双能, 吴敏魁, 董茂生, 等. 2016. 居家养老人群中医预防保健服务需求基线调查// 浙江省医学会健康管理学分会学术年会暨中国健康管理学科发展论坛.

张杨杨, 邱啸臣, 贾赤宇. 2012. 富血小板血浆技术在整形外科领域的应用. 中华损伤与修复杂志(电子版), 7(6): 671-673.

周丽平, 孙建萍, 杨支兰, 等. 2016. 养老机构老年人营养管理研究进展. 中国老年学杂志, 36(3): 753-755.

Abbott A. 2019. First hint that body's 'biological age' can be reversed. Nature, 573(173): 7773.

Anitua E, Andia I, Ardanza B, et al. 2004. Autologous platelets as a source of proteins for healing and tissue regeneration. Thromb Haemost, 91(1): 4-15.

Bussian T J, Aziz A, Meyer C F. et al. 2018. Clearance of senescent glial cells prevents tau-dependent pathology and cognitive decline. Nature, 562: 578-582.

Choukroun J, Adda F, Schoeffler C, et al. 2001. Une opportunite en paroimplantologie: Le PRF. Implantodontie, 42: 55-62.

de Luis D, Lopez Guzman A, Nutrition Group of Society of Cstilla-Leon (Endocrinology, Diabetes and Nutrition). 2006. Nutritional status of adult patients admitted to internal medicine departments in public hospitals in Castillay Leon, Spain-A multi-center study. Eur J Intern Med, 17: 556.

Fu L, Hu Y, Song M, et al. 2019. Up-regulation of FOXD1 by YAP alleviates senescence and osteoarthritis. PLoS Biology, 17:e2006506.doi:10.1371.

Guerrero A, Herranz N, Sun B. et al. 2019. Cardiac glycosides are broad-spectrum senolytics. Nat Metab, 1: 1074-1088.

Herzig E, Kim K C, Packard T A, et al. 2019. Attacking latent HIV with convertibleCAR-T Cells, a highly adaptable killing platform. Cell, 179(4): 880-894.

Kazakos K, Lyras D N, Verettas D, et al. 2009. The use of autologouss PRP gel as an aid in the management of acute trauma wounds. Injury, 40(8): 801-805.

Sacco L. 2006. International academy of implant prosthesis and ostecon nection. Lecture, 12: 4.

第七章　适老环境与适老辅具

罗椅民 [1]　　陈利忠 [2]

1. 国家康复辅具研究中心；2. 太仓市康辉科技发展有限公司

借助适老辅具、建立适老环境、应用适老辅助技术，是辅助因伤病或生理功能退化而失能的老年人克服功能障碍、重新获得生活自理能力、一定限度地回归社会、实现生活重建的重要手段，也是补偿护理人员护理能力、减轻护理人员劳动强度、降低护理风险、提高护理效率的重要手段。适老辅具、适老环境、适老辅助技术这三大概念建立起适老辅具的理论体系，也支撑起我国适老辅具事业的整体架构。

一、适 老 环 境

（一）适老环境的范围

1. 适老环境的概念

适老环境亦称为居养适老功能环境，是指为老年人机构或个人而设计的适合居养的环境，分为养老机构适老环境与居家适老环境。

养老机构适老环境：养老机构为失能老年人提高独立生活能力，防止跌倒、跌倒不受伤害、伤害及时发现而设置的具有平衡能力的环境。

居家适老环境：由老年人居家生活空间、老年人功能障碍潜能、适老辅具、护理人员的能力构成的具有补偿、代偿、适应性的预防老年人跌倒、跌倒不受伤害、伤害及时发现的功能性居养环境。

2. 养老机构适老环境范围

养老机构适老环境通常指老年人在养老机构范围内的空间环境，主要包括居室、卫生间、楼道、阳台、楼梯间、电梯间、餐厅、公共娱乐间、医疗康复区域、户外活动区域等。养老机构适老环境改造设计中应配置必要的适老辅具及附属品，主要涉及：①适老功能护理床及附属品；②天轨升降机装置及吊具；③各类适老移位车；④适老功能轮椅；⑤适老洗澡浴椅（凳、车）和功能浴缸；⑥坐便器、马桶增高器；⑦预防压疮用具；⑧报警装置；⑨标识装置等。

3. 居家适老环境范围

居家适老环境通常指老年人住宅内部空间环境，主要包括卧室、客厅、卫生间、通道、厨房、餐厅、阳台、楼梯间等。居家适老环境改造设计中应配置必要的适老辅具，主要涉及：①居家适老功能护理床及附属品；②居家适老功能轮椅；③居家适老坐便椅；④预防压疮用具；⑤体位变换器；⑥环境安全报警装置；⑦移动式小型升降机及吊具；⑧适老洗澡辅具，如浴椅（凳）和浴缸扶手；⑨助力扶手等。

（二）适老环境与残疾人无障碍环境的区别

无障碍环境是指公共环境下为残疾人、老年人等社会特殊群体自主、平等、方便地出行和参与社会活动而设置的进出道路、建筑物、交通工具、公共服务机构的设施及通信服务等设施，适老环境与残疾人无障碍环境的主要区别见表 7-1。

表 7-1　适老环境与残疾人无障碍环境的主要区别

区别	适老环境	残疾人无障碍环境
对象不同	适用于 60 岁以上老年人	适用于残疾人、老年人、患者（方便轮椅出行）
目标不同	防跌倒、提高老年人独立生活能力	辅助残疾人生活自理、回归社会、职业重建
环境不同	养老机构环境、老年人居家环境	公共环境、残疾人居家环境
内容不同	环境+老年人功能障碍潜能+适老辅具+护理者能力	环境+残疾人功能障碍潜能+适残辅具
设计不同	机构功能环境设计+居家环境设计	公共环境通用设计+居家环境设计
功能不同	补偿、代偿、提高环境适应能力与平衡（预防跌倒、跌倒不受伤害、伤害及时发现）	补偿、代偿、提高环境适应能力

（三）居家适老环境设计基本原则

居家适老环境设计应充分让老年人在房间中生活便利，结合老年人自身情况及其生活方式不同，房间设置应做到简洁有序，且缩短走动路线距离，特别是卧室、浴室、走廊和厕所入口宽度设计时应留有余地。此外，还应考虑为护理人员护理、老年人与家人团聚预留空间，从而避免让老年人在房间中感到孤独。其中，卫生间应设置成从卧室直接到达的位置或与卧室毗邻的位置，还应将洗脸、如厕和浴室整合为一体，以便节约出尽可能多的收纳空间。卧室应设置在不易被他人活动干扰的区域，但也应考虑老年人早睡早起的生活习惯，若从卧室看不到其他人的活动会感到寂寞。同时，在卧室里配备适老功能护理床，使老年人的生活起居更加方便，护理操作更加便利。厨房兼餐厅的设计风格将为老年人提供更加便利的生活空间，特别是如能与起居卧室连通起来则更为方便。针对需要护理的老年人而言，尽量让护理人员可以随时随地观察到老年人的活动状态。因此，房间大小、设备安装、家具布置、适老辅具配置、老年人活动和护理活动等问题，都将是居家适老环境改造设计中必须要统筹考虑的问题。

（四）居家适老环境改造发展趋势

随着我国深度老龄化进程的加速，以及老年人消费能力的增加，众多的机构开始在养老行业进行战略布局。尤其是作为"9064"模式中占 90% 的居家养老，2016 年 9 月 29 日，全国老龄办、发展改革委、等 25 部门联合印发《关于推进老年宜居环境建设的指导意见》指出"推进老年人住宅适老化改造"之后，越来越多的社会组织开始在这一领域拓展，一些养老院、养老地产、养老社区等适老住宅设施建设提供全额服务的专业公司之外，还有一些中小养老服务公司、家具制造公司、建材制造厂商，甚至家装公司等也都相继推出了针对老年人家庭日常生活设计的适老环境改造装修方案。

（五）住宅适老环境设计

1. 厕所适老环境

老年人起夜频率高，即便是健康的老年人，夜晚如厕次数在两次以上的也达半数，一次以上的占到 8 成。因此，应尽量缩短卧室和厕所的距离，最好将厕所和卧室直接连通。住宅厕所空间很难扩展，因此要为护理工作预留空间，如将厕所和洗面台整合成一体，有助于节省看护空间，也可设置成可拆卸洗面台。

2. 洗面台适老环境

洗面台高度设计应以高于地板 75～80 厘米为基准，并兼顾考虑老年人的使用需求。最好可让老年人坐椅子时胸部以上都可照到镜子，而且保证站立时也可照到镜子。针对使用轮椅的老年人，洗面台应设计成方便使用的薄型，尽量将下面排水管道不碰到轮椅和膝盖。水龙头采用单手柄混合型，日常使用洗面用品堆在洗面台上，这样便于老年人灵活利用洗面台两侧的收纳处。

3. 浴室适老环境

浴室设计中应考虑轮椅或淋浴椅进出浴室时，直接进入浴缸或是直接淋浴。洗浴中若需护理照料，则应设置多个淋浴喷头，并应设置在方便护理者使用的位置。淋浴水龙头应设计成手指较易握住且易操作的手柄。

4. 卧室适老环境

老年人和同住家人的生活习性差别较大，应注意不宜打乱老年人作息规律。多数虚弱老年人愿意长时间待在卧室，因此最好将卧室和客厅之间的门设置成隔音效果好的推拉门，这样卧室与客厅融为一体，也方便老年人与家人交流沟通。高龄老年人由于腰腿行动不便，最好卧床休息，应对老年人上床、轮椅回旋空间和护理区域进行安全一体化规划。

（六）适老空间环境决定适老辅具的应用

没有空间，再好的适老辅具也无法应用。在适老环境设计中，任何一个空间都要有足够大的轮椅回旋区。所以，适老环境对于空间的要求比较高：地面的要求是零高度差，推拉门要大于 90 厘米；把手、扶手的设计以及功能开关的位置要因人而异，而不是采用通用设计。总之，要做到"不改变老年人就改变环境"或者说"不改变环境就改变老年人"，实现"水平零高差，垂直零距离"。所谓"水平零高差"，就是地面必须要平，不能有高坎或高度差；"垂直零距离"就是要给轮椅留有足够的接近空间，不能形成新的障碍。

（七）没有适老环境就没有现代养老

适老环境是养老服务的基础，适老辅具是适老环境的重要组成部分。今后，要实现适老辅具产品系列化（不同类别、不同环境、不同人群使用）、服务功能体系化（将生活空间、老年人潜能、适老辅具、护理者能力形成统一配置的服务）、安装无工程化（安装简便、易于移动且不破坏安居环境）、家具化（与家居环境协调，达到老年人居室标配）、中国元素化（外观上体现中国元素，增加产品本身的存在感）。无论是居家养老、社区养老、机构养老，适老环境和适老辅具都能更好地服务于老年人，充分实现社会效益和经济效益。适老环境是破解中国式养老困局的重要手段。可以说，没有适老环境就没有现代养老。

二、适老辅具

中国是世界上失能老人最多的国家，而且数量仍在增长。根据测算，到 2050 年失能老人将会达到 9750 万，80 岁以上高龄老人将会达到 1.08 亿。从人口结构的角度来看，中国的高龄老人数量从 2010 年至 2050 年将持续增长。由于高龄老人群体中失能率在 50% 以上，我国失能老人规模也会持续增长。这些老人大部分患有疾病，生活上需要人护理人员对他们进行疾病护理、康复训练。需要照护的老年人中 65% 是由于肢体运动障碍导致他们活动能力降低，因此护理负担也会相应地增加，如老年人吃饭、卫浴、更衣、起居、行走、卫生、如厕、洗漱等都需要有人帮助。老年人根据健康、部分失能、重度失能、完全失能分为 A、B、C、D 四个级度，也就是从行、站、坐、卧的过程。适老辅具的广泛应用，可以保护老年人的环境安全、提高护理效率、维护自身尊严，同时减缓失能过程。

（一）适老辅具的概念

适老辅具是指适合中国老年人居住空间环境、养老机构居住空间环境；适合中国老年人居住家具环境；适合中国老年人体工学；辅助老年人克服特定环境障碍的器具。一是补偿护理人员护理能力、辅助护理人员减轻护理强度、提高效率，二是辅助老年人维护尊严、提高他们的独立生活能力。这里的"适老"，可理解为"适合、适应、适用老年人"，"辅助"理解为"从旁帮助"（表 7-2 和表 7-3）。

表 7-2　康复辅具与医疗器械的主要区别

区别	康复辅具	医疗器械
服务对象	老年人、残疾人、陈旧性功能障碍者；护理者（补偿护理能力）	伤病人
服务目的	提高老年人独立生活能力；实现残疾人生活自理、回归社会、职业重建	抢救、治疗、康复

表 7-3　适老辅具与残疾人辅具的主要区别

区别	适老辅具	残疾人辅具
使用对象不同	适用于 60 岁以上老年人；护理人员	适用于 0 岁到死亡的残疾人
康复目标不同	代偿环境安全、补偿护理人员护理能力、维持老人独立生活能力	实现残疾人生活自理、回归社会、职业重建
使用环境不同	静态环境	整个社会环境

（二）适老辅具的辅助作用

在现代康复养老护理服务工作中，对于重度失能老年人和完全失能老年人来说，"进、出、洗""睡、动、乐""光、家、味"是康复护理的主要工作，适老辅具在老年人康复护理过程中扮演着重要角色。

1. 补偿护理人员护理能力

护理人员独自应用适老移动辅助装置与移动辅具可以轻松安全地实现转移重度失能老年人和完全失能老年人。护理人员独自应用适老洗浴辅助器具与适老如厕辅助器具可以安全地为重度失能和完全失能老人进行护理。

2. 保护环境安全

应用适老辅具建立的适老环境，可以维护老人日常生活的稳定性与安全性，减少意外伤害的发生。例如，墙壁与楼梯间安装的助力扶手、室内移动助力扶手、防跌落地面砖、闪光门铃、闪光报警器等。

3. 补偿代偿功能障碍

老年人由于器官的退行性改变，使听力、视力、语言、智力、吞咽、活动等方面的能力逐渐减弱，以致活动和参与出现困难甚至发生功能障碍，逐渐演变到轻度失能、重度失能、完全失能。为此，需要及早为老年人提供相应的适老辅具来补偿或代偿功能障碍，延缓失能程度。例如，拐杖、轮椅、助行车、扩视器、助听器、生活自助具；系扣器、穿袜器、卧床用的喝水杯、助力筷子、吸盘碗盘、洗澡椅等，这些都可以辅助提高独立生活的能力。

（三）适老辅具分类

适老辅具既属于医疗器械范畴，又存在与医疗器械的相互交叉，是一个相对独立的新行业。随着现代科学技术的发展及各学科领域的相互渗透，这一行业也得到了相当快的发展。世界上已经为老年人专门建立了多种特殊的界面/接口设备，并初步形成了衣、食、住、行、休闲娱乐、社会交往等全方位、多层次回归社会的适老辅具体系。

1. 适老辅具分类

（1）养老护理类：防褥疮辅具、适老功能护理床、适老护理服和鞋。

（2）适老日常生活自理类：适老饮食类辅具、适老穿衣类辅具、适老洗漱类辅具、适老家务训练类辅具。

（3）适老康复训练类：适老运动功能障碍康复训练辅具、适老家用理疗体疗设备、适老智障患者康复训练辅具。

（4）沟通交流类：适老视觉类辅具、适老听力类辅具、适老交流类辅具。

（5）适老移动助行类辅具：适老功能轮椅车、适老拐杖、适老助行器、适老移位机、适老爬楼机。其他还有适老排泄类辅具、适老洗浴类辅具、适老环境辅助设备等。

2. 与发达国家差距

在发达国家，由于是高福利政策，老年人保障方面有完整的法律和保险制度保障、系统的康复辅具机构、专业队伍、专业技术和丰富产品。适老辅具要进行四个评估：评估失能老年人潜在的功能；评估适老辅具是否适合失能老年人，失能老年人是否有支付能力；评估环境，适老辅具是否有移动的空间，比如说轮椅如果没有足够的移动空间就不是轮椅而只能是椅子；评估护理者是否能够熟练掌握和应用适老辅具。适老辅具在我国养老护理领域应用还是一项全新的工作，由于我国老龄化形势发展迅速，老年人保障方面没有完整的法律和保险制度保障，也没有适老辅具服务体系，大部分养老机构和大多数老年人没有购买能力。

（四）适老辅具在养老康复护理中的应用

我们在适老辅具适配过程中，最主要的是解决平衡环节，而平衡的关键是支撑环节。每个失能老年人行动障碍往往是出现在失衡环节。找到了支撑环节也就找到了平衡环节，有了平衡就有了安全，有了安全才能舒适。肢体行动功能中的评估主要有四个环节：支撑、平衡、安全、舒适。

1. 适老功能护理床

适老功能护理床一是能够减少失能老人 65%的压迫感，通过调整床垫起伏角度将局部压力分散；另一个是摩擦，失能老年人要有许多动作，在平板床上每一个摩擦力都有对应的接触点承担，体位改变会造成压力增加。

适老功能护理床应具备四大功能。一是床体的整体升降功能，从而保证老年人下床时膝关节呈 90°双脚着地，实现脚踏实地下床；床体的整体升降高度可以根据护理者身高、臂长和护理习惯进行调节，减轻护理强度，提高护理效率。二是床的移动功能可以克服居室房间面积小、一侧必须靠墙而带来的护理困难，护理时将床移动至房间中央，实现 360°的全方位护理，护理后复位；白天可以随着太阳移动增加日照。三是床的背起功能可以改善老年人的体位，降低压疮风险。四是双侧护栏功能，失能老年人生活中最大的困难在于上下床，传统的床是没有助力侧护栏的，这样老年人在下床过程中就没有了支撑，而适老功能护理床有助力侧护栏设计。助力侧护栏的支撑作用可以保证平衡力的分散，对于失能老人是非常重要的。在老年人下床的过程中，其所受重力完全从床上转移到地面，是最危险的环节，当老年人离开床以后就失去了平衡点，而适老功能护理床的助力侧护栏对老年人上下床起着支撑和平衡的作用。

2. 适老功能轮椅

适老功能轮椅一般应具有坐姿和卧姿功能，高档的还应具有助力功能，适老功能轮椅是老年人白天的腿脚和休息的床。因此，选择适宜的适老功能轮椅尤其是失能老年人的轮椅，最主要的就是要有减压作用。适老功能轮椅的减压一般由气垫、靠垫、坐垫及其他软组织构成，这些组织可以有效地分散压力。

我国失能老年人普遍使用的是传统的马扎结构轮椅，由于坐靠面是单层帆布，它不能均匀地分散压力，易形成局部压迫点，对久坐轮椅的失能老年人而言是非常可怕的。如果不能正确应用轮椅，就要面临伤害的危险。

3. 适老坐便椅

适老坐便椅是供高龄老年人坐着如厕使用的椅子，主要就是因为老年人体力差，如果采用蹲厕，一不小心就有可能会发生意外。例如，因为蹲久了导致腿麻、站立时因头晕目眩等原因摔倒；有些心脏不好的老年人蹲久了会加重心脏负担，导致意外发生；还有一些有下肢功能障碍的老年人，无法下蹲导致无法正常排便。因此，一款适宜的适老坐便椅在老年人的生活中扮演了很重要的角色。适老坐便椅的选择要根据老年人的身体状况、使用环境、护理者的能力，判断是否可以抓住扶手站立、能否换乘到适老坐便椅，并观察老年人的排泄行为和移动到适老坐便椅的动作，从而选择合适的类型。适老坐便椅一般都可以调节高度，以方便不同老年人需求；可以放到马桶上用来增高马桶高度使用；大部分适老坐便椅的便槽都能够取下，方便清洁。

4. 适老洗浴椅

老年人洗澡并不是单纯为了将身体清洁干净，同时也是一种享乐，是有益于身心健康的行为。老年人洗澡要考虑其身体机能、看护能力、住宅环境、辅具利用，提高本人的自理能力及减少看护者的负担，例如，以本人或者看护者的行动能力在家能否进行洗澡；怎样进入浴室；在浴室内能否保持平稳的坐姿；能否保持洗澡时身体的姿势。因此，适老洗浴椅的选择至关重要，需要考虑尺寸、材质等。

5. 适老移位辅具

适老移位辅具属于室内辅具，是辅助自身无法移动的老年人或护理力量不足时的一种有效移动器具，通过移位换乘实现离床、上床、乘坐轮椅、如厕、洗浴等。移位辅具也叫升降机、小型起重机、吊车。多数升降机通过吊带或者特殊形状的吊具将需要移动的老年人升起、使其移动，可分为地面移位式、固定式、安置式、顶置轨道移位式等，其中地面移位式又分为护理移位车、站立电动移位车、平板式升降移位车等。适老移位辅具是机构和家庭康复护理的基本辅具，可以保护老年人安全移位、维护老年人尊严、减轻护理员劳动强度与护理风险。适老移位辅具一般都需要有足够的空间来适应。

6. 适老助力扶手

适老助力扶手属适老环境类辅具的一种，主要用于安装在老年人家庭、残疾人家庭、养老机构、残疾人服务机构、医疗机构、宾馆等，帮助失能老年人、残疾人、患者保持身体平衡。适老移动助力扶手具有抓握与支撑功能，可任意组合单一件、双件及多件置于床边、马桶边、浴缸、沙发、桌椅边等；也适合养老机构居室任意区域，是安装于养老机构内走廊、居室内、卫生间、浴室、楼梯间阳台等空间，具有连续性和特定功能的支撑老年人行动的装置。失能老年人应用手抓握动作来保持身体平衡或支撑身体，安装于墙体的助力扶手一般分为水平、垂直、倾斜安装，也分为高位、中位和低位安装。

7. 适老生活自助具

自助具即"老年人帮助自己的工具"，以生活自理和回归社会为目的，根据每个老年人的不同功能障碍潜能设计，或在商品的原有基础上进行再加工制作而成。

自助具的使用范围很广，从日常生活琐事到家务活、工作、运动、休闲娱乐等，生活中的所有事情都可借助自助具来处理，并且功能多、种类全，可以补助或代偿身体某部分的功能障碍机能，灵活应对各种情况。例如，取物器、笔杆等文具，以及栓剂插入器等的器具，操作简便，仅凭单手就可以操作；还有单靠触摸就可使用的电话和其他设备、器具等自助具。适老生活自助具可分为以下几类：用于饮食、更衣、理容、排泄、沐浴、移动等日常琐事；用于烹饪、购物、清洁、缝纫、洗衣服等家务；用于写字、打电话、计算、使用个人电脑等工作事宜；用于做手工、玩纸牌、玩游戏、读书、运动休闲娱乐活动；用于其他日常生活。

（五）适老空间环境决定适老辅具的应用

没有空间，再好的适老辅具也无法运用。适老环境对于空间的要求比较高，在适老环境建设中，任何一个空间都要有足够大的轮椅回旋区。例如，地面的要求是零高度差，推拉门要大于 90 厘米；把手、扶手的设计以及功能开关的位置要因人而异，而不是采用通用设计。

"不改变老年人，就改变环境"或者说"不改变环境，就改变老年人"，实现"水平零高差，垂直零距离"。所谓"水平零高差"，就是地面必须要平，不能有高坎或高度差；"垂直零距离"就是要给轮椅留有足够的接近空间，不能形成新的障碍。

（六）适老辅具适配原则

原则一："先适配后评估"。适老辅具能满足 95%以上失能老年人的适配需要和功能设施需要。

原则二："能补则补、不能补则代、不能代则适应"。补就是补偿，即失能老年人如果还有功能潜能，则对其功能潜能进行增量式补偿。例如，对听力进行增强性补偿，可以帮助他们恢复听力；不能补则代，是指通过代偿的形式来辅助失能老年人的独立生活，如完全失去了视觉的老年人，可以通过音响辅具和盲杖来辅助；不能代则适应，是指除了代偿的功能以外就是适应，如轮椅必须有适应空间环境辅助。

适老空间环境是养老服务的基础平台，适老辅具是适老空间环境的重要组成部分。今后，要实现适老辅具控制的智能化、适老辅具产品系列化（不同类别、不同环境、不同人群使用）、服务功能体系化（将生活空间、老年人潜能、适老功能家具、适老辅具、护理者能力形成统一配置的服务）、安装无工程化（安装简便，易于移动且不破坏安居环境）、家具化（与家居环境协调，达到老年人居室标配）、中国元素化（外观上体现中国元素，增加产品本身的存在感）。

三、适老辅助技术

适老辅助技术是指适老辅具适配评估与应用技术在现代养老康复服务护理领域中的技术手段，其主要作用是为维护环境安全和护理人员尊严，补偿护理人员护理能力、提高康复护理效率及增强老年人独立生活能力。适老辅具产品智能化和体系化服务，将成为现代养老康复护理服务中的重要组成部分。适老辅助技术主要涉及以下7个层次：①适老辅具适配与评估应用技术；②适老环境设计与改造技术；③适老标识设计与应用技术；④适老数字化网络辅具的应用技术；⑤适老智能辅具的应用技术；⑥适老辅具管理与服务；⑦适老食品开发与应用技术等。

适老辅助技术可以适应老年人生理、心理和行为特征，辅助老年人克服因身体机能老化带来的感官退化：①视觉衰退；②听觉衰退；③触觉衰退；④味觉衰退；⑤嗅觉衰退。

适老辅助技术辅助老年人克服神经系统退化带来的影响：①记忆力减退；②认知能力下降；③出现智障症状。

适老辅助技术辅助老年人克服运动系统退化带来的不便：①肢体灵活度降低；②肌肉力量下降；③骨骼变脆、易骨折。此外，适老辅助技术还可辅助老年人克服免疫机能退化。

目前，适老辅助技术还需要逐步适应我国养老康复事业发展现状，主要制约因素有我国老龄人口多、老龄化增速快、高龄老年人群体数目庞大和多数老年人未富先老等。

（一）适老辅具适配与评估

当前，随着适老辅具产品的系列化生产、产品类别和数量剧增，以及产品的多功能性开发，适老辅具独立的产品可以满足95%老年人的适配应用要求，所以适老辅具强调"先适配、后评估"。

首先，适老辅具适配评估是基于医疗机构诊断报告，对适老辅具使用者的需求进行科学评价，从而对他们所选择的适老辅具是否合适进行有效测评。适老辅具服务目标分为两个层次：①生活自理；②回归社会。适老辅具适配评估服务理念为"不改变老年人，就改变环境"。

其次，适老辅具适配评估应用是保证适老辅具服务质量的一个重要环节，是适老辅具服务的工作基础。适老辅具服务是一个体系化工作，需要跨领域、跨专业的团队性合作。

适老辅具适配评估应用内容广泛，涉及人体功能障碍和适老辅具种类性能等，需要具备医学基础和工学基础，并将专业内容结合起来，是一种整合式服务工作，服务程序有连续性。适老辅具服务对象泛指存在功能障碍、功能弱化及功能缺失等的老年人。适老辅具适配评估应用服务工作主要包括对人体功能障碍评估、适老辅具评估、内外环境评估，其目标是为使用者选择最佳的适老辅具，从而实现两个预期目标（即生活自理和回归社会），帮助老年人提高独立生活能力。

（二）功能评估与功能障碍评估

1. 功能评估

功能评估是对老年人身体的障碍现状、残存功能及潜在能力的判断，也是对老年人身体各方面信息收集、量化、分析，并与正常标准进行比较的全过程。功能评估是康复医学技术的特征之一，也是康复流程中的重要环节。各领域专业人员根据专业需求，设计不同的评估内容，通过评估可以详细、准确地掌握老年人的障碍现状、残存功能和潜在能力，为设定康复目标、制订康复计划及配置适老辅具等提供主要参考依据。

功能评估可以分为三个方面。

（1）单项功能：如感觉、运动、语言、认知等。

（2）个体功能：个人综合能力，如日常生活能力。

（3）社会功能：个人参与社会的能力，如从事社会工作、参与社会活动等。

2. 功能障碍评估

功能障碍评估是依据医疗机构医师的诊断证明，对老年人功能障碍者的功能状况进行全面、综合的分析，确定功能障碍类别、功能障碍程度及残存功能等，为老年人配置适老辅具、制订合理方案的一种手段。功能障碍评估的种类较多，如视力功能障碍、听力功能障碍、肢体功能障碍、智力功能障碍、心肺功能障碍等，每种功能障碍均有相应的临床评估标准。

功能障碍评估主要涉及三个方面。

（1）形态功能障碍：表现在人体外观形态结构上，如肢体截肢、缺肢、短肢、肢体不等长及肢体畸形等。

（2）能力低下障碍：表现在个人综合能力上，如日常生活活动能力、学习工作能力、行为控制能力等。

（3）社会因素障碍：表现在个人参与社会活动和社会团体活动的能力。

功能障碍评估强调身体的每个功能区（视、听、语、智力、肢体、平衡、关节、心、肺、肝、肾等），都各自具有其专业性临床评估指标，这些指标都应由临床医生鉴定。

（三）功能障碍评估主要目的

1. 了解个体基本信息

对老年人个体身体功能状况的资料收集整理，如病史发展、医疗诊断、功能障碍分类、障碍程度分级等，为身体功能障碍前后变化状态和潜能开发等提供基础性参考依据。

2. 量化身体功能及残存能力

通过老年人身体和残存功能测量，为老年人功能障碍分类、障碍程度分级等提供重要数字化量化依据。

3. 相比正常标准分析功能障碍程度

将每个老年人各种身体功能障碍与相应部位正常指标值进行对比分析，针对差异值，获取功能障碍程度分析结果。

4. 为制定康复治疗目标及选用适老辅具提供依据

功能障碍老年人需要进行临床诊治、康复治疗、适老辅具配置、适老辅具使用等方面功能状况改善，评估是为他们提供相关初始依据。

5. 判定康复治疗及适老辅具使用效果提供客观评定指标

功能障碍评估为康复治疗、适老辅具使用等效果评定提供非主观因素的评价依据。

6. 为障碍等级划分标准提供依据

功能障碍评估应按照相关功能部位进行障碍等级划分，获取障碍程度差异，其划分标准应为功能障碍者在生活、学习和娱乐等方面提供可行与否的依据。

（四）适老辅具技术与使用效果的评估因素

适老辅具技术与使用效果评估应包含4个因素：个人因素、环境因素、技术因素和活动因素。

1. 个人因素

适老辅具使用效果包含对老年人个体生理状态和心理状态评价，涉及老年人个体对自身障碍的评价态度、适老辅具认知态度和使用适老辅具的能力。

2. 环境因素

适老辅具使用效果还包含对自然环境和社会环境的评估。其中，自然环境包括物理环境和生态环境，社会环境包括生活环境和人文环境。环境因素主要涉及对适老辅具使用环境支持、人文支持和经济支持等。

3. 技术因素

使用效果评估直接体现了适老辅具的科技含量和水平。技术评估因素包括适老辅具适配评估技术、适老辅具研发技术、适老辅具应用材料技术、适老辅具研制工艺、适老辅具操作指导技术和适老辅具维修保养技术等多方面。适配评估是适老辅具服务技术中的软技术，也是技术产业链中的一个基础链。

4. 活动因素

适老辅具技术与使用效果评估应重点体现老年人个人日常活动的能力变化，主要有老年人个人移动能力、室内室外输送能力、社会环境的活动、生活空间的活动、不良环境的活动、精细操作能力的活动，以及其他各种状态下的活动。

适老辅助技术的发展应伴随着现代养老康复护理事业进步而不断发展，两者之间密不可分。适老辅助技术在现代养老康复护理中的辅助作用越来越显著，也可以说适老辅助技术随着养老康复护理专业的发展而发展。

四、适老环境设计要点

（一）适老环境标识设计

适老环境标识设计是指在特定的适老环境中能明确表示内容、性质、方向、原则及形象等功能的，主要以文字、图形、记号、符号、形态等构成的视觉图像系统的设计；它是构成整个适老环境的重要组成部分，把适老环境功能和形象工程融为一体，重在解决适老环境管理和秩序问题。人类活动的环境都需要引导、指示、说明、提醒、警告或介绍，以便人们很快熟悉适应环境，尤其在高速发展的现代老年社会尤为重要。印刷、摄影、设计和图像传送的作用越来越重要，这种非语言传送的发展具有和语言传送相抗衡的竞争力量。适老标识则是其中一种独特的传送方式。

1. 适老标识设计的意义

标识，作为人类直观联系的特殊方式，不但在社会活动与生产活动中无处不在，而且对于国家、社会、集团乃至个人的根本利益，越来越显示其重要的独特功用。随着人们对高品质休闲生活的需求与日俱增，各种类型的高档住宅区、写字楼、商业中心、星级酒店和度假村对标识系统的需求层次也在提升，同时随着国际交往的日益频繁，标识的直观、形象、不受语言文字障碍等特性有利于国际间的交流与应用，因此国际化标识得以迅速推广和发展，已成为视觉传送最有效的手段之一，成为人类共通的一种直观联系工具。适老环境标识作为整体环境中的重要部分，在欧美发达国家已经研究很久，中国的适老环境需要有特色的适老标识系统设计。适老标识设计是中国经济社会快速发展、城市化建设不断提高的必然要求，是中国文明进步的标志。

适老标识设计是将适老环境与标识这两个领域进行结合的一个完整的概念，它不是纯粹的对环境空间功能和形式，或对单纯的平面标识形态的独立研究，而是在注重环境功能的基础上，对特定适老环境中的适老标识开展科学的、系统的、整体的、多元的研究。

适老标识是为了达到某种视觉效果的一种板式标配，旨在简单易懂，能清晰地传达指引信息，其意义如下。

第一，适老标识具有标记、警示的作用，标识主要是通过视觉来表现它的作用。例如，标识、标牌和记号是具有象征性、方向性、暗示性等功能。文字样式可以表现出性格、背景、含义。形态与记号一同表现出象征与构造性意义。

第二，适老标识是一种信息传达媒体，它具有广告、警示的功能。

形象标识是适老环境的组成部分，养老机构内的所有标识都应有统一的形象标识，以塑造出个性鲜明的养老机构文化氛围，并根据老年人的视觉需求定制而成。

2. 适老标识的功能

适老标识设计的功能是运用科学合理的技术和艺术手段，通过对实用性和效力性的研究，最大限度地利用环境空间创造出功能性强的环境视觉识别系统，满足老年人在环境中的行为和心理需求。适老环境识别一般分为指示性标识和象征性标识两大类。前者主要是导向功能，后者主要是区别性的形象标志。适老环境中的导向标识主要包括以下 7 类。

1）平面分布指示

适老室外环境中的标识设计很多采用地图的样式，虽然简单，但也需要设计，是适老环境区域引导标识的一种类型。

2）公共空间标识

养老机构公共环境服务功能、特色服务的介绍，可使老年人根据其空间到功能决定自己的进退，如立牌式、橱窗式、列表式、电子问询式公共空间标识等，其设置的场所也因空间的特点不同而产生变化。室外适老环境中的标识一般体量较大，视线可达到的范围也就更广一些，其内容主要包括重要场所的指示、周边道路与交通的情况。室内适老环境的服务功能示意，对于来客来说，主要是机构介绍与位置提示。

3）方位指示标识

在任何一家养老机构，都集中着各类工作部门、各类公共服务场所等，从方便老年人和家属的角度出发，对各类场所进行方位指示是完全必要的。方位指示标识是与场所标识相配合的，对必须标识的场所进行标识，有利于提高工作效率，提高服务水平。

4）交通信息标识

道路交通标识和标线是用图案符号、文字向驾驶人员及老年人传递法定信息，用以管制及引导交通的安全设施。合理地设置养老机构内道路交通标志，可以疏导交通，减少交通事故，提高道路安全通行能力。

5）操作标识

这是为提高养老机构管理效率而设立的标识。例如，一些场所立牌介绍某些游戏规则，或指导使用者如何使用自动销售机、如何操作电子触摸系统等。在现代化养老机构的发展过程中，公共场所的自动操作系统会越来越多，操作标识也会越来越丰富起来。

6）禁止标识

养老机构管理需要有序性，为了养老机构的公共利益，设立必要的禁止标识，是保证养老机构秩序的有效措施。除了交通禁令标识外，在一些公共场所禁止大声喧哗、禁止吸烟、禁止摄影、禁止步入、禁止使用等，这些标识有些是具有法律意义的，有些是劝告式的，对养老机构内活动的人群都有制约作用。

7）文化宣传标识

为了体现养老机构适老环境的文化与精神状态，在一些适老环境中设置宣传标识。一部分标识涉及老年人的行为规范，如"不能随地吐痰""请关心帮助他人"等；一部分标识是文化知识性的，文化宣传标识是养老机构适老环境中普遍使用的一种识别形式。

适老环境标识应用范围包括办公空间、文化活动区域、交通区域、休闲区域、运动区域等适老环境标识与指示。它的复杂性要求标识形式上的丰富性，即使在同一公共适老环境中，也会需要不同的标识形式。因此，适老标识的多样性使得适老环境的形式丰富多彩并且美观。

3．适老标识的规范

适老标识牌在造型、设置和布局等方面应严格遵循国际标准、国际惯例，深蓝色为底色，工艺讲究，美观醒目。在设置方面，根据人们的行为习惯和人体工程力学原理，控制标牌的高度、视距、间距及字体大小等，其中远视距为25～30米，中视距为4～5米，近视距为1～2米；悬挂高度为2～2.5米；中英文字体的大小比例为3：1；字体以标准中文黑体字为主，连续设置的间距为50米。

另外，有些标识牌在位置上也存在问题，如被大型物体或者建筑、树木等遮挡，也会给人们带来很大的麻烦。很多地方只注意设置提示标识，而忽略了导向标识的设置。在材料的选择上，应该充分考虑室外因素，如高低温度、雨水量等。在杭州西湖一带，室外的标识牌大多采用木质与不锈钢材料，这样只考虑到美观而忽视了其材料的局限性。南方雨水较多，木材的标牌容易变形腐朽。

国家标准规定街道、路牌标识颜色，南北为绿色，东西为蓝色。据了解，我国有一整套与国际接轨的公共信息图形符号标志的标准，如红色表示禁止、蓝色表示指令、黄色代表警告、绿色代表提示和导向。

没有警告含义不允许使用黄色；没有禁止、停止和消防含义的图形符号，一定不能使用红色。实际上，导向标识往往比提示标识重要。例如，在人们找不到设施（如楼梯、厕所、行李寄存处、电话等）的位置时，更需要标识的引导，如"地湿路滑小心行走""小心碰头""请勿饮食""不能喝，但可以吃"。

4. 养老机构适老标识设计

养老机构用统一的形象标识塑造出个性鲜明的文化氛围，标识牌的制作材料要经久耐用、安装牢固、美观，标识的字体要统一、颜色要和谐，标识牌的安装位置要准确、合适。养老机构标识导视系统，是当今养老机构建设中亟待完善提高的适老环境内容课题。

1）适老楼层索引标识

楼层索引牌一般放置在楼梯口和电梯口处，用于标明各楼层房间的单位。楼层牌主要用于标识楼层、楼号，以便行人知道自己所在的楼层。清楚明晰的楼层索引是适老环境必不可少的组成部分。

2）适老功能标识牌

功能标识牌主要包括温馨提示标识、公共安全标识、开水间、洗手间标识、天气预报和日期提示标识等。明确齐全的功能标识牌，既能给人方便，也提高了效率，已成为养老机构管理中的必需品。

3）适老标识牌

养老机构中除了形象标识牌、楼层索引牌、居室牌、功能标识牌等四种常用的标识牌外，还包括宣传栏、楼层平面图标识牌、桌面台牌、迎宾牌等各种标牌，其形态规格千差万别，根据老年人的视觉需求定制而成。

（1）适老标识的内容。适老环境识别系统所在空间中的内容有什么，这些内容的指定应该建立在怎样的适老环境基础上，实际上操作这类项目应视具体适老环境情况而定。

（2）适老位置、数量。位置和数量的控制也是适老设计的关键要素。以交通系统为例，导向系统的位置，无论属于哪类标识，都不是可以随意设置的。设置标识少了不行，多了也不行，多余的标识将成为视觉上的污染。

（3）适老形式、形态。适老设计者对形态、色彩等美学方面问题有着重要发言权，包括适老标识系统的样式定位及风格指向。适老标识的形式、形态与所表达的内容是密不可分的，适老标识设计与其内容的贴切程度、与适老环境的和谐度是衡量设计是否成功的标志。

（4）与环境融洽。适老标识设计需要考虑所处的周边建筑环境和人文特点等因素。

（5）规范性、系统性。首先，设计要有系统的视觉面貌。在设计过程中，参与设计的所有成员必须统一思路、统一宏观与细节，除了在设计概念方面的一致性外，还需要制作统一的标识手册，其中包括标准用色、标准字体、统一的设计形式、统一的尺寸、统一的材料、统一的规划方案等，以确保施工过程的准确无误和设计的完整性。

（6）可持续发展性。适老标识系统在设计上除了要符合国家的相关标准之外，还需要做到以下几点：一是结合室外适老环境；二是体现人与自然的和谐；三是体现室外适老环境的人文关怀；四是材料要经久耐用。

（二）适老环境建筑光环境设计

养老机构主要是为老年人群提供居住、生活、医疗等方面的照护服务的建筑设施。建筑光环境主要指的是自然光和颜色进行有效组合，在室内进行照明。其中，建筑光环境中的光主要包括光的照明水平与光源分布，光颜色包括光色调、光颜色饱和度和光颜色体现等。由于老人们需要更加温和的光调，因此，在养老机构建筑光环境设计时应该根据老年人的生理、心理特征进行设计。

对于居家养老的老人而言，居室是最重要的生活、活动场所。为了改善居家适老环境使其成为安全、便捷、舒适的室内环境，从室内建筑师的角度出发，认真分析老人生理、心理特点，探讨适宜于老人居住的适老环境。

无论养老机构还是老人居家住宅，老人居住建筑室内一定要关注光环境方面，因为老年人易失眠、爱清静、怕干扰。色彩环境也是一个需要关注的方面。对于居室的朝向、采光、通风和隔声等的选择，有助于改善室内原本的"光环境"。

1. 老年人的生理、心理特征

研究表明，人体的各种机能都会伴随着年龄增长而衰退，对老人来说，在听觉、视觉、记忆、平衡感等生理机能方面的衰退是不可逆的。

运动机能：人体的各种运动机能在 30 岁以后，每 10 年降低 10%，到 70 岁时其运动机能仅相当于 10 岁儿童时的运动机能。

平衡机能：平衡感是维持动作的重要感觉，当这种机能低下时，则可能会发生各种事故。做一个闭目单腿站立的试验，会发现 30 岁以后半数人的平衡感已开始下降。

反应灵敏度：据调查，20～30 岁时人的反应最为灵敏，而老人的反应则相对迟钝。

对气候变化的反应：因为老年人新陈代谢减慢，内分泌减少，所以他们对温度、湿度、气候变化的反应更加敏感，适应能力也有所减弱。

听觉神经萎缩：听力普遍下降，经常性地短时间失去听力、对高频声音不敏感等。

2. 老年人视觉特征

（1）角膜的改变：随着年龄的增长，角膜直径变小且呈扁平（曲率半径增大）趋势，致使老年人屈光力发生改变，这也是导致老年人远视的原因之一。又由于角膜内皮细胞略有增厚，这样易于引起光线的散射。同时，角膜知觉敏感性也随着年龄的增长而减退。

（2）瞳孔变小，对光反应灵敏度下降：瞳孔的大小在不同的年龄是有差异的。青春期瞳孔最大，进入老年期瞳孔呈进行性缩小，即使在暗处，瞳孔的散大也不如青年人显著。这是由于随着睫状肌的老化，瞳孔的大小适应光的变化能力减弱。75 岁的老人，瞳孔对光反应的灵敏度只能达到 20 岁时的 12%，80 岁老人瞳孔在白天与夜晚的光反应的灵敏度几乎接近于零。

（3）晶状体的透光能力减弱：晶状体是双凸的透明体，其纤维终生不断地生长，越靠正中央的纤维越老，质地变硬。随着年龄的增加，晶状体颜色变深，呈黄色或琥珀色，成为短波光的过滤器，蓝色和绿色光谱过滤后，传递到视网膜部分的总量减少了，致使大脑识别蓝色和绿色的能力也随之下降，从而出现老年人"夜盲"现象。

（4）玻璃体结构的改变：由于透明质酸酶及胶原发生改变，蛋白质发生分解，纤维发生断裂而致玻璃体液化，进而导致玻璃体发生脱离，间接地影响了眼的调节作用。

（5）视网膜的改变：视网膜是视觉活动中最重要的组成成分之一。由于年龄的增长，视网膜可变薄，光感受器和视网膜神经元数量减少，黄斑部中心凹视锥细胞减少，双极细胞及神经节细胞逐渐减少，并出现色素上皮的色素细胞脱失，因而使视网膜的防护功能及视觉功能开始衰老。人在 30 岁以后感光灵敏度开始下降，40 岁以后有整体下降的趋势，60 岁的老人视觉感光度只有 20 岁年轻人的二分之一左右。

3. 养老机构建筑光环境设计

（1）光亮度。提升老人环境质量，保证足够的亮度，能够有效保护视力，扩大视野范围。老人随着年龄的不断增大，身体的各项机能也在不断下降，他们对光环境的要求越来越高。为了有效保证老人正常生活，让他们清楚地看到周围环境，应该保证一定的持续性光亮度，提高光照水平和光环境质量。老人行动不方便，需要在室内活动，他们需要比较安静的建筑光环境。进行养老机构建筑光环境设计时，应该避免眩光、调整光色和光调、改变阴影等，这些方法在一定程度上都能够有效提高照明质量。

（2）保证养老机构建筑光环境的安全性。随着年龄增大，老人发生意外风险的概率特别高，应该特别注意一些区域的光环境。例如，可以在楼梯台阶和楼梯休息平台上采用特殊照明，这样能够减少老年人因为看不清台阶而摔倒的问题，还能够提高照明质量。养老机构建筑光环境的安全能够有效避免老年人发生意外，增加老年人的安心感，从而给老人提供一种心理上的安慰，满足其对光环境的要求。再如，让老人去亲身体会光亮度是否合适，然后将光亮度进行适时地调整，一直调整到老人满意的光亮度为止。

（3）采用高规格的照度标准。可以采用高规格的照度标准来保证老人建筑光环境质量。由于老人视力会逐渐下降，因此在养老机构建筑光环境设计中，需要有效保证建筑环境光亮度。在老年人的居住空间中，需要根据老人对光照的实际需求来增加电力照明，为老年人提供舒适的光环境。

（4）一室多灯复合设计。一室一灯照明方式，由于光的照明方向容易被墙柱等建筑物遮挡，产生阴影，导致光线照射不均衡，形成单一乏味的建筑光环境。采用一室多灯的复合设计方法，通过在室内设置灯管，然后在其周围设置多个照明灯管。同时应用控制灯管的开关，可保证光环境能够适应多种生活情境。

4. 老年人居室光环境的设计

根据老年人视觉特点及生理因素进行老人居室照明光环境设计。避免眩光照射：应采用多光源照明来达到较高的照度，为增加照明的均匀性并避免眩光的产生，不宜采用单个过亮的灯作唯一的照明，特别是裸灯，所以要做好灯具的遮光处理。选用显色性好的电光源：老年人对色差的识别能力减弱，对于色调较接近的色彩，如红色和橙色、蓝色和绿色区分能力减弱，因此选用显色性较好的光源有利于老年人对室内色彩的正确分辨。例如，应用白炽灯虽然显色性较好，但由于它的色温较低、房间照明值过高会使人产生不适感觉，因而宜用荧光灯（包括管型、紧凑型、环形，有条件可选用三基色荧光灯）作为房间一般照明，白炽灯作为局部照明。另外，还要注意光色的配置（冷暖搭配的灯）和有调光功能，以便根据不同季节、不同视觉的需要进行调节。

老年人的住宅及休闲场所，要针对不同的年龄段、行为模式、身体及视力的健康状况进行合理的照明光环境设计。例如，室内装饰要注意色彩的搭配，如地板、家具等不宜用高反光材料，避免过多地应用黑色、深黄色，以免引起老年人心理的失落感，同时也要避免光滑表面所产生的反光（眩光）。

5. 电源开关的设置

由于老人的视觉准确性降低，电源开关应选用宽板防漏电式按键开关，高度离地面距离适宜，在老人主要活动区域的墙上加装控制开关板。采用一灯多控或多灯一控的方式，但不要太复杂，避免老年人由于行走不便和记忆力下降而不能很好地控制灯光的强弱。老人居室夜间通向卫生间的走道，在其临墙离地高处适宜设灯光照明，以便增加夜间行走的安全感等。

适老环境的建筑光环境是适老环境的首要内容，是适老环境补偿功能与代偿功能发挥的根本保障。

（三）适老环境室内空间色彩设计

目前，我国几乎所有养老机构建筑的室内天花板都选择的是白色或者以白色为主的浅色；材质的选择上采用的都是白色乳胶漆。地面色彩多数选择比室内墙壁略深的颜色，如深灰色、浅灰色、深棕色、中棕色、浅棕色、黄色、黄褐色、浅褐色、乳白色、土红色等，基本色是中性色；在材质的选择上，主要有木地板、瓷砖、地砖、水泥地面、水磨石、马赛克、地毯等。随着建筑装饰工程技术的提高，可以为养老机构设计合理完善的室内空间，其中关键因素是室内空间色彩环境。人在年老过程中的记忆、平衡、视觉、听觉、味觉、性格、情绪等生理和心理都会发生一系列变化。生理上的变化致使老年人出现空间感知模糊现象，对事物的精细识辨能力减弱，对外界信息的融合也容易产生障碍。在全面理解老年人生理、心理需求的基础上，在养老机构建筑空间的设计过程中，应充分应用室内空间色彩的搭配，改善老年人的生活品质。

1. 养老机构建筑室内空间色彩设计

1）色彩的产生

色彩是通过眼、脑和我们的生活经验所产生的对光的视觉感受，我们肉眼所见到的光线是由波长范围很窄的电磁波产生的。物体多彩的外观取决于光的色彩，不管是天然光还是不同类型的人工光。色彩会随着光的变化而变化，不同波长的电磁波表现为不同的色彩，对色彩的辨认是肉眼受到电磁波辐射能刺激后所引起的视觉神经感觉。色彩具有三个特性，即色相、明度和饱和度。颜色的三个特性及其相互关系可以用三度空间的颜色立体来说明。

2）室内空间色彩的种类

按照室内空间中色彩的面积和重点程度大体可以分为三类：背景色、主体色、点缀色。背景色是指室内空间中大块面积表面的颜色，如地板、天花、墙面和大面积隔断的颜色，背景色决定了整个室内空间的基本色调。主体色主要是组合型家具和室内空间陈设物件所形成的大面积色块，在形成室内空间色彩设计中较有分量。点缀色是指室内空间小型、易于变化的物体色，如灯具、织物、工艺品和其他软装饰的颜色。

3）色彩与室内空间的光环境

（1）自然光。利用自然光来照射最好，自然界塑造的物体，色彩有许多丰富而细腻的微小变化，只有自然光源才能将其表现出来。自然光适用面很广，大多数室内主要依赖自然采光，特别是老人们长时间停留的空间。

（2）人造光源。人造光源是为了模仿太阳光，人造光源大多有一定的缺点：白炽灯偏黄，荧光灯偏蓝，高压和低压钠灯呈黄色，高压水银灯低温趋蓝色，多蒸汽混合灯低温呈绿色。人造光源不仅本身有偏色，对不同色彩还原能力也存在偏差，如白炽灯对暖色表现得好，对冷色就会偏色较多；而荧光灯对冷暖色的表现正好相反。

4）色彩与室内空间的材质

在现实的室内空间中，色彩是附着在某种材质上呈现在人们眼前的。材质的不同来自于材质质感表现：缎面真丝表面光滑，略有反光；金属、镜面之类，其色彩会偏冷；绢纺真丝表面暗哑、疏松；木材、毛皮之类温暖质感颜色会偏暖。材质表面的质感粗糙或光滑直接影响色彩感受，也称视触觉。

2. 养老建筑室内空间部分

老年人室内空间，是指老年人的生活空间，主要由起居室、卧室、餐厅厨房及卫生间组成。图书室、活动室及兴趣游戏室等构成了老年人的公共活动空间，楼梯、走廊及门厅构成了老年人的交通空间。老年人室内空间色彩设计包括对家居色彩、空间界面色彩，以及对服饰和墙饰色彩设计等。

1）每个楼层可以设计自己的主题色

在养老机构整体 VI 体系（视觉识别系统）中可以再细分几个色系，便于楼层进行区分，每个楼层都有设计自己的主题色系，为长期住在里面的老人带来一些变化和趣味性。主题色宜采用明度较高、纯度适中的色彩，如米黄色、淡蓝色、浅粉色等，便于老人轻松识记，当站在电梯内时，看到门外提示标识上熟悉的色彩，可以提醒老年人意识到是自己住处的楼层，色彩比数字更容易给访客和亲友留下较为深刻的视觉印象。

2）色彩可以提升老年人对外界信息的关注度

在养老机构中可以使用一些饱和度较高的装饰色，结合适宜的视距、色块大小、表面材质等元素，对老年人的视觉产生一定的刺激，有利于提高心理兴奋度，有助于摄取更多外界信息。例如，装饰画、宣传布告、老人房间的入口、交通节点等，可以采用与周边环境色差较大、饱和度较高的色彩。巧妙利用鲜艳色，有利于老人保持对生活的兴趣和敏感。

3）增大墙地面色彩反差

地面应采用与墙面反差较大和比较稳重的色彩，使界面交接处有明显的色彩对比，如通过踢脚线或护墙板的色彩来区分墙地面的边界，边界不甚清晰的空间容易使人失去惯常的尺度感和稳定感。老年人由于视力的衰退，对相近色的区别能力减弱，所以应当增强墙面与地面之间的色彩对比，改善老年人的空间感受。

3. 养老建筑室内空间的色彩要求

现实生活中老年人与年轻人对居住空间色彩的感觉完全不同，由于老年人视力减弱，造成识别色彩能力降低，对于不同色调的类似颜色区分存在一定障碍，如红色、蓝色及绿色等。研究发现，老年人对红色及黄色光谱具有较好的识别能力，所以对室内空间色彩设计时应该使用明亮的颜色，因为此色调属于暖色调，容易使老年人产生心理联想，还具有温馨的美感。进行室内空间设计时，也可以采用冷色色谱，会让老年人感受到素雅及纯洁的心理联想，但是要把握好使用冷色光谱色彩的对比度。老年人在行动与生活上会有很多不便，因此要求在对室内空间助力扶手和门框把手等进行色彩设计时，应与墙面的色彩颜色进行区分，可将门框的颜色涂成灰色，与墙体的白色形成显著的视觉对比效果，防止老人在行走过程中出现磕碰。

4. 养老建筑室内空间色彩设计

1）室内空间界面色彩设计

进行老年人室内空间色彩设计时，墙面设计必须考虑到老年人心理特点，以色彩心理学角度为设计标准，明亮的色彩会让老年人觉得很欢快和愉悦。在对墙面进行色彩设计时，使用多种类色彩或者纯度较高的颜色，不仅会给老年人一种错综复杂的感觉，还会引起老年人视觉疲劳。在老年人休息区的墙面设计时，应能够给予老人安静和静谧的感觉，一般采用浅蓝色或者浅绿色等色彩明度不高且避光性好的色调。卧室是老人休息的最佳区域，因此，对老年人卧室的墙面色彩设计应该以简洁为主。如老年人卧室墙面设计过多的颜色或者鲜艳的颜色，会导致老年人神经中枢的兴奋，引起情绪过度兴奋，影响老年人的睡眠。依据色彩心理学标准，黄色和橙色等暖色调具有刺激食欲的特征，对老年人餐饮空间的设计宜采取类似于黄色和橙色的暖色调，提升老年人的食欲。高亮度和低彩度的色彩能够提高老年人活动的积极性，活动空间设计可以使用多种色彩，注意把握色彩的搭配和对比度。

由于地面是老年人常常接触的空间部分，在室内空间色彩设计中占据重要地位。按照老年人年龄及对色彩认知能力的特征，使用浅色调和亮度高的色彩对地面进行设计，能够给老年人明快、清爽及亲切的感觉。如果使用浓色调和亮度低的色彩，则会给老人一种恐慌、压迫感。为了不让老人产生孤单和冷漠的感觉，地面的色彩设计严禁使用白色、黑色和灰色，可以采用米黄色、淡蓝色及淡绿色等给老年人一种安静、温馨的氛围。

顶面具有增强室内光反射的作用，从而增加了室内的亮度，对老年人心理的压迫感和视觉有很好地降低效果。在活动室的顶面，最适合老年人的颜色就是白色。顶面的主要作用是通过光的漫射，增加室内的亮度。对老年人空间顶面的设计不需要使用太过于烦琐的吊顶装饰，其本身的结构特点就能够给予老人一种兴奋、愉快的感觉。在老年人室内空间色彩设计中，活动室的顶面设计是一个设计的重点工作。但由于顶面本身就具有自己独特的美感，只需用灯具的色彩加以点缀，就能给人一种个性的视觉效果和美感。

2）室内空间家具色彩设计

按照室内空间结构选择家具，风格也应该让老年人自主选择。选择家具的特点应该以朴素为主，家具的色彩与地面和墙面的色彩不应该为同一色调，家具的材料避免使用反光型材料。窗帘的选择也是老年室内空间色彩设计的一个重点，尽量减少墙壁和窗户之间的色光差，选用浅色的窗帘为主。窗帘的颜色要与墙面的颜色有很大区别，防止老人颜色的混淆。

3）室内空间墙饰色彩设计

老年人室内空间色彩设计时，统筹考虑到了墙面、地面及顶面的色彩和家具色彩。还有一点也对老年人室内空间色彩具有很大影响——墙饰色彩。由于该类色彩具有纯度高和可变性的特点，在色彩设计时，背景色可以采用室内其他色彩，以便于突出墙饰色彩。应该避免使用多色彩墙饰，色彩多会影响老年人的视力，给老年人带来视觉疲劳效果。墙饰色彩的装饰应该留有一定区域的空白。

4）建筑内交通通道空间色彩设计

门厅、走廊和楼梯间是养老机构室内空间的主要组成部分。门厅一般分为架空式、封闭式及半敞开式。门厅色彩的设计，影响老年人的精神状态，而且由于走廊作为老年人活动的空间，还具有维持房间交通通道水平的作用。在对走廊设计时，避免一种单调的色彩感觉，改变空间色彩的设计，变换成富有欢乐的室内空间，米黄色、青色、蓝色及绿色能够有效地改善室内空间的单调色彩感。

5）紧急报警装置色彩设计

紧急报警求救系统关系到老年人的生命安全，在对报警求救装置进行色彩设计时，应该使用亮丽的颜色，并与环境色彩形成强烈的鲜明对比，亮丽的颜色能够产生视觉的冲击，提示老年人在发生危险时应立即按下报警求助装置。

基于色彩对老年人心理的重要影响，养老机构建筑室内空间色彩设计不需要过多的装饰，应该满足老年人生理和心理特征。通过对养老机构建筑室内色彩的设计，能够让老年人感到一种幸福温馨的感觉，同时还能够对老人的视力加以保护，减缓其视觉衰老，不再让他们认为自己是与外界隔绝的，消除老年人心理的压抑感和孤独寂寞感，让老年人可以在晚年过上幸福快乐的生活。

（四）社区日间养老服务机构适老环境设计

随着老年人口的激增，社会对老人的赡养压力进一步加大，特别是我国从 20 世纪 70 年代后期开始实行计划生育政策，这一代独生子女目前已陆续进入婚育年龄，出现"四二一"的家庭模式，即四个老人、一对夫妻、一个孩子。一对夫妻要同时赡养四位老人、照顾一个孩子，随着社会生活品质的不断改善、老人平均寿命的延长，由于子女工作繁忙、无儿无女等方面的原因，越来越多的老人不得不独守"空巢"。据了解，"空巢老人"目前在全国至少达 2360 多万。包括"空巢老人"在内的养老问题已成为一个严峻的社会问题。

我国已进入"未富先老"阶段，国民经济和社会发展将面临前所未有的挑战，以福利性为主的养老机构和由子女供养的养老服务模式，已无法满足不断增长的老年人口的需要，社区养老的服务也就应运而生。

为了满足老年人在生活照料、医疗保健和精神文化等方面的需求，社区日间照料服务养老的服务机构应运而生，就是在社区为老年人提供一个活动场所，日间照料养老服务机构使生活在社区的"空巢老人"幸运地拥有了一个"家外之家"，营造了一个空巢不空心的精神之家。

社区日间照料养老服务机构针对高龄老人、非自理老人。这部分老人各种疾病增多，生活不能自理，与子女的沟通也越来越少，常常会产生孤独寂寞感。老年人不愿离开社区、不愿离开邻里、不愿远离儿女的生活习性，在有条件的社区，通过设立日间照料养老服务机构，为老年人提供托管照顾、午休餐饮、康复娱乐等日间照料服务，它为孤单的空巢老人送去一片温馨，也为忙于工作、无暇照料老人的工薪族解决了后顾之忧。

1. 功能定位

社区日间照料养老服务机构是指为社区内生活不能完全自理、日常生活需要一定照料的部分失能或重度失能老年人提供膳食供应、个人照顾、保健康复、休闲娱乐等日间托养服务的机构。

作为社区日间照料养老服务机构的经营管理者，首先应明确社区日间照料养老服务机构的功能定位，即要开展的服务项目内容、主要的服务对象、服务半径或服务地域、运营模式等；其次要有规避相关法律法规限制的风险意识；最后还要有适老环境改造和运营成本的风险意识。

2. 选址要求

（1）社区日间照料养老服务机构选址要综合考虑地区服务需求、服务半径等因素。原则上，社区日间照料养老服务机构的服务半径不超过 100 米。

（2）社区日间照料养老服务机构的用房还应符合 2019 年 5 月《建筑设计防火规范》，建筑应为低层建筑或设置于建筑物底层，耐火等级不低于 2 级，其疏散距离及宽度应符合相关建筑设计防火疏散要求。供老年人使用的房间不应设置在地下室或半地下室。

（3）社区日间照料养老服务机构出入口为无障碍出入口，出入口处的平台与建筑室外地坪高差不宜大于 50 厘米，并应采用缓步台阶，有空间条件应改为坡道。主要出入口宜设门斗，应采用向外开启的平开门或电动感应平移门，不宜选用旋转门。

临街的社区日间照料养老服务机构的改造面临着诸多的条件限制，特别是许多的门脸房的台阶 10～15 厘米高、100 厘米宽，台阶下是公共步行道。虽然城管不许占用公共步行道，但许多的社区日间照料养老服务机构仍然保留这些台阶。

实现社区日间照料养老服务机构入口的无障碍，其实可以做到法规允许、技术可行，即在台阶 100 厘米宽边缘向大门内深入 100 厘米形成 200 厘米的内平台，消除外台阶边缘 30 厘米上阳角为坡道。门框处可以安装垂直助力扶手。

3. 适老环境设计

1）外环境

外环境也称室外适老环境，主要是指社区日间照料养老服务机构建筑物外服务区域范围。

（1）交通便捷，通常情况下保证急救车可以进出，有不少于 4 个机动车车位为宜，便于老年人的转运。

（2）社区日间照料养老服务机构院内道路应无台阶化，以坡道为主。台阶改坡道工程特别要注意，对于向外开的大门要以门的宽度加 1.2 米为平台深度，坡道宽度大于 1.5 米为宜，坡道坡度不少于 1∶8～1∶12 为宜，坡道设置双侧护栏为宜。

2）内环境

内环境也称室内适老环境，是指社区日间照料养老服务机构建筑内老年人生活区域范围。

（1）室内轨道楼梯椅的设置。社区日间照料养老机构绝大部分的房屋建筑都是其他用房改制，为了充分利用空间环境，需要内加层设计，楼梯台阶长度应为 30 厘米，不出前牙；高度 13～15 厘米为宜；宽度 150 厘米，便于设置轨道楼梯椅；轨道楼梯椅既可以是直线轨道，也可以是弯曲轨道。楼梯扶手为圆柱型，直径 36 厘米。

（2）居室，门的净宽度不少于 130 厘米，地面为防滑缓冲击柔软材料。根据房间面积一般配置 2～4 张适老功能护理床、辅助移动床桌及床头柜，床与床间有轮椅的回旋空间 100 厘米，有护理者站的位置。设置床单元隔离幕、夜灯。

配置遥控智能求救系统，包括遥控智能求救电话，具有遥控自动循环拨号功能、可预录音/放音功能，用于紧急求救。随机配备一个双键遥控器（可遥控免提接听电话）、一个单键遥控器（具有防水功能）；单机最多可配 9 个遥控器，供多人使用；遥控距离（在空旷地带）最远可达 50 米。

大型灯光键盘拥有 12 个 32 位号码储存功能（9 个照片记忆速拨按键；3 个特殊号码记忆键，可设报警/消防/救护），方便老人拨号操作，解决老人眼花、手抖、记忆力差的困扰。超大音量铃声，超亮来电铃声灯指示。听筒通话可手动/自动扩音；听筒受话音量可调，调节音量可放大 25dB；听筒受话音调可调，调整语音语调，通话声音更清晰。有助于老年人或重听人士解决听不清楚之困扰。

遥控免提接听电话功能，免提通话音量大小可调，适合行动不便人士。

（3）卫生间。卫生间的位置一般选择中间位置比较好，主要是考虑与左右房间区域的距离均等。

门净宽度不少于 100 厘米，无台阶。马桶居中设置，马桶正前不少于 100 厘米、左右不少于 60 厘米的护理空间，安装可上翻助力水平扶手、L 型助力扶手、斜 L 型助力扶手。淋浴面积不少于 100 平方米并配置浴椅。地面为防滑材料且易于打扫。洗面盆为薄型，设置于角落。

卫生间的门应为推拉门，安装内外双控插销，切忌安装内开式平开门，不安装门锁。无论卫生间大小，都不应安装洗浴房。

对于只有 100 平方米左右的卫生间，要保证能够护理的空间，将厕所和洗面台整合在一起的设计有助于节省护理空间，也可设置可拆折洗面台。使用轮椅时，需要保证入口的宽度和轮椅能够靠近马桶的空间。当老年人有关节风湿等疾病导致膝盖弯曲困难时，需要设置可升降马桶。

在面积允许的情况下，卫生间马桶的设置数量尽可要多一些。

（4）餐厅。热水器设置高度 100 厘米左右、取水台面宽度 20 厘米、开水温度 45℃为宜。餐桌为四人四腿圆角单面，方便轮椅使用。地面防滑，灯光照明充足。餐桌椅单元间的前后或左右距离单一方向不少于 100 厘米。

（5）娱乐活动厅。社区日间照料养老服务机构娱乐活动区一般只设立一处，面积尽可能大一些，为开放设计。摆设若干娱乐设备。

（6）康复训练区（室）。开放式为宜，地面为防滑缓冲击柔软材料。康复训练器材应为非力量型、非剧烈运动型（如跑步机、肌肉训练器等）。要有上下进出安全防护设计。 以多人共享柔性综合康复训练器械为主，如八爪鱼康复训练器在极其有限空间可以 8 人同时训练，特别适合社区日间医疗机构配置。

（7）浴室。浴室应采用单循环路径，即 A 口进→脱衣间（将脱掉的衣服放入密闭的衣柜或桶）→淋浴间或盆浴间→穿衣间（烘干、穿干净衣服）→B 口出。

浴室应设淋浴间或盆浴间，浴缸应选择适合失能老年人安全便捷进出的类型，浴室需设半开式马桶卫生间。

失能老人一般使用浴椅车进出浴室，根据功能障碍选择是要进入浴缸还是淋浴间。考虑到失能老人洗浴时需要看护照料，应设置多个淋浴喷头，并设置在护理者方便使用的位置。淋浴水龙头选择用较容易握住的、容易操作的手柄。

案例 1：边近式浴缸

侧开门机构设计成不占用空间的形式，为轻度失能和部分重度失能老人进出提供极大安全与便捷，使轻度失能老人和部分重度失能老人免除抬腿跨入浴缸的困难和危险。若失能老年人无法站立，护理者可以平面移位方式帮助失能老人进入浴缸座。

案例 2：躺式洗浴系统

躺式洗浴系统由电动升降移动洗浴床和浴缸构成，可实现重度失能和完全失能老人完全躺姿态的转移与入缸。通过升降洗浴床实现与护理床的零高差的水平对接移位。转移过程可根据失能老人舒适度进行体位姿态调整，到达浴缸处，升高至入缸高度，与浴缸对接后下降至浴缸中，失能老人在浴缸中的躺姿态可以进行一定角度的调整。护理员可站立全方位护理，轻松高效。

4．适老辅具配置

（1）对于下肢功能障碍的老年人，应主张配置适老功能轮椅为主要移动辅具。限制老年人使用手杖和助行器。

（2）由于社区日间照料养老服务机构的空间环境有限，浴椅车一般为公共使用。

5．社区日间照料养老服务机构建设切忌医疗机构化

目前，许多社区日间照料养老服务机构是按照一级医院急诊观察室配置医疗护理床单元，失去了"家外之家"的感觉。

五、适老辅具行业发展分析

当前，学界公认适老辅具具备三大核心功能：一是对失能老年人的环境安全具有代偿和保护作用，二是对护理者的护理能力具有补偿和辅助作用，三是对功能障碍老年人自身具有功能补偿和代偿作用，帮助老年人提高环境适应和生活自理能力。这三大核心功能决定了我国的适老辅具事业在应对人口老龄化挑战和决胜全面建成小康社会的进程中具有举足轻重的地位。新时代如何开拓创新，推进适老辅具事业迈向新征程，是辅具界同仁需要共同研究的重大命题。

1．确立三大概念

适老辅具理论主要由适老辅具、适老环境、适老辅助技术三部分组成。

适老辅具，亦称适老辅助器具、适老功能辅助器具，是指在一定环境下使用的辅助失能老年人发挥

潜能克服环境功能障碍的器具。这里的"适老"理解为"适合、适应、适用失能老年人"，"辅助"理解为"从旁帮助"。适老辅具是康复辅具的组成部分。适老辅具主要分为环境辅助类、护理辅助类、如厕辅助类、洗浴辅助类、移动辅助类、移位辅助类、自我辅助类、沟通辅助类等。

适老环境，亦称居养适老功能环境，是指为老年人机构或个人而设计适合居养的环境，分为养老机构适老环境与居家适老环境。

适老辅助技术，是指适老辅具适配评估与应用技术在现代养老康复护理领域中的技术手段，其主要作用是为维护环境安全和护理人员尊严，提高康复护理效率，增强老年人独立生活能力。适老辅助技术主要包括：适老辅具适配与评估、适老环境设计、适老辅具康复护理应用。

借助适老辅具、建立适老环境、应用适老辅助技术，是辅助因伤病或生理功能退化而失能的老年人克服功能障碍，重新获得生活自理能力，一定限度地回归社会，实现生活重建的重要手段，也是减轻护理人员劳动强度、降低护理风险、提高护理效率的重要手段。适老辅具、适老环境、适老辅助技术这三大概念建立起适老辅具的理论体系，也支撑起我国适老辅具事业的整体架构。

2. 明晰三个区别

康复辅助器具，亦称康复辅具，是指预防残疾，改善、补偿、替代人体功能和辅助性治疗的产品，包括器具、设备、仪器、技术和软件。康复辅具广泛用于老年人、残疾人、伤病人等功能障碍者改善生活质量和促进康复，它涉及起居、洗漱、饮食、移动、如厕、家务、交流等生活的各个方面，涵盖医疗康复、教育康复、职业康复和社会康复等各个领域，在康复过程中必不可少。

应用康复辅具的老年人、残疾人、伤病人是三个不同人群。首先，老年人和残疾人是陈旧性功能障碍者，这是与伤病人的本质差别。其次，使用目的不同，康复辅具以提高老年人独立生活能力和实现残疾人生活自理、回归社会、职业重建为目的，医疗器械以抢救、治疗、康复伤病人的医疗行为为目的，因而决定了康复辅具与医疗器械的区别。老年人群与残疾人群的根本差异、使用康复辅具目的差异、使用康复辅具环境的差异，决定了适老辅具与残疾人辅具的区别，也决定了适老环境与无障碍环境的区别。

为我国 2.3 亿老年人研究建立国家适老辅具福利体系，就必须研究适合老年人使用的辅具产品、技术和环境，这也是我国养老事业的迫切需要。

开展适老辅具研究，首先要搞清楚三个主要区别，分别是康复辅具与医疗器械的区别、适老辅具与残疾人辅具的区别、适老环境与残疾人无障碍环境的区别。

3. 摸清发展国情

我国是世界上唯一一个老年人口过亿的国家。国家卫健委预测，到 2020 年，我国 60 岁及以上老年人口将达 2.55 亿左右，占总人口的 17.8%左右。据全国老龄工作委员会数据显示，2015～2035 年，中国将进入急速老龄化阶段，老年人口将从 2.12 亿增加到 4.18 亿，占比提升到 29%。第四次中国城乡老年人生活状况抽样调查数据显示，2016 年我国失能半失能老年人约为 4063 万人，占老年人口的 18.3%。这些老人大部分患有疾病，生活上需要护理人员对他们进行疾病护理、康复训练。需要照护的老年人中 65%是由于肢体运动障碍导致他们的活动能力降低，相应地也会增加护理负担，比如老年人起居、洗漱、行走、吃饭、卫生、如厕、卫浴、更衣等。适老辅具的广泛应用，可以保护养老护理人员的安全、提高护理效率、维护护理尊严，同时也是维护老人自身尊严、安全，减缓失能的过程。

2016 年 10 月，国务院印发《国务院关于加快发展康复辅助器具产业的若干意见》（国发〔2016〕60 号），迎来了我国康复辅具事业发展的春天。文件提出，到 2020 年，康复辅助器具产业自主创新能力明显增强，创新成果向现实生产力高效转化；创新人才队伍发展壮大，创新驱动形成产业发展优势。产业规模将突破 7000 亿元，布局合理、门类齐备、产品丰富的产业格局基本形成，涌现一批知名自主品牌和优势产业集群。适老辅具作为康复辅具的一个重要分支，也必将迎来新一轮快速发展的春天。

4. 我国适老辅具发展取得的成就及存在的问题

1）取得的成就

适老辅具的理论体系与实践，推动了全国居家适老环境的改善与改造，越来越多的房地产企业、装饰工程企业成立了专业的适老公司，许多涉老社会组织也纷纷挂起了各式各样的适老招牌。建筑材料企业也系统地推出适老洁具与卫浴产品、适老地板与地胶等；家具企业抢占适老功能家具的市场，以各类适老功能护理床为代表的适老家具争奇斗艳。沉寂近 10 年的国外适老辅具厂家也组团蜂拥而至，各大品牌已在全国享誉四方。五年来，适老辅具、适老环境、适老辅助技术的发展已经呈现出一派欣欣向荣的景象，适老辅具发展形势迅猛，产业队伍迅速壮大，产品丰富多彩。医疗器械企业、机电企业、家电企业、家具企业、建材企业、房地产企业、养老集团企业、建筑装饰企业、国外适老辅具企业的产品纷纷亮相在各类适老博览会。

江苏太仓康辉科技发展有限公司是我国最早重点研发适老辅具的厂商，十余年来已形成"久久艳阳"品牌系列适老辅具。公司研发的智能适老照护系统包括智能适老功能护理床、多体位按摩床、多功能电动卫生椅、电动浴用躺椅、电动浴缸升降椅、电动坐便支架、沐浴椅、升降坐便椅等基于电动或遥控操作，极大程度地减轻了护理人员的工作强度和难度，从而提高了护理的安全性、能效性和智能化。

深圳市讯威实业有限公司在原军用通信企业基础上，开发了遥控免提电话机、无线电遥控求救电话、照片记忆键扩音电话机、盲人使用头盔、数字扩音电话机及骨传导电话，使双目失明老年人、双耳失聪老年人、记忆退化老年人和上肢功能障碍老年人实现信息沟通无障碍，无线电遥控求救电话使居家养老和社区养老服务实现智能化。该公司的产品符合 CE、UL、FCC 等相关国际标准。

2008 年 8 月，北京美尔斯通科技发展股份有限公司实施军转民战略，在军用骨传导耳机的基础上，与北京同仁医院北京人工听觉工程技术研究中心合作，专注研究开发了适合骨传导的助听器。北京聋人协会张跃武副会长本身是一位重度失聪患者，由于长期使用气传导助听器导致听力下降十分严重，已经达到了几乎不能接收任何声音的严重程度。在佩戴美尔斯通骨传导助听器后，他十分高兴地说："我担心我再也听不到声音了，骨传导助听器让我再次回到有声世界！"王冬梅女士是一位科研人员，退休后定居美国，听力重度下降，当戴上美尔斯通骨传导助听器后，她十分惊奇地说："没想到我们国家自主研发的助听器，竟然解决了我的听力问题！"目前骨传导助听器已经广泛应用于国家优抚项目、福康工程、明天计划，以及养老院、儿童福利院和特殊教育学校等。

2）存在的问题

适老辅具产业主要包括三个要素：适老辅具产品、适老辅具服务机构建设、适老辅具适配评估服务专业技术人员。为了更好地满足老年人群体使用适老辅具的实际需要，需要着力解决目前适老辅具在发展中存在的不平衡、不充分问题。

A. 发展不平衡问题

（1）制度保障不平衡。目前，我国尚没有适老辅具保险制度，只有荣誉伤残军人、享受社会褒扬的伤残人员和工伤职工可以享受政策规定范围内的、基础的辅具产品免费配置，普通人配置辅具所需的资金只有财政补贴、专项救助和社会募捐三个渠道。老年人的适老辅具都需要个人支付。

（2）产品结构不平衡。国产适老辅具多数为国外产品的仿制，品种少、档次低、品牌认可度不高，高端市场占有率低。

（3）价格竞争不平衡。由于网上低质产品充斥、政府低价招标等多种因素，导致我国适老辅具产品市场的进口产品、国产高端产品、低端产品之间进行价格厮杀。

B. 发展不充分问题

（1）服务机构建设不充分。虽然我国是世界上老年人和残疾人最多的国家，也是世界最大且发展最快的康复辅具市场，但是我国却没有一所综合性的康复辅具服务机构，其他相关服务机构的建设也严重滞后。

（2）产品性能保障不充分。据不完全统计，国内适老辅具生产企业数以千家。但是，国内产品同质化多、品种少、档次低、品牌认可度不高，质量和性能有待提升，中低端产品可靠性不能充分保障。

（3）专业服务人才不充分。目前，国内的适老辅具适配评估人才稀缺。

5. 逐步建立国家适老辅具福利体系

在我国适老辅具事业的发展进程中，要逐步建立国家适老辅具福利体系，包括适老辅具保险制度、适老辅具服务保障制度、适老辅具产品福利制度。

重点要激活中国适老辅具市场，促进产品的研发与生产，推进居家适老环境的改造与改善。适老环境是破解中国式养老困局的有效手段，适老辅具和适老辅助技术将伴随着我国养老护理事业的发展而不断发展。

我国适老辅具的阶段性发展目标如下：

（1）到 2020 年，建立完善的"辅助器具康复工程师"人才培养体系，启动编纂《国家适老辅具目录年鉴》，探索建立适老辅具保险制度、适老辅具服务保障制度和适老辅具产品福利制度；

（2）到 2035 年，建立国家、省、市、社区四级适老辅具服务机构，实现专业化服务全覆盖；

（3）到 21 世纪中叶，建立完善的国家适老辅具福利制度，在全国范围内实现按需配置的个性化服务。

我们要抓住机遇，瞄准目标，不懈努力。新时代适老辅具事业的发展，要以创新引领为导向，以优化供给为目标，精准对接老年人群体的实际需求，压茬推进产品系列化、服务体系化、安装无工程化、设计中国元素化、外观家具化、应用智能化，为老年人建立一个防止跌倒、跌倒不受伤害的适老环境，从而满足广大老年人日益增长的美好生活需要，奋力走好新时代适老辅具事业的长征路。

参 考 文 献

罗椅民. 2010. 无障碍. 北京: 中国大地出版社.
罗椅民. 2017. 适老环境与失能老人的生活重建. 医养环境设计, (9): 50-52.
罗椅民. 2017. 适老环境中的建筑光环境设计. 医养环境设计, (11): 47-49.
罗椅民. 2017. 养老机构适老环境风险控制. 医养环境设计, (7): 47-49.
罗椅民. 2017. 养老机构适老环境设计解析. 医养环境设计, (8): 58-60.
罗椅民. 2018. 适老环境标识设计. 标准科学, (4): 83-86.
罗椅民. 2018. 适老环境与现代养老. 标准科学, (2): 93-96.
罗椅民. 2019. 适老环境设计与适老辅具应用. 标准科学增刊, (B): 7-204.

第八章 精神关爱与心理服务

杨曼曼[1] 张理义[2] 何明骏[2] 张东冬[3]

1. 中国人民解放军海军第 905 医院；2. 全军心理疾病防治中心；3. 上海市第八人民医院

国家统计局最新数据显示，我国 60 周岁及以上老年人口约 2.5 亿，占我国总人口的 17.9%。随着老龄化程度的加深，老年心理健康问题日渐凸显，引起了社会普遍关注。调查表明，城市老年人心理健康率为 30.3%，农村老年人心理健康率仅为 26.8%。随着社会经济发展、人口流动、文娱活动有限、精神需求得不到满足等因素，导致老年人心理健康状况不容乐观。进入 21 世纪，随着离退休老年人在社区人口中所占比例的逐年上升，老年人开始成为社区心理健康服务的主体。虽然经过近十年的发展，我国老年人心理健康服务体系已初具雏形，但仍有许多不足之处。本章将对国外老年心理健康服务的发展及先进经验进行整合归纳，并分析我国老年心理服务的缺陷与不足，提出相关建议，为我国发展老年心理健康服务提供参考。

一、老年心理健康服务概述

21 世纪我国已经进入老年社会，老年人心理问题逐渐增多，老年期心理及精神障碍的患病率呈明显上升的趋势，心理问题已经成为严重影响老年人健康和生活质量的主要问题之一，关注老年人心理健康已经成为社会各界需要注意的问题。

（一）老年心理健康服务的定义和范畴

1. 老年心理健康的定义

心理健康是指个体内部心理和谐一致，与外部适应良好的稳定的心理状态，具体包括认知功能正常、情绪积极稳定、自我评价恰当、人际交往和谐、适应能力良好等五个方面。因此，老年心理健康是指处于 60 周岁或 60 周岁以上的老人个体内部心理及与外部适应的心理状态情况。

人到老年，随着生理老化和社会角色变化，心理也将产生一系列变化。因此老年心理健康有其特点，要关注认知功能和适应能力。根据以往研究结果，老年心理健康的理论框架应包括五个主要方面：性格健全，开朗乐观；情绪稳定，善于调适；社会适应良好，能应对应激事件；有一定的交往能力，人际关系和谐；认知功能基本正常。这种理论构想通过因素分析效度检验，已得到证实。

2. 老年心理健康服务的定义和范畴

老年心理健康服务是指广大的心理学工作者，如心理医生、心理辅导人员等旨在维护和增进老年人心理健康的实际工作。

　　从老年人自身角度来说，通过老年心理健康服务，老年人可以维护、巩固、促进和提高自己的心理健康水平；对于健康的老年人，可以提高心理保健质量；而对心理障碍者或精神病患者，可以通过老年心理健康服务早辨别、早诊断、早治疗（图 8-1）。

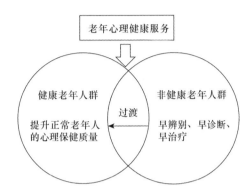

图 8-1　老年心理健康服务的功能与范畴

（二）老年心理健康的特征

　　随着年龄的增加、人生阅历的不断积累，老年人的心理也具备区别于其他群体的特征，具体而言有如下特点。

1. 智力特征

　　智力是个体顺利完成某种活动所必需的各种认知能力的有机结合，是个人有目的地行动、合理地思考、有效地应付环境的一种综合能力。Schaie 和 Strother（1968）根据对智力的 5 种主要成分进行测量发现，一般人的智力到 35 岁左右发展到顶峰，以后缓慢下降，到 60 岁左右衰退的速度加快。老年人智力的降低主要表现在记忆和计算两个方面，个体差异较大。智力不仅与生理及环境因素有关，与个人的实践活动和个性品质也有很大的关系。实践活动是智力形成和保持的一个重要因素，而实践中个性的品质如动机、勤奋、毅力等对智力的形成和发展同样具有重要意义。

2. 记忆特征

　　随着身体各器官系统功能尤其是神经系统功能的减退，老年人记忆减退显得尤为突出，尤其是近事记忆，即关于近期发生的事情的记忆。有研究表明，随着年龄的增长，记忆力衰退的一般趋势是：40 岁以后有一个较为明显的衰退阶段，然后维持在一个相对稳定的水平，直到 70 岁以后又出现一个较为明显的衰退阶段。具体表现为：①理解记忆保持良好，机械记忆明显衰退；②回忆能力（主要指对近期事件的回忆能力）明显衰退，再认知能力衰退不明显；③记忆速度明显减慢；④短时记忆能力明显下降；⑤远事记忆良好，近事记忆衰退。

3. 个性特征

　　个性是人在周围环境的相互作用中表现出来的、区别于他人的、稳定的个人特点，是一个人才智、情绪、愿望、价值观和习惯的行为方式组成的有机整体。有研究表明，老年人的个性更趋于稳定，同时在活动性、反应性和自我控制能力方面也有降低的倾向。其影响因素有以下几点。①心理压力。过大的心理压力对个性可造成不利影响，使人活动力下降、智力活动能力减退等。②社会经济状况。经济状况较差的老年人遭受的心理压力也较大。③健康状况。身体不好不可避免地会影响情绪状态和适应能力。

老年人由于脑生理功能衰退，心理能量减少，在生活中经常表现得被动、退缩而迟缓。此外，由于生理功能减退及多种慢性疾病，老年人也容易产生抑郁、孤独及挫败感等。

4. 情绪情感特征

老年人的情绪情感特征主要有以下几点。①一般老年人更善于控制自己的情绪，尤其表现在对于自己的喜悦、悲伤、愤怒和厌恶情绪方面的控制。②老年人的情绪呈现出内在、强烈而持久的特点，尤其是对消极情绪的体验强度并不随年龄的增长而减弱。虽然老年人对于情绪的控制力强，也比较理性，但老年人因负性应激事件而引起的情绪体验要比青年人和中年人持久得多。③由于生理、社会地位、家庭等因素的影响，有些老年人容易产生消极情绪，如失落、疑虑、焦虑、抑郁、孤独、不满等。当然也有一些老年人容易体验到积极的情绪，如轻松感、自由感、满足感和成功感。

5. 心理需求

由于生理及社会地位等的变化，老年人心理需求也存在其独特性，具体有以下几点。①对健康的强烈需求。老年人体质随年龄的增大而变差，所以对健康的关注程度和需求都比较高。②支配地位的需求。老年人多曾是一家之长，习惯处于支配地位，虽然自己社会地位有变，但子女对自己而言永远只是孩子，涉世不深，所以他们通常还是有支配的倾向。③对家庭和睦的需求。④工作的需求。老年人尤其是退休者易产生无价值感，这时他们需要做些事情来体现自己的价值和能力。⑤求伴的需求。老年人通常害怕孤独，他们需要人生经历相仿并能理解自己的伴侣。⑥尊重的需求，老年人习惯以长者自居，他们对支配的需求很大程度上是源于对尊重的需求。⑦依存和情感支持的需求。老年人一般经济能力和生活能力都不及年轻人，且情感脆弱，易产生消极的情绪如悲观、失落、孤寂等，所以他们更需要对子女的依存及来自他人的情感支持和鼓励。

（三）我国面临严峻的老年人心理健康问题

据一些科普资料表明，由于大脑功能的退化，以及离退休前后生活的急剧变化，多数老年人存在着心理问题。产生这种情况的主要原因是老年人离退休后，其家庭和社会角色、地位、权力、作用、经济状况等情况急转突变，不少人一时难以适应，加之生理机能的衰退和社会客观因素的影响，使得一些老年人角色转变困难，从而导致不良的社会适应问题。除此之外，老有所养与经济保障不充分、老有所为与身心衰老矛盾等也困扰着老年人，随着冲突的加剧，一些不良情绪滋生并积淀成为心理问题。这在离退休老人中显得更加突出，离退休老年人的心理激荡比其他老年人更剧烈、更为复杂多样。

1. 我国老年人存在多种心理健康问题

1）寂寞孤独是发生比例最高的老年心理问题

据有关研究资料表明，老年人的所有心理问题中，源自孤独闭塞的比例竟然高达 67%。他们常留恋过去，哀叹现在，顾虑将来，不少人产生空虚孤寂感，情志伤弱，郁郁寡欢，烦闷、消沉、孤僻、怪异，缺乏与人交往的兴致。所有这些原因都使得老年人生活得单调和乏味，必然产生失落孤单感。

2）老年抑郁严重影响老年工作、学习与生活能力

老年抑郁症实际上是一组老年心理障碍的总称，通常包括原发的和继发的重性抑郁、神经症性抑郁、反应性抑郁等。国内外的调查研究表明，老年抑郁症的患病率很高，多在 3%～10%，且严重影响患者的工作能力、学习能力和社会生活能力。最为严重的是，由于心灵的痛苦，患者可能以自杀的方式结束

生命。抑郁症患者自杀率高达 15%，由此可见，抑郁症的痛苦不亚于任何躯体疾病所致的痛苦。老年抑郁症具有发病率高、筛查率低、危害重的特点。目前，医生筛查抑郁心理障碍的能力很有限，即使在重视心理治疗的欧美等发达国家，也只有 46%的医生初步具备这样的能力，其危害是不言而喻的。

3）老年人人格异常也是老年心理特征之一

老年期的人格特质在经过了儿童期、青少年期、成年期的生成、沉淀与凝聚之后，虽已显示出较大的稳定性，但可变性和发展性也是在不同范围和不同程度上客观存在的。曾有学者运用卡特尔 16 种人格因素问卷调查研究发现，年老过程中人格特质是相当稳定的，但在敏感性、紧张性和聪慧性上有改变。还有人认为，老年人人格因素随年龄而改变。

4）离退休综合征源于离退休人员对生活状态改变的不适应

离退休综合征是一种非常普遍的老年心理疾病，据统计，有四分之一的离退休人员会出现不同程度的离退休综合征。所谓离退休综合征，是指老年人由于离退休后不能适应新的社会角色、生活环境和生活方式的变化而出现的孤独感、失落感及相对应的焦虑、抑郁、悲哀、恐惧等消极情绪，或因此产生偏离常态的行为的一种适应性心理障碍，这种心理障碍往往还会引发其他生理疾病，影响身体健康。离休和退休是生活中的一次重大变动，由此，当事者在生活内容、生活节奏、社会地位、人际交往等各个方面都会发生很大变化。由于适应不了环境的突然改变而出现情绪上的消沉和偏离常态的行为，甚至引起疾病，皆是"离退休综合征"。患者一般会出现以下症状：性情变化明显，要么闷闷不乐、郁郁寡欢、不言不语，要么急躁易怒、坐立不安、唠唠叨叨、行为反复，或无所适从，注意力不能集中，做事经常出错，对现实不满，容易怀旧，并产生偏见。总之，其行为举止明显不同于以往，给人的印象是离退休前后判若两人。这种性情和行为方面的改变往往可以引起一些疾病的发生，原来身体健康的人会萌生某些疾病，原来有慢性病的则会加重病情。有心理学者曾对某市 20 位同一年从处级岗位上退下来的干部进行追踪调查，结果发现，这些退休时身体并无大碍的老年人，两年内竟有 5 位去世，还有 6 位重病缠身。可见，离退休是一道"事故多发"的坎。

5）空巢家庭综合征将成为未来我国老年人的主要问题

资料显示，伴随着第一代独生子女日渐长大，儿女们离家求学、就业和结婚，越来越多的低龄空巢家庭开始在城市里出现。在 20 世纪 80 年代，空巢家庭占老人家庭总数的 10%；到了 90 年代，这一比例上升到 30%；而再过 5～10 年，这一比例将飙升至 50%，2025 年则会达到高峰。而且，空巢现象开始前移，四五十岁的中年人家庭已经空巢。

作为老年人中的特殊群体，空巢家庭老人既要经历个人生命周期的转型（从中年期到老年期），还要经历家庭周期的转型（从核心或主干家庭到空巢家庭），老人由于情感慰藉、健康医护和生活照料等方面的缺乏，极易出现"空巢综合征"，不仅严重影响老人的身心健康，还会给家庭带来各种困难，从而导致一系列的社会问题。我国老年人大多有"养儿防老"的观念和儿孙绕膝享受天伦之乐的思想，对儿女的情感依赖性很强。老年人身心日趋老化，正需要晚辈作为依靠，而子女却成家立业、远走高飞，由此使老年人产生孤独、自卑、自怜等消极情感，即所谓的"空巢综合征"。

2. 社会与家庭等因素共同导致心理健康问题的发生

1）衰老与疾病的发生严重影响老年人的生命质量和生活质量

由于机体随着器官结构逐渐老化，会发生功能减退、免疫功能下降、患病可能性增加的情况，很多老年人往往患有多种疾病，严重影响他们的生命质量和生活质量。生老病死固然是人生的自然规律，但衰老与疾病并非必然联系。随着科学的发展、医学水平的提高，人类寿命将逐渐延长，对于"老"的传统观念必须转变。过去认为老→病→死，只有一条路，这使老年人消极悲观，丧失自信；现代观点则认为老≠衰≠病，其中的关联可以打破，最终产生不同结果。健康老龄化是最理想的目标，是可以实现的，这使老年人积极乐观、充满自信。

2）离退休老年人的心理不适应是导致老年人心理问题的重要因素

我国数千万离退休老年人已形成一个庞大的特殊群体。他们由于社会角色的变化，在生活中面临一个重大转折，给社会也带来一系列问题。研究表明，离退休后约有三分之一老年人不适应，出现孤独、寂寞、失落、焦虑、抑郁和烦躁等负面情绪；有的伴有血压波动、食欲不佳、睡眠不宁和容易疲劳等不适，这称为"离退休综合征"，一般在 1 年内可适应。如果在退休前有充分的心理准备，做好退休后安排，找到自己适合的位置，做自己喜欢做的事，调适情绪，就能顺利转换角色。

3）婚姻与家庭关系的不和对老年人的身心健康有重大影响

老年人退休后主要的活动圈子在家庭，家庭关系对身心健康影响很大。研究表明，家庭和睦、夫妻恩爱、婚姻美满、子女孝顺、人际关系和谐，均是老年人心情愉快、健康长寿的重要相关因素。已有调查表明，大多数老年人对婚姻比较满意，但也存在一些问题，如老年再婚，社会和家庭应给予支持。在养老问题上，由于家庭结构小型化，由主干型向核心型转变，空巢家庭和独居老人逐渐增多，家庭养老功能逐渐减弱，养老模式也将发生变化，这都将对老年人身心产生影响，但鉴于我国国情和传统习惯，目前尚以居家养老为主，同时加强社区服务。随着人民生活水平的提高，不但要关注老年人的物质生活和身体健康，更要重视精神慰藉，满足老年人的心理需求，物质与精神养老相结合已提上日程。随着人类寿命的延长，21 世纪我国高龄人口将迅速增加，出现人口高龄化，高龄老人无论在生活上还是精神上都需要更多的关心和照料。

（四）开展老年心理健康服务迫在眉睫

1. 开展心理服务符合解决老年人心理困境的需求

我国老年人在经济发展的改革大潮中，面临着多种心理困境。老年抑郁（geriatric depression，GD）严重危害老年人的职业社会功能，是造成老年人生活质量严重下降、疾病致残致死率增高和经济负担增加的重要原因。近期的流行病学资料显示，我国 60 岁以上普通人群 GD 的患病率高达 7.2%～8.1%，表明 GD 已成为我国重要的公共卫生问题。老年相关政策、法律法规强调家庭赡养与抚养责任，淡化政府应该承担的养老经济责任。家庭核心化、教育产业化、生活成本迅速增加、独生子女政策等因素协同导致经济话语权向年轻人转移，同时使得养儿防老甚至家庭赡养成为难以实现的空想。凡此种种，加剧了代际关系的异化，表现为积极老龄化的参与诉求与年轻人就业的冲突、传统孝文化中的价值体系与现代年轻人独立意识的冲突、年轻人生存压力与赡养义务的冲突、经济抚养与亲情慰藉的冲突。各级政府在制定"十三五"规划中涉及养老床位、保险覆盖率与绝对支出相当保守。心理健康促进服务可以帮助老人从心理上应对这些问题造成的不良情绪，减少因经济负担所致亲情慰藉的异化，促进老年人群与其他人群的和谐共处，积极引导并充分发挥老年人群具有的年龄、文化、认知可塑性等多方面的优势。

2. 开展心理服务符合"五个老有"政策的需求

根据《中华人民共和国老年人权益保障法》第一章第三条中规定"国家和社会应当采取措施，健全对老年人的社会保障制度，逐步改善保障老年人生活、健康，以及参与社会发展的条件，实现老有所养、老有所医、老有所为、老有所学、老有所乐"。法律中关于"五个老有"的规定，是对老年人生活需求的高度概括，老年人的生活需求是多方面的，概括起来无外乎是"五个老有"。其中，老有所养、老有所为、老有所学及老有所乐都与心理健康服务有着直接的关系。

所谓"老有所养"，就是满足老年人衣、食、住、行的需要，是老年人安度晚年最基本的生活要素，也是老年人要继续生存下去的物质保障。"老有所养"除包含衣、食、住、行等物质保障条件外，还有生活照料和精神慰藉的特殊需要。当老年人因病或年迈等原因，生活不能自理时，更需要赡养人和供养人的关心、体贴和照顾，根据病情和身体健康状况调剂其生活，使他们增强战胜疾病和恢复健康的信心。老年人多有孤独感，特别是亲人们白天上班后，只留下老年人在家中，他们在精神上感到寂寞，更需要子孙后代们在精神上的慰藉，以增添老年人生活的欢乐。因此，生活照料和精神慰藉是实现"老有所养"不可忽视的两个内容，有利于老年人延年益寿和安度晚年。

所谓"老有所为"，是指老年人虽然完成了国家法定劳动义务，但不愿呆在家里安闲度日，渴望用自己掌握的知识、技能和本领，继续为我国的社会主义物质文明和精神文明建设做出新贡献。"老有所为"使他们在适当的岗位上力所能及地发挥各自的作用。老年人通过实现"老有所为"，为国家、为社会、为人民创造了财富，再次展示了老年人的价值，使他们的晚年生活感到更充实、更有意义，消除了孤独和苦闷，同时"老有所为"的合法所得，又能用于补充养老，这样不仅有利于他们身心健康，而且有利于他们延年益寿。

所谓"老有所学"，是指老年人根据社会的需要和本人的爱好，学习掌握一些新知识和新技能，既能从中陶冶情操，又能学到"老有所为"的新本领。我国现有多所老年大学和其他种类老年学校，要利用这些学习设施，举办书法、绘画、园艺、花卉等讲座，丰富老年人的生活。在农村，要重视对老年人进行种植、养殖和加工等科技知识的培训，为他们发展庭院经济创造条件。

"老有所乐"是上述几条达成的综合结果。

3. 开展心理服务符合和谐老龄化的需求

如何应对来势凶猛的银发浪潮，如何改善老年人的生活质量，使老年人的晚年生活更舒适、温馨、健康、幸福，是各级政府和全社会共同关心的问题。这不仅关系到社会稳定和发展，而且也成为构建和谐社会过程中面临和必须解决的重大难题。

和谐老龄化是站在社会和谐发展的立场上来促进家庭关系、社会关系、人际关系、天人关系的和谐。这些关系的和谐不仅有助于社会的总体和谐，也必然有助于提高老年人的幸福感和满意度。以构建"和谐老龄化"为目标的新战略视角和理念，必然使我国老龄化取得成功。成功老龄化是多维度的集合概念，是健康、积极、和谐老龄化的交集。

二、国外老年心理健康服务的发展现状

近年来的研究表明，老年人因心理健康问题进行咨询和治疗的就诊率呈明显上升趋势。老年人是比较特殊的群体，他们的心理健康问题和需要是不同于低年龄人群的，老年人多以抑郁、焦虑、痴呆、躯体疾病或合并症就诊，可同时伴有衰弱无力，要解决由社会、心理、躯体和生物等因素混合而导致的老年性心理健康问题，就需要多专业的联合服务。

发达国家的人口老年化是伴随着工业化、现代化的进程而逐步发展的，这为其人口老年化的转变及老年人心理健康服务的发展奠定了经济基础。英国与美国是目前发达国家中针对老年人群的心理健康服务开展的较早而且较完善的国家，这几个国家的经验对我国发展老年心理健康服务有很重要的意义。

（一）英国老年心理健康服务的发展现状

在英国，因心理健康问题就诊和接受治疗的人群中，超过 65 岁的老人占了三分之一。而且，随着老年人群数量的不断增多，对心理健康服务的需求也不断提高。

1. 国家法律与政策为发展国家心理服务体系提供支持

英国的精神卫生法对英联邦国家、美国和欧洲国家都有较大的影响。在 1800 年，英国就出台了《精神错乱者条例》（*The Lunatics Act*），以法律的形式规定了对精神病患者的收容、监护措施等；1959 年改名为《精神卫生条例》（*The Mental Health Act*）；1983 年进行第一次修正，现在的心理健康服务基本上是在此法律和英国《普通法》（*The common law*）的庇护下进行的。1983 年的《精神卫生条例》包括法规的适用范围、强制入院和监护、在刑事诉讼中或判刑后的患者是否接受治疗、精神卫生检查法庭、患者的迁移和返回等，还有患者的权益、地方政府的作用等。

1983 年的《精神卫生条例》已经通过并实施 30 余年了，此法律的改革也已经提到议事日程上来，英国政府为此专门成立了理查森委员会（The Richardson Committee），意在精神卫生法的改革中提出建议。

在多年研究的基础上，英国政府还在 2007 年 8 月发表了一份政府性声明，将痴呆列为国家健康优先发展研究的项目，并纳入国家痴呆发展战略和执行计划。这是第一个针对老年人心理健康服务的详细的优先发展项目，随后还发行了英国老年性痴呆报告和国家审计政府部门关于在英国进行痴呆服务体系的报告评论。

2. 出台国家标准规范老年心理健康服务工作

在英国老年人心理健康服务的发展中，东伦敦 Goodmayes 医院是第一家服务于老年人心理健康的综合性机构，2001 年国家正式成立了专门负责老年人问题的国家老年人服务机构，该机构出台了一套国家标准，以提高为老年人服务的质量，消除在英国国民健康服务系统（NHS）中的年龄歧视。其中确立的服务目标是"促进老年人拥有良好的心理健康，治疗及支持患有抑郁和痴呆的老年人"，希望"有心理健康问题的老年人可以得到由 NHS 和委员会机构提供的完整的心理健康服务，以确保患者及其照顾者得到有效的诊断、治疗和支持"。

3. 完备的社区心理服务机构及人才供给是心理服务体系的保障

社区服务人群为 2 万~6 万人，属于二级服务机构。患者一般是由全科医生或者社会工作者转诊过来。社区心理健康服务队伍（Community Mental Health Teams，CMHT）负责评估和治疗有复杂心理问题的老年人，应对各种情况，包括急诊，对在初级治疗机构的老年人的治疗进行评估和建议，这些老年人一般在初级治疗机构不能有效完成治疗，症状比较复杂或严重，可有阵发性心理失调或者需要长期治疗，根据症状需要，由 CMHT 决定是否转入病房治疗。

这支服务队伍，以前由内科其他专业转入的专科医生、咨询师（the consultant）和社区精神科护士（community psychiatric nurse，CPN）组成。随着对老年心理健康服务特殊性的认识和临床发展的需要，老年人心理健康服务在整个精神卫生学科中已经发展成最全面的、创新的、真正多学科合作工作的队伍。现在老年人 CMHT 包括社会工作者、专业治疗师、心理学家、精神科医师、物理治疗师、病例管理人员和语言治疗师。

4. 传统模式与 The Guy's 模式相结合是英国老年心理服务模式的特色

传统模式包括给需要服务的老年人做出联合评价，由全科医生或心理咨询专家到老年人的家里进行咨询，在门诊诊所来访就诊的老年人，一般较少采纳门诊就诊，随后是根据老年人心理问题的需要在家里进行进一步治疗，或者社区精神科护士加入定期复诊，此时先由病例管理人员建立档案，根据专科医生或临床心理学家的诊断和治疗建议，社会工作者、专业治疗师、心理咨询师、物理治疗师和语言治疗师给予相应的服务，必要时根据患者的情况，转入住院病房做进一步治疗，门诊就诊和复诊或预约也只针对心理问题较特殊的老年人。

The Guy's 模式是来自于各个专业背景的队伍人员经过适当的指导、锻炼和管理，做出一个准确的初诊评估，通过作为一个整体的多学科队伍，指导诊断和执行诊疗计划，也就是互补模式。这支队伍做出的心理健康评估和专业医疗卫生人员一样准确，并且可以明确叙述咨询过程和治疗计划，所以第一次评估可以安全有效地由这些人员完成。

（二）美国老年心理健康服务的发展现状

随着人口老龄化进程的深入，美国越来越多的老年人正面临着身体健康状况不佳、生活保障缺乏和社会支持缺失等问题的困扰，其心理健康状况并不乐观。为了保证这些老人的身心健康，美国建设了比较完备的心理健康服务体系。

1. 心理健康服务建设贯穿了美国卫生服务的发展史

1963 年，肯尼迪总统在致议会建议中写道，一个全民心理健康计划的全新执行必须关注心理疾病，心理健康计划中心是社区的全面关注。随后，1965 年 5 月，在美国马萨诸塞州斯旺普斯科特市召开社区心理学研讨会，该会议标志着社区心理学诞生。第二年，美国心理学会成立了社区心理学分会。

20 世纪 50 年代，多方面的发展为社区心理健康中心奠定了基础。1955 年，在精神病医院工作人员高达 50 万人，社区心理健康设施也愈加完善。

1974 年，国会对心理健康法案进行一系列的修改，旨在加大心理服务的力度，主要表现在医院和社区心理健康中心的合作。公立医院依靠国家立法者获得资金；社区心理健康中心从国家政府获得资金。最著名的计划就是在威斯康星州明麦迪逊的积极社区治疗服务方案，该方案是把整个病房，包括工作人员和患者都迁移到社区，使患者能很好地适应社区生活。

20 世纪 80 年代，随着心理健康服务的发展，政府已经开始担心不断增长的医学花费。另一方面，用于医学护理的资金机制模式具有独特性和拼凑性。荷兰、法国和加拿大都是单一模式的支付系统，而美国津贴计划和资格要求都很混乱。直到 20 世纪 90 年代，社区心理健康计划，与州和当地资金来源建立很好的合作关系，并由政府检查社区工作。

2. 美国心理健康服务含有针对老年服务的内容

美国社区心理健康服务的内容主要关注生活中的问题，并提供多元化的服务计划，针对不同的人群给予不同的心理服务内容。咨询师为患者提供和谐、轻松愉快的社区环境，定时给予治疗、训练生存技能等，并且与其他健康服务相配合，促使患者更快治愈。

3. 老年心理健康服务项目显现出良好的社会反馈

美国的老年心理健康服务效果明显，反映良好。有研究者运用问卷法调查了社区心理健康从业人员对新成立的一家社区老年心理健康服务团队开展社区心理健康服务的看法发现，从业人员的满意度非常高，只有 17 %的被试者表示存在服务问题。研究者们也运用问卷调查法和档案分析法，考察了患者对社区心理健康服务的满意度以及与这种满意度相关的因素，结果表明，患者对于心理健康服务人员所提供的各方面服务感到非常满意，包括服务技巧、人际交往技巧、为患者提供的药物和各方面信息等。

（三）日本老年心理健康服务的发展现状

在人口老龄化加剧的严峻形势下，日本老年护理通过现代、专业的社会性方式来解决社会性问题，支持高龄者自立，实现人人都能安心的社会。第二次世界大战后，日本的老年护理发展迅速，护理理念和护理实践水平居于世界先进行列。从历史文化传承的角度看，我国和日本同属典型的东方国家，因此日本老年护理理念，特别是心理护理发展对我们具有一定的借鉴意义。

1. 通过心理辅导支持老年人自立

从生活能够自理的居家养老，到必须依靠他人才能完成的养老院内养老，老人们所体验的不仅仅是离开家和家人的痛楚，他们更深切地感受到做人的尊严和价值的丧失，这无疑是老人晚年生活中一次极大的心理打击。日本养老院的工作人员通过心理辅导，帮助老人尽力维护人的尊严，并树立战胜死亡的信心。在日本养老院，对工作人员的要求是：任何时候都不能放弃让老人重新建立生活自理能力的信心和希望。例如，患有痴呆症的老人每天有语言的练习课；有活动能力的老人自己动手做汤；面对一个因手臂瘫痪而无法自己吃饭的老人，工作人员就手把手地教，先把调羹放在老人的手中，再握住老人的手，然后拿着老人的手一起从碗中把饭送到老人的口中。服务机构内所有设施均以鼓励老年人进行力所能及的自理生活、进行残存机能的保持训练为设计理念，提供不同程度肢体功能障碍者使用的特别设施，如可固定在餐桌上，设有方便一侧上肢功能障碍的老年人使用的饭碗；洗漱间墙上角度倾斜、可供乘轮椅者舒适使用的镜子；分别在左、右侧有扶手和保护设施，供不同侧肢体功能障碍者选用的卫生间；机构内宽敞明亮的无障碍走廊等。

2. 机构良好的自然环境和生活氛围使老人精神愉悦

日本的老年护理机构非常注重环境的选择，整个建筑设计科学、布局合理。以日本池田护理院为例，每位老人一个房间，每 11 个房间为一户，一户中有大客厅、就餐桌、厨房和洗浴间、不同功能的洗手间和观景天井。11 个老人为一户，让老人从家庭养老到机构养老有良好的过渡，护理员白天会组织 11 个老人一同就餐、看电视、做游戏，观景天井可以种菜种花，厨房可以做简单的饭菜，通过互动活动，相互交流，简单劳动，使老人晚年孤独寂寞之感减少，养老院亲情化服务，工作人员微笑着称呼老人们为"爷爷"、"奶奶"，使他们感受到家庭般的亲情，用亲情的温暖使老人在精神上有依靠，感情上有交流，可享受天伦之乐。共同生活又使老人建立起密切的感情和精神交往，充实老人的晚年生活。

3. 通过临终关怀帮助老人完成生命的最后成长

死亡是老年人所面临的最大危机。许多老人由于不敢正视生老病死，产生对死亡的恐惧，从而极大地影响了晚年生活，整日在对死亡的忧虑和不安中度过。养老院护士的工作重点以心理抚慰为主，而不是挂水、打针，为了使老人们能够正确地对待生与死，日本的临终关怀养老院开展了一系列"安心"活动。例如，养老院中如果有一个老人即将走向生命的尽头，工作人员就把老人推进静养室，专心看护，时刻保持老人的清洁，并尽量满足老人的一切愿望。在老人临终前那一刻，院长、老人的看护人员和子女一起围在老人的身边，握着老人的手，再次聆听老人的心愿，老人在满意的"请您放心"

的回答中，整洁而安详地离开人世。全院工作人员和养老院的老人们一起为死去的老人举行送别仪式，老人们从伙伴的死亡中真切地感受到，死亡并不可怕，懂得了人总有生离死别的这一刻，应该把死亡和自己的生命融合起来，活着的每一天都要好好地珍惜，从而使老人们能够快乐、潇洒地走完人生的最后一个历程。

三、中国老年心理健康服务的发展现状

20 世纪 90 年代，我国社区心理健康服务工作开始起步。当时一些心理学家、医护人员、社会工作者开始将国外社区心理健康服务的概念引入内地，介绍了一些成功经验，并进行了一些调查研究。他们倡导建立符合我国国情的社区心理健康服务体系，并进行了相应的实践探索，有些研究者还开发出了相应的社区卫生服务管理系统电脑软件包。进入 21 世纪，随着离退休老年人在社区人口中所占比例的逐年上升，老年人开始成为社区心理健康服务的主体，老年人社区心理健康服务工作逐步开展起来。经过近十年的发展，我国老年人社区心理健康服务体系已经初具雏形。

（一）中国老年健康服务的普遍化不断提高

20 世纪 90 年代，随着改革的深入，各种社会矛盾不断加剧，人们的心理负担不断加重，各类因心理因素造成的社会问题不断出现，给社会带来了一定的负面影响。于是，社会和政府开始对社区心理健康服务工作给予更多关注，并投入相应的人力物力开展有关工作。许多社区先后成立了社区心理健康服务机构和社区心理咨询室。尽管迄今为止，没有人能对"我国老年人社区心理健康服务的普遍化程度究竟有多高"这个问题给出确切答案，但近年来的一些事实从另一个侧面说明了我国老年人社区心理健康服务的普遍化程度在不断提高。国家卫健委办公厅于 2019 年 4 月印发《国家卫生健康委办公厅关于实施老年人心理关爱项目的通知》，明确 2019～2020 年在全国选取 1600 个城市社区、320 个农村行政区开展工作，增强老年人自我保健、自我防卫、自我调适的能力，提高老年人的心理健康水平。与此同时，人们对社区心理健康服务工作的认识也在不断提升。一项社区居民教育培训需求调查发现，心理健康培训是最受欢迎的培训之一。有些地区的人大代表还提交相关提案建议建立、健全和完善社区心理健康服务体系。随着社区心理健康服务工作的开展，老年人社区心理健康服务的研究工作也在不断深化。调查发现，老年人对心理卫生服务的认识和需求在不断加强，部分老年人还接受过相关的心理卫生方面的服务。有研究发现，老人的年龄、性别、教育程度、经济收入等一般性资料对老人的心理健康水平影响不大，而良好的社会支持系统对老年人的心理健康则具有极大的促进作用。这对于从事老年人心理健康的社区工作者无疑是极大的鼓舞，同时也为老年人社区心理健康服务的普及和开展提供了良好的实践证据。

（二）服务内容广泛，形式多种多样

随着社区心理健康服务普遍化程度的提高，其服务的内容变得广泛起来，服务形式开始向多样化发展。许多社区结合本社区实际，因地制宜地开展系列心理健康服务工作。在心理健康知识宣教方面，许多社区都利用宣传橱窗、发放传单、播放心理影片等形式，或邀请心理辅导人员来社区讲座的办法来引导老年人改变陈旧的老年观，重新认识老年的年龄划分，引导老年人主动而自觉地调整自己在社会和家庭中的角色，从而帮助老年人掌握心理健康保健的方法，以促进心理更加健康。部分社区还着手为老年居民建立心理档案以掌握和了解其心理发展规律、特点及现状。针对社区老年居民出现的不适及心理问题，许多社区还设立了社区心理咨询室，由心理学专业人员为其提供心理咨询和治疗服务。针对当前社区居委会人手有限的现实，部分社区开始联合社会力量开展联办社区心理咨询室的活动。此外，许多社区还专门根据老年人的特点设立了各种老年人活动队，组织开展了多种形式的比赛活动。通过活动，老年人找到了自己的乐趣，认识了自己的能力，提高了自信，减少了不良情绪和心理的产生。此外，我国还通过开办老年大学丰富我国老年人的业余生活。编者从中国老年大学协会获悉，全国共有7万多所老年大学和老年学校。截至2016年年底的统计数据显示，在校学员逾800多万，并有数百万学员参加远程教育。

（三）从业人员素质不断提升

在社区心理健康服务初期，我国的社区心理健康服务工作者大多由从事社会工作的社区居委会委员兼任。由于其中许多人缺乏相应的心理学知识，因而社区心理健康服务工作大多流于形式。随着对社区心理健康服务工作认识的不断加深，社区心理健康服务工作人员的素质开始受到重视。社区一方面通过组织有关人员参加相关培训，加强学习，以提高自身素质；另一方面通过引进心理学人才等方式来夯实心理健康服务工作队伍。此外，我国也积极地进行社区心理健康服务工作者资质及其培养的研究，并提出了相应的解决办法，从而为我国社区心理健康服务工作者的相关培训工作提供了理论依据。如今，多数社区心理健康服务工作人员都掌握了相关的心理学知识，有些甚至通过了国家心理咨询师职业资格认证。因此，我们有理由相信社区老年人心理健康服务工作人员的基本素质将进一步得到提升。

四、中国老年心理健康服务存在的问题

经过十几年的发展，我国老年人社区心理健康服务工作成绩显著，并且已初具雏形。但总体而言，我国老年人社区心理健康服务工作起步较晚，还存在许多亟待完善和改进的问题。

（一）人民大众对心理健康服务的认识仍然存在误区

近年来，重视老年人社区心理健康服务工作的呼声日益高涨，社区管理者对这项工作的认同度也在提高，但事实上相当一部分管理者对这项工作的认识还很不到位，还停留在"说起来重要，忙起来次要，做起来不要"的"行动哲学"中。部分地区开展社区心理健康服务时增加了服务，却没有增加人员和设备。目前，国家虽然开始重视心理健康工作，并出台了相关的政策，但社区心理健康工作仍然受到政策落实和资金的限制，开展起来十分困难。另外，老年人群对心理卫生服务虽有一定的认识和需求，但是，只有少数老年人接受过心理卫生方面的服务，有部分老年人甚至对社区心理健康服务的认识产生了偏差，这表明心理健康服务在社区中的宣传工作缺乏力度，居民知晓率偏低，存在认识误区。

（二）发展不平衡，地区差别较大

在上海、北京等大城市和东南部经济发达地区，心理健康服务水平大大高于西部和经济发展落后的地区，城市要远远高于农村。社区和乡村分别是我国城市和农村的基本单位，是广大群众的主要聚居地，这些地方的心理健康服务尤为重要。近几年来我国一些大中城市先后在一些社区开展心理健康服务，人员以志愿者为主，但是他们基本都是"半路出家"，没有受过专业训练，工作多是出于热情和兴趣，缺乏规范，而广大农村地区的心理健康服务工作更是近于空白。即使是在经济发展较好的地区，仍然有一些单位或部门对心理健康服务工作的重要性认识不足，没有把这项工作摆到应有的重要位置上，心理健康服务工作的规模和力度还不能满足社会发展的需要。

（三）社区心理健康服务缺乏专业的场所与工具

此外，当前许多社区的心理健康服务仅限于基础性心理健康知识的宣传，服务不专业、不系统。现有社区老年人心理健康服务实际上是社区工作中涉及老年人工作内容时附带进行的，系统性、专业性的心理健康服务工作还很缺乏。同时，也没有相应的心理测量工具，没有专门的服务场所，医学模式仍然是现阶段我国老年人心理健康服务的主要形式，远远不能满足社会的需要。

（四）老年心理健康服务从业人员缺乏，资历较低

近年来，各地社区开始加强了社区老年人心理健康服务工作人员的队伍建设，并取得了一定的成效。然而，从实际情况来看，从业人员严重缺乏、水平参差不齐、专业化程度低仍是制约社区老年人心理健康服务工作发展的一大问题。目前我国没有老年人心理健康服务人员的相关培养标准和资格认证。从数量上看，虽然有些经济发达地区的社区配备了专业的心理健康服务人员，但在许多经济欠发达地区的社区中，心理健康服务工作几乎还是一片空白。从质量上看，相当一部分社区心理健康服务人员为兼职，他们没有受过正规的心理健康知识教育与技能培训，专业化程度偏低，在社区老年人心理健康服务的实践中难以保证良好的效果。

（五）服务形式多样，但缺乏规范化

从老年心理健康服务实践来看，我国心理健康服务机构、人员等都没有得到足够的重视，缺乏对各类心理健康服务人员和团体的统一管理与指导，心理健康服务工作的体制、机制有待进一步理顺，普遍存在机构不健全、编制不落实、分工不明确、管理不到位等问题。现在中国的心理咨询机构良莠不齐，让人难以信任。从以上分析来看，我国与发达国家的心理健康服务体系相比存在较大差距。在美国，每100万人中有1000人提供心理健康服务；而在中国，每100万人中只有24人从事心理健康服务工作。在美国，设有心理学系的大学有3000多所，而在中国设有心理学系的大学只有60所左右。而且，学历教育体系中，心理健康服务专业极为稀少，极少数培训资源集中在北京、上海等特大城市的高校和科研院所，因此，如何进一步建立和完善我国心理健康服务体系，是老年心理健康服务研究的重中之重。

五、老年心理问题的防治

心理疾病的发生、发展与社会因素密切相关。当今社会，很多人生活在紧张气氛中，工作压力、交通拥挤、噪声污染、人际竞争及家庭纠纷等所造成的紧张不仅难以消除，而且可能会有增无减。按照新的"生物—心理—社会"医学模式，阐述对心理疾病的预防体系，就是从心理、社会、生物三方面来进行预防。具体措施如下。

（一）保持愉快的情绪

情绪愉快时，神经系统能保持协调状态，大脑皮层、边缘系统、丘脑下部、大脑垂体、各种神经递质、内分泌系统都配合得很好，全身各脏器保持正常的、协调的生理功能，整个机体处于健爽、精神饱满的状态，也就是身心健康的状态。

愉快的情绪从何而来?首先来源于思想修养，来源于正确的人生观。老年人有了正确的人生观，就

能站得高、看得远，凡事从大处着眼，不因一些小事而耿耿于怀、烦恼不休；有了正确的人生观，才会认识到人生的意义在于为集体、为社会做出奉献，从而摆正个人在集体中的位置，能够从集体事业的发展中感到乐趣，而不斤斤计较个人的得失；有了正确的人生观，就会胸襟广阔，思想开朗，不会因一些非原则性的小事而影响人际关系，这些都是愉快情绪的主要来源。

（二）正确对待生活事件

对于生活事件，有些人能平安度过，另一些人却由此导致疾病，这除了取决于个体的个性特点、身体素质和社会心理环境外，还与个体怎样对待生活事件有关。有的人遇到了生活事件，成天苦思着这件事，钻牛角尖，其他许多事都顾不上了，有如老母鸡孵小鸡，卧在蛋上不移动，这就叫做"沉思默想"型，这样就会导致负面情绪，进而引发各种心理疾病。

人生在世，不如意之事十之八九。抱怨上天的不公、他人的不好，或是执着于创伤所带来的痛苦都无济于事。最好的方法便是积极应对，找一个可信赖之人积极宣泄自己内心不快；也可先放下哀痛，积极寻找走出困境的方法；还可先不管伤痛是否存在，带着希望继续积极地过好自己的生活，不让生活为之所绊。

（三）参加必要的体育活动

"生命在于运动"，体育活动能增加毛细血管的血流量，提高对肌肉的营养供应，增进细胞的新陈代谢，锻炼心脏、呼吸系统、消化系统和泌尿系统。医疗体育的最终目的，就是要训练高级神经中枢对一切器官的机能性调节作用。神经系统得到此种锻炼后，对体内一切器官活动的调节和指挥将更有效和正确。所以，体育活动是保持机体健康、提高乐观情绪、推迟衰老过程的有效措施，适合老年人的体育活动有太极拳、散步、快走等。

（四）饮食

老年人宜多食富含蛋白质、维生素、纤维素等的食物，并减少食盐的摄入量。蛋白质是生命的基础，约占人体重量的20%。富含蛋白质的食物有乳类、肉类、蛋、鱼虾、大豆等。

维生素对人体有重要意义。维生素参与体内氧化和还原过程；促进机体对钙的吸收利用；抑制脂褐素形成，抗衰老，并防止动脉粥样硬化。此类维生素主要存在于各种蔬菜、水果、干果、肉类、奶、蛋之中。

食物中纤维素摄入少，粪便体积便小，黏滞度增加，在肠内停留时间长，这些毒物就会对肠壁起毒害作用，并通过肠壁而被吸收，危害身心健康。纤维素主要存在于蔬菜、糠麸中，如芹菜、菠菜、竹笋、红薯等应多食用。

食盐也是机体所必需，但需要量并不多，摄入多了，可使血压升高。所以饭菜应清淡些，对于老年人而言，一般来说每天摄入的食盐不要超过6克。

（五）戒除不良嗜好

老年人常见的不良嗜好是吸烟和饮酒。科学研究发现，烟草中可分离出2000多种有毒物质，其中主要有尼古丁、烟焦油、氢氰酸、一氧化碳、丙烯醛、一氧化氮等。尼古丁是剧毒物质，其致死量为40～60毫克。尼古丁能刺激心脏，使心率加快；使血管收缩、血压升高，是引起冠心病、脑动脉硬化的重要原因之一。吸烟还可引起慢性咽炎、喉炎、鼻窦炎、牙周炎、牙根炎。由于烟毒对胃黏膜有损害作用，所以容易引致消化性溃疡。

至于饮酒，一般来说与身心疾病没有直接的关联。如仅饮少许，并无大害；但倘若嗜酒成瘾，饮之过度，每餐必饮，则害处也不小，可导致动脉硬化、慢性肝炎、肝硬化、胰腺炎和精神障碍，也与身心疾病有关。

（六）人格再塑造

前面说过，当遭遇生活事件时，有些人可平安度过，身心健康所受影响不大，而有些人却能引发各种身体或心理上的失衡并引起各种身心疾病，这与人格健全与否有密切关系，人格健全者不易受生活事件影响。所以，为了防止身心疾病，塑造健全的人格至关重要。人格健全的人，有正确的人生观，生活有合理的目标，不以自我为中心，常替别人着想，善于帮助别人，人际关系良好，适应环境良好，有安全感，情绪稳定，不归罪于人，善于与人合作，有一些或较多的爱好，遇事愿意与人商量、不闷在心里，有解决问题或矛盾的能力和信心。

常言道"江山易改，本性难移"。对老年人而言，改变自己形成已久的性格、人格实属不易。要充分认识到不完善的人格为自己带来的种种不利，并有改变自我、改善生活的坚定信念。

（七）放松训练

紧张情绪也属于负面情绪，或多或少会影响生理活动。此时，适当的放松训练能有效改善这些不良状况。研究表明，放松训练对身心疾病可起到一定的治疗作用，例如，对原发性高血压、糖尿病、溃疡病、血脂或血糖过高等，放松训练可起到良好的治疗作用。即使对那些并无"应激"和紧张状态的正常人，放松训练也可对其起到增强身心健康之效，同时也是预防身心疾病的一种较好的方法。

（八）保持积极的人际交往

无论是健全的人格、丰富的才智，还是健康的身心，都需要有良好的人际关系。因为人际交往能促进学识交流和情感沟通，更能为交往中的个体提供更多的帮助和情感支持及社会支持，人际交往对于老年个体尤为重要。

（九）坚持自己的兴趣爱好

健康的身心需要人经常从事自己喜欢的事情，从中获取快乐。人到老年，工作和学习的要求不高，此时若无真正的兴趣爱好，则生活常枯燥、空虚、无聊。长期处于这种状态是很不利于身心发展的。因此，老人需坚持自己的兴趣爱好，通过从事自己的兴趣来为自己的生活和生命增添色彩。

（十）顺应自然

凡事都有其发展规律，依规律而为之，方能达到解决问题、克服矛盾的目的，如反其道而行，往往适得其反。例如，失眠是常有的事，很多正常人也会失眠，若不把偶尔的失眠放在心上，失眠往往就只是短暂性的状态而不是一种持续长久的疾病。但若对失眠或睡眠不足过于在意，失眠就可能成为经常性，并可由此而焦虑不安，影响情绪，使失眠加剧，并形成恶性循环，最终形成睡眠障碍，并可引发多种身心疾病。

然而，"顺应自然"并非简单的"无为"，任由自己的顾虑、焦虑等不良心理发展，而是要有最终战胜不良状况（如失眠等）的信心和决心，不把它视为恐怖的、难以解决的重大事件，保持放松的身心状态，方能缓解紧张、焦虑等，并最终改善不良的状况。

坚持上述的措施并非易事，其需要我们具有坚定的信心和恒心。这些措施对老年人的健康很有必要，但并非立竿见影。唯有坚持，方能在潜移默化中使身心状况、生活质量得到较大提升，也为老年人安度晚年提供良好的生理、心理及社会环境。

六、中国老年心理健康服务的展望及对策

（一）中国老年心理健康服务的发展趋势

1. 社区将成为心理健康服务的工作重点

就实际作用而言，社区心理健康服务与社区医疗卫生服务是同样普遍的，而且最接近服务人群；就其理论研究而言，在社区背景中探讨心理学的应用，也是 20 世纪 60 年代以来西方心理学的重要领域之一。对于突发事件或者需要专科护理和治疗的老年人，可以在全科医疗体系和精神专科完成，社区心理健康服务的重点是老年人心理健康问题的预防、早期发现、诊断和治疗。我国对于社区心理健康服务站点的建设仍处于起步阶段，而发达国家则将其作为重点建设的对象，未来社区心理健康服务将受到越来越多的重视。

2. 引进专业人员为老年人提供专业化的心理辅导

目前我们国家没有相关的培养标准和资格认证，未来将组建起第一支专业老年心理健康服务人员队伍，心理学界和医疗卫生界应当从现在开始加强合作，加强咨询心理学和临床心理学的学科建设，壮大师资队伍，医科学生增加咨询心理学和临床心理学方向的基础课程，对于老年人心理咨询和治疗师而言，临床医学的专科知识是不可或缺的。针对老年人的心理咨询师和治疗师，必须同时拥有较扎实的专业理论功底和较丰富的专业知识，应当掌握精神疾病的诊断和心理治疗的技能，了解如何与专科医生（老年科医生和精神科医生）合作，以提高老年人心理健康服务的质量。

3. 心理服务将成为老年护理工作重要的组成部分

未来将转变养老服务观念，养老机构的护理工作从以治疗、生活护理为主转变为心理护理和生活护理为主，通过出台养老服务机构软硬件建设标准，在硬件设置上突出帮助老年人生活自理的理念，环境设置上符合老年人的心理需求，服务标准上把心理护理作为重要内容。老年服务机构要至少配备一名专业心理咨询师，负责对老年心理问题的疏导及对医护人员、服务人员心理护理技能的培训和指导。

随着我国对老年心理健康问题研究的深入，获取更多老年心理健康状况资料，尤其是特定群体老年人的心理健康状况资料，将有助于我们更好地了解老年问题，进行积极的干预，提高其心理健康水平，也有助于为政府制定相关政策提供切实可靠的资料，以便提高老年人的生活质量。在人口老龄化的今天，确保老年群体的健康、幸福、和谐、稳定，也是确保我国继续进行现代化建设的主要保障。

（二）进一步完善老年心理健康服务体系的对策建议

1. 要进一步提高对心理健康工作重要性的认识，加强领导，加大投入

《关于进一步加强精神卫生工作的指导意见》指出："精神卫生已经成为重大的公共卫生问题和突

出的社会问题。""加强精神卫生工作，做好精神疾病的防治、预防和减少各类不良心理行为问题的发生，关系到人民群众的身心健康和社会的繁荣稳定，对保障我国经济社会全面、协调和持续发展具有重要意义"。因此各级政府要进一步提高对建立心理健康服务体系的认识，加强领导、加大投入、平衡发展，利用各种方式宣传、普及心理健康教育知识，提高全社会对心理健康服务工作重要性的认识，提高人民群众的心理健康水平。

（1）政府要倡导和扶持广播、电视、网络、报纸杂志等媒体在重要时段和显著版面开设心理学知识栏目，加大宣传广度，增加人们对心理保健的认识和接受程度。

（2）各级政府部门要力争在企业、学校、医院社区、心理保健机构等不同组织中开展心理学专家、精神医学专家主讲的免费讲座和培训等，普及心理健康知识，预防心理问题的发生。

（3）建立心理健康档案。选择或编制适合我国国情或有地区特色的心理健康调查量表，定期进行普测，筛选有问题倾向的人员，对其重点关注或提供相应咨询服务。

（4）建立突发事件的心理干预机制。对突发事件进行有效的危机干预，要建立应急反应机制，即有一批专家随时候命，一旦出现突发事件，应在第一时间赶到当事人所在的现场，采取相应措施。

2. 完善法规制度体系建设，保障心理健康服务工作的发展

任何行业的成长和成熟都需要法律、法规的保障。由于我国目前不存在对心理健康服务从业人员具备现实约束力的专业行会，同时也缺乏相关法律和职业道德规范，造成对从业人员的管理真空，导致从业人员的职业行为无从界定和约束，从业过程中出现纠纷后，难以找到法律和职业规范依据，服务方和被服务方的权益都无法得到有效保护。同时，相关法律和统一的职业道德规范的缺乏也为职业资格认证、职业培训机构认证、职业监控和管理带来了巨大困难。这些问题相互钳制，对我国心理咨询与治疗的职业化构成巨大阻碍。职业伦理和道德守则的建立也是一个行业成熟的重要标志。美国在1951年成立心理咨询协会后，在1962年颁布了《心理咨询伦理与道德守则》，为美国心理咨询的职业化进程铺平了道路，使得行业的健康发展成为可能。同时，该守则的制定也为相关法律的制定和衔接提供了强大的专业支持。因此，尽快促进相关法律和职业道德规范的建立，建立起有效的行业管理组织和机制进行内部管理、监控和自律，建立和完善行业准入标准及培训体系认证标准，对我国心理健康事业的健康发展至关重要。

3. 建立咨询人员培训机制提高其专业化水平

在欧美国家，对开展心理咨询工作的人员有严格的专业要求。例如，美国要求专业人员具有临床心理学博士、哲学博士或教育学博士学位，在欧洲有些国家要求从业人员有博士学位；其他还有些国家要求有硕士学位，即便是硕士学位获得者，也要求至少有5～7年的学习和临床工作经验才可能受聘为正式的心理咨询和治疗专业人员。在我国，目前尚不具备这样的发展条件，但应注意加强心理咨询专业的学科建设和人才的培养，有针对性地在一些高校中增设该专业的学科课程，并提供一些临床实习训练机会，着力培养一批高层次、高水平的专业人员。除此之外，针对咨询人员整体素质有待提高的现状，教育行政和管理部门应努力创造条件，通过多种途径全面提高咨询员的专业水平，如定期开展全国性的高级学术研讨班、广泛开展短期心理咨询培训班和心理咨询业务进修班、与重点高校共同开设心理咨询研究课程班等，实施心理咨询人员资格审查和认定机制，加强资格化。我国大多数从业人员都没有接受过系统正规的心理咨询专业教育，而心理咨询是一项较为复杂的工作，需要严密的理论体系和丰富的实践经验。在美国，职业心理咨询专家有严格的从业要求，他们必须通过美国"国家咨询者资格认定委员会"（NBCC）制定的标准化考试，获得相应执照，临床心理学家还需要进行"国家健康服务者注册"，从而保证高质量的职业行为。

目前，我国已经颁布了心理咨询工作人员国家职业标准，部分地区已开始实行心理咨询员资格审查和认定制度。但目前全国取得心理咨询资格证书的不过几千人，还远远不能满足社会对这一职业的要求。劳动部、教育部和卫生部分别有独立的专业资质认证培训和考试，并且互不认可对方的证书，这对我国心理健康服务工作的进一步发展不利。因而，建立统一的专业资质认证和管理机构势在必行。

4. 加强管理，建立检查、监督和评价机制

国家应组织或委托心理健康教育专家研究制定老年心理健康服务工作的评价与督导指标体系，组织或委托国内心理学方面的专家学者及心理健康教育实际工作者，从各级政府重视和支持程度、机构设置、队伍建设、科研情况、开展的辅导或咨询的情况和工作的实效等方面，对各地开展老年心理健康服务工作的情况进行督导检查、评估，把老年心理健康服务工作的各项任务落到实处。各地、各部门也可以组织开展相应的督导检查、评比工作，促进老年心理健康服务工作进一步全面健康发展。

参 考 文 献

国家卫生健康委员会. 2019. 关于实施老年人心理关爱项目的通知 (2019-04).

栗克清, 崔泽, 崔利军, 等. 2007. 河北省精神障碍的现况调查. 中华精神科杂志, 40(1): 36-40.

刘杰, 王瑛. 2013. 中文版老年抑郁量表在城市社区老年人群中应用的信效度研究. 中国临床心理学杂志, 21(1): 39-41.

马辛, 李淑然, 向应强, 等. 2007. 北京市抑郁症的患病率调查. 中华精神科杂志, 40(2): 100-103.

日本临床心理士资格认定协会. 2004. 临床心理士资格试验问题集. 东京: 诚信书房.

史文. 2005. 心理咨询师培训热起来了. 劳动报, 2005-11-20(2).

徐大真. 2007. 中国心理健康服务体系现状与对策研究. 信阳师范学院学报(哲学社会科学版), (1): 48-52.

俞国良. 2005. 未成年人心理健康教育的探索. 北京师范大学学报(社会科学版), 187(1): 64-70.

张明园, 马弘. 2005. 我国的精神卫生工作任重道远解读《关于进一步加强精神卫生工作的指导意见》中国医学论坛报 (2005-7-7).

赵静波, 季建林. 2003. 美国心理治疗与咨询的伦理学规范及其管理. 中国心理卫生杂志, (4): 236-237, 264.

Blazer D G, Hybels C F, Pieper C F. 2001. The association of depressio and mortality in elderly persons: A case for multiple, independent pathways. J Gerontol A Biol SciMed Sci, 56(8): 505-509.

第九章　养老保险与健康保险

刘　峰[1]　周晓华[2]

1. 光大永明人寿保险股份有限公司；2. 南京融翊康健康科技有限公司

养老保险与健康保险服务是一种"开源"与"节流"的关系。进入老年阶段，养老保险服务工作重心发生转移，兑现发放是首要任务，保值增值就是最好的开源。此时，为老年人提供健康保险服务，有效控制支出，确保养老保险每一分钱都用好，提高老年人获得感，意义与责任都非常重大。

一、养老保险与健康保险概述

党的十九大报告提出，加强社会保障体系建设。按照兜底线、织密网、建机制的要求，全面建成覆盖全民、城乡统筹、权责清晰、保障适度、可持续的多层次社会保障体系。作为我国社会保障体系建设的重要组成部分，养老保险、医疗保障体系经过多年的探索、发展与完善，分别形成了"养老保险三大支柱模式"和"医疗保障三级体系模式"。

（一）养老保险三大支柱模式

养老保险是老年群体获得收入、保证老年生活水平、满足老年生活预期的基本金融支撑。世界银行在 1994 年出版的《防止老龄危机——保护老年人及促进增长的政策》中首次提出养老保险"三支柱"的概念：第一支柱是公共养老金计划，为强制性的、由政府管理的现收现付制养老金；第二支柱是职业养老保险计划，为由企业提供的完全积累制养老金；第三支柱是个人储蓄计划，为自愿性养老储蓄，这一模式为当前各国普遍采用。

我国养老保险体系基本采用了这一模式：第一支柱是强制性的基本养老保险（政府），第二支柱是企业年金，第三支柱是商业保险。目前在整个养老保险体系中，第一支柱承担主要的责任，第二、三支柱发展薄弱，亟待提升（图 9-1）。

（二）医疗保障三级体系模式

医疗保障三级体系具体如下。①托底层。由政府主导的城乡医疗救助及社会慈善救助构成。②主体层。分为两块，一块是由政府牵头，个人和组织共同参与、政府部分财政支持承担的基本医疗保险，分为城镇职工基本医疗保险、城镇居民基本医疗保险、新型农村合作医疗三种；另一块是由政府财政承担，为保障国家工作人员而实行的公务员医疗保险。③补充层。主要指大病保险、补充医疗保险，以及由个人、组织主动自愿投保的商业健康险（图 9-2）。

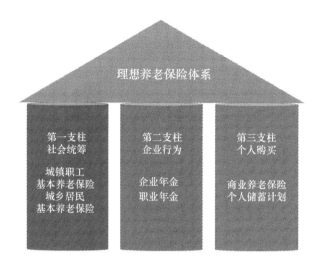

图 9-1 中国养老保险体系结构图

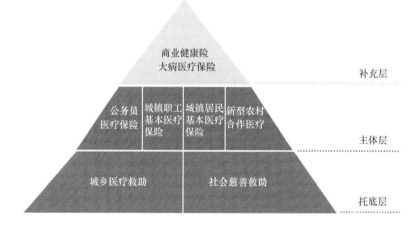

图 9-2 中国医疗保障体系结构图

　　作为托底层，顾名思义，就是要发挥社会政策的托底功能，兜住民生保障底线。作为主体层，我国基本医疗保险制度承担着"保基本"任务，其基金运作管理遵循"以收定支、收支平衡、略有结余"原则，目前这项制度已实现全民覆盖，保障能力逐年提高。随着深化改革，公务员医疗保险与基本医疗保险的"并轨"正在推进。补充层是中国医疗保障体系中满足消费升级、保障提升最具开发潜力、最具发展活力的板块。当前，中国特色社会主义已经进入新时代，人民群众健康意识不断增强，对健康保障和健康服务需求愈发旺盛，医疗卫生费用快速上涨，导致基本医疗保障基金支付压力越来越大，迫切需要发挥补充层作用，加快商业健康保险发展，满足人民群众多样化医疗保障需求。

（三）推进老龄阶段保障体系建设

　　一个人的养老保险规划要在年富力强时期完成积累。进入老龄阶段，发挥余热，继续工作，可以进一步充足养老储蓄，但发展养老保险已不属于这一阶段的任务，消费将是主流。在养老收入基本恒定的情况下，发展健康保险、解决支付问题显得更为迫切。围绕这一问题，国内健康保险在发展传统业务的同时，近年来派生出新职能，其表现为健康保险条款约定的保险事故发生时，由保险人负责直接提供医疗、护理或体检等综合性服务。通常由保险公司与医疗、护理单位或者独立第三方跨界整合平台约定提供服务项目，费用由保险人预支或结算。这种模式拓展了保险责任（增加健康管理），丰富了给付方式（增加综合服务型），较好地满足了人民群众需求。2019 年 11 月，中国银保监会发布新修订的《健康保险管理办法》，专门新增了《健康管理服务与合作》章节，为健康保险创新发展提供了政策支持。

二、中国健康保险发展概况

（一）中国医疗保障制度形成

我国于 1998 年建立城镇职工基本医疗保险制度（职工医保），2003 年建立新型农村合作医疗制度（新农合），2007 年建立城镇居民基本医疗保险制度（居民医保）。2009 年 4 月，中共中央、国务院颁布《关于深化医药卫生体制改革的意见》，提出"加快建立和完善以基本医疗保障为主体，其他多种形式补充医疗保险和商业健康保险为补充，覆盖城乡居民的多层次医疗保障体系"，要求"建立覆盖城乡居民的基本医疗保障体系""积极发展商业健康保险"，这标志着中国开始步入全民医保时代。2009 年也因此而被誉为"新医改启动年"。

新医改以来，城乡居民基本医保筹资和保障水平大幅提升。2003 年，新农合人均筹资水平仅有30 元。2016 年，我国将城镇居民医保和新农合进行整合，城乡居民基本医保人均财政补助标准为 420元，2017 年提高到 450 元。2003 年年底，参加新农合人口为 0.8 亿人；2008 年，新农合制度实现了全覆盖，城镇职工基本医保、城镇居民基本医保、新农合等三项基本医保制度覆盖率为 87%；2017年，我国织起了世界上最大的全民基本医疗保障网，三项基本医保制度参保人数超过 13 亿，参保率稳定在 95% 以上。

与此同时，商业健康保险作为构建多层次医疗保障体系的重要组成部分，得到了政府的高度重视，密集出台了多个促进商业健康保险发展的重要文件。例如，2014 年 10 月国务院办公厅发文《国务院办公厅关于加快发展商业健康保险的若干意见》，提出"扩大健康保险产品供给，丰富健康保险服务，使商业健康保险在深化医药卫生体制改革、发展健康服务业、促进经济提质增效升级中发挥'生力军'作用。"2015 年 12 月，财政部、税务局和保监会联合发文《财政部 国家税务总局 保监会关于实施商业健康保险个人所得税政策试点的通知》，以税收优惠的手段来推动商业健康保险的发展；2017 年 6 月再次联合发文《财政部 国家税务总局 保监会关于将商业健康保险个人所得税试点政策推广到全国范围实施的通知》，规定从 2017 年 7 月 1 日起，将商业健康保险个人所得税试点政策开始推广到全国范围。这一系列政策极大地促进了我国商业健康保险的快速发展，也标志着我国的医疗保障制度由"政府（企业）包办"向"政府主导+市场补充"模式转变。

（二）中国商业健康保险发展情况

我国从事专业化健康保险的公司主要有：人保健康、平安健康、昆仑健康、和谐健康、太保安联健康和复星联合健康。

自 1999 年以来，健康保险业务发展良好，健康险保费收入一直呈快速增长趋势，尤其是 2009 年启动新医改以来，随着医改不断深化和社会医疗保障体系的健全及完善，商业健康险呈现了加速发展势头，年均增长在 60% 以上，2016 年达 67.71%，见图 9-3。

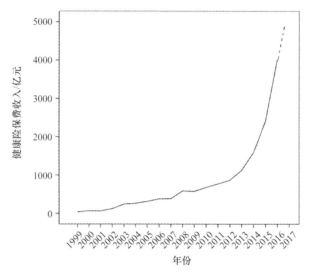

图 9-3　1999～2016 年我国商业健康险保费增长趋势示意图
资料来源：中国保险监督管理委员会网站

　　2017 年是保险业调整期，全年实现健康险原保费收入 4389.46 亿元，同比增长 8.58%。其中上半年健康险业务原保险保费收入 2615.69 亿元，同比增长 90.2%。造成发展速度回落的原因在于监管部门原中国保监会下发《关于规范人身保险公司产品开发设计行为的通知》，文件要求"保险公司开发的健康保险产品，应重点服务于消费者看病就医等健康保障规划，并不断提高保障的覆盖面和保障的针对性""为特定人群开发的专属保险保障产品，应重点服务于支持国家实体经济发展、国家脱贫攻坚战略等国家发展重大领域""定期寿险产品、终身寿险产品，应重点服务于消费者身故风险的保障规划，并不断提高此类产品的风险保障水平""支持并鼓励保险公司在定期寿险产品、终身寿险产品费率厘定时，区分被保险人健康状况、吸烟状况等情况，进行差异化定价，提高产品的科学定价水平"，等等，并作出了"对已经审批或备案的产品，保险公司需在 2017 年 10 月 1 日前完成自查和整改"等一系列工作部署。这些措施有力地推动了"保险姓保"的发展理念在行业的深入践行。

　　经过 2017 年下半年的调整，2018 年商业健康险发展迅速上升。据中国保险监督管理委员会网站数据，截至 2018 年年底，健康险业务原保险保费收入 5448.13 亿元，同比增长 24.12%，为各大类保险业务中增速最高，直接拉动了人身险公司和产险公司的业务增长。健康险原保险保费收入占整个保险业原保险保费收入的比重，也由 2015 年的 9.93%上升为 2018 年的 14.33%。按照目前的发展速度，未来 5 年内，健康险业务规模即可达万亿元水平。目前，由于国家的利好政策，商业健康保险正吸引着各类资本竞相竞逐健康保险服务行业。

（三）中国基本医疗保险基金收支情况

　　随着人民生活水平提高、医疗技术进步、人口老龄化和疾病谱转变、慢性病亚健康人群规模激增，我国的卫生总费用快速增长。据国家卫健委数据，2018 年我国卫生总费用 5.8 万亿元，是启动医改前 2008 年 1.16 万亿元的 5 倍。2009 年新医改迄今，我国基本医疗保险基金运行呈现出三大特点：一是收支保持两位数增长。2018 年前基金收入一直保持 15%以上的较高增速，支出增幅也基本是这个水平（除 2015 年为 14.5%）。2019 年收支增长略有回落，分别为 10.6%、13.3%。二是收支增幅差距振荡平衡。2008～2019 年的 12 年间，有 6 年支出增长率高于收入增长率，分别是 2009 年、2010 年、2013 年、2014

年、2018 年、2019 年；另外 6 年是收入增长率高于支出增长率。三是基金抗风险能力不断增强。特别是成立国家医保局，推进医保综合改革，强化监管，使基金支出增速不断放缓，2018 年较上年下降 11.8 个百分点，2019 年在上年基础上又进一步下降 8.8 个百分点。据国家医保局数据，2019 年基金收入、支出分别为 23 334.87 亿元、19 945.73 亿元，年末累计结存 26 912.11 亿元（图 9-4）。总体上看，医保基金短期无支付问题，百姓医保待遇支付有保障，但长期来看，医保基金收不抵支的风险依然存在，深化我国医疗保障制度改革任重道远。

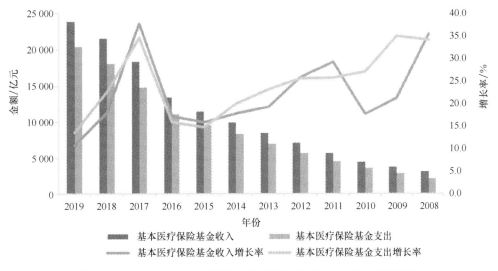

图 9-4　2008～2019 年中国基本医疗保险基金收入、支出及增长率

（四）中国医疗保障体系面临的问题

党的十九大报告指出，我国社会主要矛盾已经转化为人民日益增长的美好生活需要和不平衡不充分的发展之间的矛盾。这种矛盾在医疗保障体系中，表现为人民对健康服务、健康保障日益增长的需求与医疗保障体系的供给之间的落差正在拉大。一方面，基本医疗保险的本质决定了其保障水平是无法满足多元化需求的，只是"保基本"；另一方面，商业健康保险发展不充分、不平衡，与基本医疗保险发展的配合度不高，对刚需人群缺乏有效产品供应。同时，整个体系还停留在医疗保障上，是一种事中、事后发生型补偿，缺乏有效的事前防控机制。

中国正进入老龄化社会，人口数量和结构正发生重大变化。据国家统计局数据，2018 年年末中国（不含港澳台）总人口 139 538 万人，比上年末增加 530 万人，其中全年出生人口 1523 万人，比 2017 年下降 200 万人。从劳动人口情况看，16～59 周岁的劳动年龄人口 89 729 万人，比上一年下降 470 万人；全国就业人员 77 586 万人，相比 2017 年年末的 77 640 万人，为最近多年的历史首次下降。与此同时，2018 年 60 周岁及以上人口 24 949 万人，占总人口的 17.9%，比上年的 24 090 万人增加了近 900 万人。考虑到经济发展、结婚年龄、生育观念等影响，未来出生人口和生育率可能进一步下降，老龄化程度可能将进一步加剧。

《中国商业健康保险发展模式探索》指出，老年人口增多、患病的可能性增大，由此造成医疗服务的需求将增多。患病率尤其是慢性病发病率上升，意味着人口老龄化将提升疾病负担，增加医疗保障系统财务压力。这使得医疗保障制度建设在扩大覆盖面、提高保障程度的同时，面临着提高制度运行效率和促进制度长期可持续发展的双重挑战。

三、国外医疗保障制度建设经验

医疗保障体系的主要出资方包括国家、企业和个人。这三大主体在出资中的占比，不仅能反映出在医疗保障体系中扮演的角色，而且能反映出一个国家医疗保障机制的特点。纵观世界医疗保障体系发展历程，呈现出两条发展主线：一是公立医疗保险制度，发源地在欧洲，德国是全世界最早建立现代公立医疗保险制度的国家；另一个是现代商业健康保险，美国是这一制度的摇篮。

这两条主线在发展中相互借鉴，逐步衍生出目前全球医疗保险四大主流模式：以德国为代表的社会医疗保险模式，以英国为代表的全民医疗保险模式，以美国为代表的商业医疗保险模式，以新加坡为代表的储蓄医疗保险模式。

（一）德国：社会医疗保险模式

以强制性的社会健康保险为主，辅之以商业保险的医疗保险制度。在社会保险管理体制上采取统一制度、分散管理、鼓励竞争的管理体制，强调社会团结互助，政府不参与社会医疗保险的具体操作。

主要特点：覆盖面广，社会公平性较好，个人负担部分费用，控费相对容易。

存在问题：一是现收现付的医疗保险基金造成纵向积累不充分，随着老龄化的加深，有可能面临潜在支付危机；二是家庭成员随符合条件的雇员一起享受医疗保险的待遇易造成医疗费用快速增长；三是法定健康保险不断提高的费率，增加了雇主的人力成本；四是法定健康保险和商业健康保险的分离增加了高收入者逃避社会责任的可能性。

（二）英国：全民医疗保险模式

政府直接承办医疗保险事业，公民纳税，政府拨款给公立医院，医院向居民提供免费或低价收费的、覆盖所有必需项目的基本医疗服务。

主要特点：以高税收为基础的免费医疗，卫生资源配置高度计划性，覆盖面广，社会公平性较好。

存在问题：政府负担较重，缺少市场化机制，医疗服务供给效率低，缺少积极性。近年来，英国卫生医疗服务开支呈现加速上涨趋势，加之日趋加深的人口老龄化影响，依靠高税收运行的医疗体系已为国民带来沉重的税收负担。

（三）美国：商业医疗保险模式

以商业医疗保险为主，由雇主或个人自愿购买，保障内容与缴费多少挂钩，政府只对老年人、残疾人、穷人、军人、低收入家庭的儿童和享有医疗救助待遇资格的家庭等特殊人群提供公共医疗保障。

主要特点：由于历史的原因和联邦税收法律的鼓励，商业健康保险市场高度发达，保障内容丰富，参保自由，灵活多样，可以满足不同收入人群的多层次需求，市场化机制强。

存在问题：将医疗保险作为一种商品，其供求关系由市场调节，商业保险公司受利润驱动，为增加收益而扩大医疗需求，导致国家医疗卫生费用增长过速，医疗保险费用随之日益攀升，为政府、雇主和个人带来沉重的经济负担。一些雇主、个人因此选择降低保障水平来节制成本，进一步导致民众获得医疗服务的总体水平和其付出的高昂医疗费用难以相称，整个社会出现数千万人口尚无保险覆盖、无保险人口比例高、患者"看病贵"、医疗资源分配不公平等社会性问题。政府仅覆盖弱势群体，社会公平性相对较差。

（四）新加坡：储蓄医疗保险模式

法律规定，强制要求雇主和雇员必须向公积金管理机构进行缴费，并建立个人储蓄账户用于支付本人及家庭的医疗费用。

主要特点：覆盖面广，强调纵向的个人积累，建立了层次分明的资金筹集和运用机制，但与德国等国家的社会医疗保险体系相比，这一制度的社会互济性较低，个人的抗风险能力较弱。为克服这一制度缺陷，新加坡将商业健康保险作为社会保障体系的有机组成部分，加强了公积金制度与商业医疗保险市场的结合。

四、创新商业保险服务老年健康

健康保险是处置健康风险的重要手段，是人民群众享有医疗卫生服务的资金基础和物质前提。我国医疗保障体系建设历程和国外医疗保障制度建设经验表明，健全的医疗保障体系是衡量一个国家社会经济发展水平的重要指标。健康产业发展离不开金融保险的支持，充分发挥商业保险的功用，建设多层次医疗保障体系，加强对全人群、全生命周期的健康风险管理，是积极应对人口老龄化、推进健康中国建设的必由之路。

（一）中国老年健康服务刚需市场巨大

一是人口老龄化进程加快，到 2018 年年底，60 岁以上人口占总人口 17.9%，约 2.5 亿人；二是慢性病患病率及死亡率持续增长，死亡构成比从 1973 年的 53%上升到 2012 年的 86.6%；三是个人负担加重，医疗费用支出中，个人占 39.7%，商业健康险仅占 4.5%，替代率非常低。

（二）中国商业健康险发展存在问题突出

国内保险业尽管近几年在保费收入上有比较大的增长，但是商业保险公司承保的是健康人群，大量老年慢病群体属于保险公司的拒保群体，面对刚需人群的保险产品，特别是健康险发展还相当不够，表现为：一是保费占比低，到 2018 年年底，我国健康险在总保费中占比为 14.33%，美国在总保费中占比为 40%；二是规模小，我国 5448 亿元，美国达 8500 亿美元；三是人均保费少，我国健康险的人均保费为 390.5 元，美国 2013 年的数据为 16 800 美元，我国与美国等发达国家相比呈现出几何级差距。问题的症结在于商业健康保险在四个方面仍有极大欠缺。

（1）产品供给单一：主流健康险产品仅有确诊给付型、治疗补偿型两种模式。

（2）缺乏针对性：保险产品的设计面向普通人群，缺乏特定人群的针对性定制化产品。

（3）精准度偏低：保险产品定价模型基于小样本人群数据，而非大数据支持。

（4）无过程化服务：患者服务集中在理赔环节，低频且为事后补偿，缺乏对治疗过程的提前介入和健康管理服务。

（三）创新商业健康险要有新作为

观念要转变，不能把老龄化看成是问题，而是发展的机遇。世界卫生组织《关于老龄化与健康的全球报告》提出"健康老龄化"新概念。报告强调，健康的老龄化并不仅仅是指没有疾病。对大多数老年人来说，维持功能发挥是最为重要的。社会的最大损失不是为了促进功能发挥而产生的支出，而是如果我们未能进行适当的改变和投资而可能失去的利益。报告建议，卫生体系要从以疾病为基础的医疗模式向以老年人需求为核心的综合关怀模式转变。

从国外的经验来看，通过第三方健康风险管理机构对被保险人健康风险评估、慢性病管理过程的跟踪与干预，保险公司可以将单纯的事后理赔转变为全过程的健康风险管理服务。有很多的研究报告显示，药师追踪病程进展并持续管理患者治疗的依从度，不仅可以避免药品销售上的损失，还能有效降低医疗费用支出，提高控费能力。

创新针对慢病过程管理的健康险，通过降低相关并发症的重大疾病发病率，将有助于一改目前保险公司对医疗风险束手无策的局面。同时，慢病管理过程中产生的大数据，也将成为保险公司精算的一手证据，节约了个人、医院、保险公司三方时间和经济成本，也为医保和商保节省了开支，提升健康保险公司的盈利能力，推动加快保险良性发展。

目前国内已有企业在探索，特别是一些具有既懂医疗又懂保险专业优势的科技型企业，迅速迈出实质性创新步伐。一些健康科技公司提出打造健康金融生态圈发展新理念，发挥团队独特优势，借助大数据技术，利用精算建模，深度挖掘医疗信息，聚焦细分市场，突破健康风险管理禁区，创新保险服务。特别是针对高血压、糖尿病、乙肝这类慢病高发群体需求，以国内一流的专业水平，根据客户场景需求重构健康服务产品，量身定制个性化健康管理+健康保障服务，推出了高血压精准用药保险、安全用药责任险、药事服务费和复诊费用补偿保险、慢病并发症保险等一系列市场首创产品，切实满足人民群众对健康风险管理服务日益增长的需求。

伴随着医疗改革的不断深入，医疗保险市场迅速发展，我国医疗保障制度要从医疗保险向健康保险转化。借助健康保险，将使得慢病管理得以持续而高效的开展；同样，借助慢病管理，也将使得健康保险服务提质又控费。在连接医患服务的慢病管理闭环中接入保险支付环节，能够在正向的、有效的健康激励机制下，最大化规避医疗专业技术信息不对称的问题和健康保险逆选择的道德风险，给商业保险公司足够的信心来控制风险，降低大病赔付率，提高资金管理效率。

五、强势推进长期照护管理

长期照护管理是一项复杂的系统工程，是以长期照护保险为关键金融驱动，涉及养老、医疗、健康管理和长期护理及专业培训等诸产业协同发展的世纪民生工程。随着人口老龄化的加深，必然会带来失能险和护理险的市场需求迸发。但受制于风险管控、客户服务能力等因素，目前我国护理险市场份额非常小，失能险市场一直未启动。作为最能体现保险风险保障功能的健康险发展势在必行。无论是现在还是将来，长期照护管理都是一个机遇与挑战并存、无法估量的大市场。

（一）中国长期照护管理体系面临的问题

1. 护理服务层面存在三大突出问题

一是失能评估缺乏可用标准。失能评估标准及鉴定体系建设滞后。15 个试点城市中，大部分地区如青岛、承德、南通、安庆、长春、广州等地均单一采用《基本日常生活活动量表》（Barthel 量表）作为长期失能的评估工具。常用的 Barthel 量表虽然简单成熟，但分级较少（五个等级），评估粗放、效度差，易造成资源浪费情况；同时量表简易但覆盖内容狭小，会将部分受益群体排除在制度之外，如缺乏对认知障碍方面的评估，会导致将最有照护服务需求的失智老人排除在外。上海和成都结合本地实践分别制定了当地的评估标准；还有个别地区同时采用了智能精神状态健康量表（MMSE 量表）或医疗护理需求评估。但总体上来讲，各地区缺乏少统一的需求评估体系和认定标准，易导致评估标准不一致，受益群体差异性较大。二是护理等级缺乏客观评估。照护服务内容与评估脱节，失能等级与护理需求之间对应关系不明显，护理等级的判断标准存在较强的主观性。三是服务质量缺乏管理保障。护理需求与护理服务内容之间没有可以量化的标准。如何界定服务的强度和质量，无据可依。服务专业化程度低，缺乏有效供给。提供什么样的服务，全在提供方手上；服务有没有"跑冒滴漏"，全靠提供方表达，弹性大，服务缺乏可量化和标准化，势必会带来成本的不可控。

2. 金融保障层面存在三大突出问题

一是资金来源压力大。基金是长期照护保险的物质基础，其来源和可持续性问题是长期照护保险发展的核心问题。目前的制度设计是希望在不增加社保缴费的前提下，通过优化医保统账结构、划转医保统筹基金结余等方法筹集所需资源，但在不同保障项目之间调配资源，本身就是一项严峻的挑战。而伴随人口老龄化的进一步加深，社保基金支出扩张速度超过经济发展速度，资金不足将是整个社保体系面临的系统性风险。二是商业保险产品供给不足。在我国，商业健康保险被分成四大类，分别是医疗保险、重疾险、长期护理保险和失能收入损失险。长期以来，保险公司承办的是健康人群，大量老年慢病群体属于保险公司的拒保群体。作为医疗保障体系三大支柱，基本医保、医疗救助和商业保险中，商业保险还没有发挥出支柱的作用。更不用说长期照护这种高风险产品，市面上很少，在这很少的产品中常见的也只是中短存续期、储蓄或理财功能突出的护理产品，真正具有保障功能的极少。三是商业保险公司经办履职能力不能与时俱进。对试点城市调研发现，商业保险公司参与经办的保险产品普遍存在过手化现象。政府希望保险公司发挥专业优势，但保险公司传统专业优势上的路径依赖，难以跳出窠臼、提出突破性的解决方案。例如，由于目前缺乏可依从的、统一的理赔评定标准去判断失能人员所需要的护理程度，保险公司很难将保险责任和护理依赖等级相结合，从而使得产品形态仍然停留在与护理服务分离的定额理赔这一较低层级。由于保险金给付无法与失能水平及护理服务联动，各地给付标准不一致，易导致长期照护保险制度严重的"碎片化"局面。

3. 政府监管层面存在三个突出难题

一是监管抵达不到末端。掌握不到第一手真实情况，这既不利于监管，也不利于政策完善。二是无法全天候监管，24小时监管既不现实也不可能。三是无法全过程监管。对保险公司、照护机构的履职情况，不易及时发现问题，往往事后监管。

4. 照护队伍建设存在三大突出问题

一是队伍结构不合理不均衡，表现为：①队伍年龄偏大，"40岁、50岁、60岁"居多；②性别结构失衡，女多男少；③专业人才极缺。日本参与老年护理实践的护理人员，按学历水平由低到高依次是介护士、准护士、护士、老年专业护士、老年专科护士（CNS）。我国不仅没有这样专业的细分，而且目前专职养老护理人员也仅有30万。二是人力供给不充分不稳定，表现为：①供给严重不足，供不应求，在岗工作超负荷，岗位吸引力差；②没有专业分工，既当护工，又当护士，没有工作标准，没有日常管理；③人员流动性大，当作临时工作，流动性强，使被照护者得不到持续稳定的照护、照护机构得不到持续健康的发展。三是教育培训不专业不到位，表现为：①缺乏高质量的教材，高校、高职教育体系很少有开老年护理专业的，没有深入的研究就不会产生高质量的教材；②缺乏强有力的师资，护工有护工培训内容，护士有护士要掌握的知识，培训时都要有对应的师资，目前很缺乏；③缺乏系统性的培养，培训内容缺乏系统性，培训过程也存在走过场现象，没有考核；④缺乏权威性的认证，对进入长护行业的机构与个人是否具备资质，要进行国家认证。

（二）国外长期护理保险制度建设经验

从国际经验看，资金来源与责任分担是长期护理保险制度构建过程中最为核心的问题。如何筹资、筹来的钱怎么用，这些问题处理不好，会直接影响到该制度能否可持续发展。根据资金来源的不同，长期照护筹资模式可分为保险型和福利型。荷兰为最早（1968 年）建立长期护理社会保险制度的国家（为福利型），运行半个多世纪以来，覆盖面广、待遇水平高，造成了财务压力，直接推动了 2015 年改革。日本高龄老年人占比最高，在长期护理保险制度出台（2000 年）前已建成较为完善的护理服务体系，财政负担一半的支出，从而将基金支出规模和个人自付负担降至更小（为保险、福利混合型），尽管如此，仍面临费率不断上升的压力。美国在 20 世纪 70 年代率先推出了商业性长期护理保险（为保险型），但发展得并不成功，占整个长期护理市场支付的不到 10%，且近年来的发展趋势是增速持续下降。

纵观这些国家的实践，我们发现坚持混合型的发展思想，强调政府和市场在实施社会政策中的双重作用，能很好地保证社会公平和经济效率。其中，日本的介护保险、法国的 APA 制度值得借鉴。例如，在法国 APA，个人按照护理计划的规定享受不同等级的护理服务，不能随意支配护理津贴、任意选择护理机构类型和护理内容。为了防止对机构护理的过度使用，机构护理的津贴发放方式由护理机构决定，个人没有选择的权利。在日本，对介护保险的管理非常严格：一是保险的对象明确限定为老年人，其他年龄段的社会成员，即使有照护的需要，也暂且不包括在内；二是筹资模式为"保险+福利"，即保险支出一部分来自政府财政，另一部分来自社会保险缴费，公民从 40 岁开始缴纳保险费；三是社会保险保障的对象，是经过评估被确认有需要的老人，但保险金直接支付给提供照护服务的机构；对需要轻度护理的保障对象，重在加强健康管理，避免健康状况进一步恶化。

（三）中国长期护理保险制度建设先行地区探索

自 2016 年 6 月，人社部发布《关于开展长期护理保险制度试点的指导意见》以来，长期护理保险已经在全国 15 个城市开展试点。这些试点城市纷纷出台有针对性的配套文件开展探索，有的采取完全由医保资金划拨的单一筹款模式，有的采取医保统筹基金划转加上财政补助的模式，有的采取多渠道筹资的方式，涌现出"青岛模式""南通模式"等典型。

青岛是全国第一个探索建立长期护理保险制度的地区。目前，该制度已在青岛实现城乡全覆盖，惠及人口 820 万。筹资采取的是医保统筹基金划转加上财政补助的模式。由于长期护理支出是从医保基金中划转，当遇到医保基金财务困难且难以自保的窘境时，长期护理保险支付标准从最早的 200 元/日降到如今的 170 元/日，仍面临不断加重的支付压力。为此，青岛明确表示，将继续改革创新，以建立多元化筹资为前提，探索建立"医、养、康、护"相结合的新型护理保障模式。

南通则走了另外一种模式。一是筹资多元化。基金来源按 3+3+4+n 筹集，即个人缴一部分，职工和居民医保统筹基金各筹集一部分，财政补助一部分，对生活困难人群及未成年人由财政全额补助。二是经办专业化。采取第三方参与经办、政府监督的管理模式。以政府购买服务的方式，通过公开招标，确定了太平养老、平安养老、国寿三家保险公司共同具体承办。三是实行第三方评估。在专家库中随机抽取评定专家，按照国际通行的失能人员标准（Barthel 量表）进行评定，由劳动能力鉴定中心出具结果。这些措施实施以来，成效显著。特别是在制度设计上，把基金的投向定位在服务的供给方上，通过政府购买服务的方式，撬动社会资本投资养老服务产业，起到了四两拨千斤的效果，推动了照护机构迅速发展、照护公司快速壮大，吸纳了大量人员就业，尤其是"405060"（40 岁、50 岁、60 岁）就业困难人员，同时也带动了培训市场的繁荣，有 10 家照护公司的 1000 多名从业人员经过培训和鉴定，大部分人员都获得了养老护理院 5 级以上证书。但是也存在一些问题：一是人工评估，所依据 Barthel 量表本身分级标准不高，导致评估结果必然上下浮动更大；二是过程化管控缺失，无论是政府监管部门，还是保险公司，都存在这样的问题，没有对照护机构、照护公司日常服务工作进行有效管理；三是对照护培训机构缺乏管理，没有淘汰机制等，可以说前面我们提到的机构端、队伍端存在的问题，在南通都有不同程度的体现。

（四）完善我国长期照护管理制度对策选择

从当前实际看，我国老年人群体呈现慢性病化、失能化和家庭小型化、空巢化问题，老年长期护理风险形成已达成全社会共识。综合国内外的经验，我们在加大长期照护体系建设投入的同时，还可以做好为老服务的"减法"，就是不能把老年人的失能全部当作不可逆的"终审判决"，忙于提供生活照料，忽略了老人尚存的、可恢复维持的功能。要知道那种陈旧的"替代型护理"，只会加深老人对照护的依赖，错失功能康复的机会窗口，使老人快速跌至自理能力和生活质量的低谷，这正是造成发达国家目前财政压力的主要原因。我们要变"替代型护理"为"功能康复型护理"，在失能半失能人群中找出那些（往往是大部分）还存在功能康复价值的人，通过专业服务，帮助他们找回部分甚至全部生活自理能力，继续参与家庭及社会。把这种思路进一步延伸、拓展开来，我们发现以老人需求为中心，通过保险设计参与慢病管理，让不同阶段、不同机构提供的健康服务连续起来，既能最大限度造福保障对象、提高生活质量，又能提升总体资源利用效率、降低服务成本。

因此，我们要瞄准制约长期照护保险发展的实际问题，紧贴民生现实需求，加快科技成果转化应用，研发具有鲜明特色和独创优势的长期照护保险平台。在推进该平台建设上，要借鉴国内外先进经验，建立科学完善的照护等级评估体系，同时引入保险公司对第三方护理机构实施有效服务评价管理机制作为驱动力，强化保险公司经办效果，把政府投入、百姓缴纳的照护基金形成有效的过程服务，变保险公司经办工作过手化为过程化服务。在此基础上依托该平台，为商业长期照护保险开发提供数据积累，并基于客户场景化需求，通过多样化大数据分析，开发针对老年人的长期护理和照护的保险产品，满足需求。

参 考 文 献

江苏省保险学会. 2017. 江苏省健康保险市场调查研究报告//张正宝. 2016年江苏保险应用课题成果集. 南京: 江苏凤凰文艺出版社: 1-49.

世界银行《防止老龄危机　保护老年人及促进增长的政策》编写组. 1998. 防止老龄危机: 保护老年人及促进增长的政策. 北京: 中国财政经济出版社.

熊志国, 阎波, 锁凌燕, 等. 2012. 中国商业健康保险发展模式探索——兼论医疗保障体系发展的价值与取向. 北京: 北京大学出版社.

尹蔚民. 2018. 全面建成多层次社会保障体系. [2018-01-09]. 人民网-人民日报.

中国保险行业协会. 2015. 商业健康保险国别研究报告. 北京: 中国金融出版社.

第十章 老年人权益与法律保护

严诞生[1] 张风娟[2] 严佳群[2]

1. 上海市健康科技协会产业联盟；2. 上海统瀚律师事务所

一、概　　述

（一）当前中国老年人的现状及问题

在我国，老年人指的是 60 周岁以上的人。由于我国长期坚持实行计划生育政策，导致老龄化进程超前于经济发展。2000 年以来，我国已经步入老龄化社会。发达国家的 65 岁以上老龄人口达到 7% 时，人均国民生产总值一般在 1 万美元以上，而我国进入老龄化国家时，人均国民生产总值仅为 800 美元，发达国家的人口先富后老，我国则是未富先老，当我国进入老年社会时，我国所拥有的财富无法满足大量的、仅作为消费者的老年人生活需要，养老将成为社会的主要问题。即使到 21 世纪中叶，我国人口老龄化达到峰值时，人均国民总产值也只能达到中等发达国家水平，这表明中国老龄化进程和经济发展不同步的矛盾将长期存在。

一方面，随着我国人口老龄化发展，退休费用和各种补贴费用将大幅增加；另一方面，社会保障和福利费用将大幅增长。此外，由于存在二元经济结构，社会保障重在城镇，城镇职工社会保障基本框架虽已初步形成，但正经历着人口老龄化的考验。

随着老年人口数量的增加和占总人口比重的上升、空巢老人增加及独生子女增多，家庭规模趋向小型化，两代户成为主体，传统家庭养老已面临挑战，代际之间的孝道、赡养、照料老人的观念日益淡化，家庭对老人提供最基本生活保障的传统不断削弱，获得子女经济支持的老人比例下降；在精神慰藉方面更为缺乏，还有一些虐待老人、侵权、占据房产和财产的现象时有发生，对老人身心健康带来较大冲击，一些孤独老人因无人照料导致早亡等现象应引起社会关注。传统的养老方式和观念应向社会养老转变，而当前社会养老和社区服务都还较为薄弱。

同时，占全国老年人口大多数的乡村老年人是经济上最弱势的群体之一，缺乏养老、医疗、照料服务等基本社会保障，存在"因病致贫""因病返贫"问题，保障状况亟待改善。

从 1999 年开始，老年人权益保护成为社会保障体系的一个重要组成部分。近几年来，随着我国医疗水平的逐步提高，人口老龄化日趋严重，人口老龄化问题已经影响到我们的个人生活、家庭生活、社会和谐各个方面，成为一个关系到家庭幸福和社会稳定发展的重大社会问题。目前，我国老年人口占我国总人口比重较大，人口老龄化速度快，加之我国是社会主义发展中国家，目前生产力发展水平不高，保障老年人权益、解决老年问题的各项立法、执法、司法制度都不够完善，虽然我国有明确的法律来保护老年人的合法权益，但是老年人权益保护在现实生活中仍然存在一些问题。

老龄化的快速发展是全球关注的热点，老龄化社会下切实保障老年人的合法权益，对研究老龄化的社会问题具有理论和实践价值。老年人权益是否得到充分保障，从表面上看，可以从老年人需要是否得到满足、生活质量是否得到保证和提高中反映出来；从深层次上看，是社会进步和文明程度的标志。

（二）老年人的基本权益

老年人权益的内容主要包括两部分：一是老年人作为普通公民所享有的权利；二是老年人作为特殊群体所享有的权益。老年人依法享有我国公民所享有的一切权利，而就《中华人民共和国老年人权益保障法》的立法本意而言，老年人的权益主要涉及司法意义上体现老年人特殊要求的权益，包括人身权益和财产权益，主要如下。

1. 受赡养扶助权

享受子女赡养，是老年人的权利。赡养扶助老人不仅是子女的法定义务，更是我国几千年的传统美德。《中华人民共和国宪法》第四十九条规定了成年子女有赡养扶助父母的义务。《中华人民共和国婚姻法》第二十一条规定"子女对父母有赡养扶助的义务。子女不履行赡养义务时，无劳动能力的或生活困难的父母，有要求子女给付赡养费的权利"。

这里的赡养包括经济赡养、生活赡养和精神赡养。

（1）赡养人应当履行对老年人经济上供养、生活上照料和精神上慰藉的义务，照顾老年人的特殊需要（赡养人是指老年人的子女以及其他依法负有赡养义务的人。赡养人的配偶应当协助赡养人履行赡养义务）。

（2）赡养人应当使患病的老年人及时得到治疗和护理；对经济困难的老年人，应当提供医疗费用。对生活不能自理的老年人，赡养人应当承担照料责任；不能亲自照料的，可以按照老年人的意愿委托他人或者养老机构等照料。

（3）赡养人应当妥善安排老年人的住房，不得强迫老年人居住或者迁居条件低劣的房屋。老年人自有的或者承租的住房，子女或者其他亲属不得侵占，不得擅自改变产权关系或者租赁关系。老年人自有的住房，赡养人有维修的义务。

（4）家庭成员应当关心老年人的精神需求，不得忽视、冷落老年人。与老年人分开居住的家庭成员，应当经常看望或者问候老年人。用人单位应当按照国家有关规定保障赡养人探亲休假的权利。

（5）赡养人不得以放弃继承权或者其他理由，拒绝履行赡养义务。赡养人不履行赡养义务，老年人有要求赡养人付给赡养费等权利。赡养人不得要求老年人承担力不能及的劳动。

（6）老年人的婚姻自由受法律保护。子女或者其他亲属不得干涉老年人离婚、再婚及婚后的生活。赡养人的赡养义务不因老年人的婚姻关系变化而消除。

（7）老年人与配偶有相互扶养的义务。由兄、姐扶养的弟、妹成年后，有负担能力的，对年老无赡养人的兄、姐有扶养的义务。

（8）禁止对老年人实施家庭暴力。

（9）具备完全民事行为能力的老年人，可以在近亲属或者其他与自己关系密切、愿意承担监护责任的个人、组织中协商确定自己的监护人。监护人在老年人丧失或者部分丧失民事行为能力时，依法承担监护责任。老年人未事先确定监护人的，其丧失或者部分丧失民事行为能力时，依照有关法律的规定确定监护人。

（10）国家建立健全家庭养老支持政策，鼓励家庭成员与老年人共同生活或者就近居住，为老年人随配偶或者赡养人迁徙提供条件，为家庭成员照料老年人提供帮助。

不难看出，就赡养义务而言，赡养人要对经济困难的老人进行经济扶持，保证其基本生活开销；要在生活上予以照料，在老人生病时要及时就医，保证其正常的起居饮食，对丧失生活自理能力的老年人，要予以照顾。而精神赡养要求赡养人对被赡养人进行心理关怀，使其精神上有幸福感，这是最容易被赡养人忽略和遗忘的。现代社会的快节奏生活和人口的强流动性往往使得人们对于赡养老人无能为力，空巢老人比比皆是。

面对这样的社会问题，《中华人民共和国老年人权益保障法》第十八条规定："家庭成员应当关心老年人的精神需求，不得忽视、冷落老年人。"精神赡养应该被重视起来，希望以此呼吁和引导人们加强对老年人的精神赡养，减少冷暴力。这是全社会的期待，应在社会上树立关怀老年人精神权益的意识形态。当赡养人不履行义务时须承担民事责任，违反赡养义务造成被赡养人权利受侵害，被赡养人可依法请求人民法院判决义务人承担民事责任，即承担必要的赡养费义务。依据《中华人民共和国民法通则》第一百三十四条规定的承担民事责任的方式中，违反赡养义务时，可以适用：停止侵害、返还财物、赔偿损失、赔礼道歉等。对于须及时支付费用而不支付的，可要求赡养人停止侵害，立即支付。《中华人民共和国老年人权益保障法》第七十四条规定，"人民法院对老年人追索赡养费或者抚养费的申请，可以依法裁定先予执行"。

目前，养老虽然仍以家庭养老模式为主导，但由于家庭小型化和人口流动性的增强，使得家庭养老功能弱化，老年人权益受到侵害的情况屡见不鲜，仅仅依靠一种模式已无法切实保护老年人权益。很多学者呼吁，为了切实保障老年人权益，应当完善社会养老模式。2015 年修改实施的《中华人民共和国老年人权益保障法》将"老年人养老主要依靠家庭"修改为"老年人养老以居家为基础"，修改后的《中华人民共和国老年人权益保障法》以居家为基础、社区为依托、机构为支撑，作为构建整个社会养老体系的框架。至此，社区居家养老模式、机构养老模式得到进一步重视。

2. 财产权

我国《宪法》第十三条明文规定："公民的合法的私有财产不受侵犯。"《中华人民共和国民法通则》第七十五条规定："公民的个人财产，包括公民的合法收入、房屋、储蓄、生活用品、文物、图书资料、林木、牲畜和法律允许公民所有的生产资料以及其他合法财产""公民的合法财产受法律保护，禁止任何组织或者个人侵占、哄抢、破坏，或者非法查封、扣押、冻结、没收"。《中华人民共和国物权法》第三十九条对所有人的权利也做了规定。我国老年人的个人合法财产同样受到法律保护，"子女或者其他亲属不得干涉，不得以窃取、骗取、强行索取等方式侵犯老年人的财产权益"。《中华人民共和国老年人权益保障法》第十六条规定："老年人自有的或者承租的住房，子女或者其他亲属不得侵占，不得擅自改变产权关系或者租赁关系"。

老年人对个人的财产，依法享有占有、使用、收益和处分的权利，子女或者其他亲属不得干涉，不得以窃取、骗取、强行索取等方式侵犯老年人的财产权益。老年人有依法继承父母、配偶、子女或者其他亲属遗产的权利，有接受赠与的权利。子女或者其他亲属不得侵占、抢夺、转移、隐匿或者损毁应当由老年人继承或者接受赠与的财产。老年人以遗嘱处分财产，应当依法为老年配偶保留必要的份额。

3. 婚姻自由权

婚姻自由是我国婚姻法的首要原则。其基本含义是指每个公民在不违反法律和社会公德的前提下，有权依照自己的意愿自主地决定婚姻问题，任何人不得限制和干涉。《中华人民共和国老年人权益保障法》第二十一条规定："老年人的婚姻自由受法律保护。子女或者其他亲属不得干涉老年人离婚、再婚及婚后生活。赡养人的赡养义务不因老年人婚姻关系变化而消除。"这一立法意义重大，因为老年人的生活中需要伴侣。爱情是人生道路上的感情，老年人同样需要。随着科学技术进步、经济发展，人类的寿命越来越长，婚龄也越来越长。人到老年体弱多病，生活上需要相互之间的扶持及物质上、精神上的支援。夫妻间无私的爱对老年人晚年生活有很大帮助，家庭为老年人发挥余热创造条件，减轻子女的负担，还可减轻国家与社会的负担，维护社会安定。

《中华人民共和国婚姻法》以法定形式将老年人的婚姻自由权规范化，让老年人在婚姻方面的权益保障有法可依。从《中华人民共和国婚姻法》的角度看待老年人的问题，从婚姻自由及婚后赡养方面出发，以保障老年人的根本权益为最终目的。

其他基本权益还包括：医疗保障权，老年人享有在疾病预防、疾病治疗和身体康复等方面得到保障与照顾（方便）的权利；社会活动权，老年人享有根据自己身体健康状况而自主参与政治、经济、社会和文化生活的权利；自我发展权，老年人享有为自身身心健康发展而继续学习的权利；精神文化权，老年人享有参与和享受适合老年人特点的各种群众性文化体育养生娱乐等活动的权利。

《中华人民共和国刑法》中也有针对老年人的特殊规定。对于年满75周岁的老年人犯罪，除采用特别恶劣手段致人死亡的，都可以从轻、减轻处罚，且不适用死刑。以上这些权利都是老年人应当享有的，也体现了老年人权益的特殊性。其中，赡养扶助、医疗保障、财产私有是老年人的生存权，社会活动、自我发展与精神文化是老年人的发展权。这些权利都得到国家法律的承认与保障，并为依法行使和保护老年人权益提供了法律依据。

（三）保护老年人合法权益的必要性及其意义

尊重、赡养和爱护老人是中华民族的传统美德，老人为国家、民族和家庭贡献了毕生的精力，创造出巨大财富。当他们年老体衰、丧失劳动能力的时候，有权获得来自社会和家庭的尊敬与照顾。因此研究老年人合法权益的保护问题，具有十分重要的现实意义。

1. 应对老龄化的社会问题

社会的快速发展促使我国迅速跨入老龄化社会的行列中，中国人口的老龄化发展呈现出不均衡的形态。在我国，独生子女家庭的数量逐年递增，家庭赡养老年人的压力进一步加重。随着社会的转型、竞争压力的提高，多数农村青壮年外出打工，"空巢老人"在我国广大农村地区随处可见，老年人权益受损的事件频繁发生。积极应对老龄化社会中的各种问题，是保障老人合法权益的一项重任。

2. 更好地保障老年人的合法权益

人权是各国发展的一项重要表现，我国已经将人权写入了《中华人民共和国宪法》，做好老年人权益保障工作是衡量人权的一项标准。老年人权益保障研究，既是社会和谐稳定的需求，也是法治社会必经的一个阶段，保护老年人权益是对人权保障的体现。

二、中国老年权益法律保护的现状及存在问题

（一）立法层面的得与失

现行《中华人民共和国老年人权益保障法》是我国历史上第一部专门保护老年人权益的法律，该部法律的制定和颁布实施，初步形成了我国对特定人群权益保障的法律体系，标志着我国老年人权益保障工作从此走上法制化的轨道。法律规定的内容符合中国的实际，体现了中国的国情，保持了中国的传统，反映了老年人的心愿，是一部有中国特色的保护老年人合法权益的法律。该法实施近二十年来，为我国确立依法养老、建设法制社会、增进公民的法律意识起到了巨大的促进作用，使我国亿万老年人的权益

保障受到了法律的有效保护，促进了社会稳定和健康和谐发展。

《中华人民共和国老年人权益保障法》对老年人权利保护具有重要作用，它可以保护老年人依法行使自己的权利。但是，在《中华人民共和国老年人权益保障法》的实施中，还存在一些具体问题有待解决。这些问题在法律上，可以主要归为两个基本点：一是老年人权利需要得到实体法的切实保障；二是老年人诉讼需要得到程序法的切实保障。

第一，老年人权利需要得到实体法的切实保障。以老年人的财产权保障为例，很多老年人的工资收入由子女支配，其中很多老人出现或发生赡养与赡养费用问题、老年人再婚的财产分配问题、老年人消费的权利保护问题，等等，这些问题的解决，实际上还缺乏切实的、具体的保障规则。

第二，老年人诉讼需要得到程序法的切实保障，这主要是指很多老年人在具体的权益受到侵犯时，往往会出现一些诉讼上的困难。例如，老年人在提起诉讼、案情阐述、出庭辩护、对判决的执行等方面具有一定的困难，这些特别需要社会的关注，因此，相关法律应该在内容、条款上增加老年人权益保护的具体操作规范。

《中华人民共和国老年人权益保障法》的完善工作是一项长期的、长远的工作，在其修订过程中，首先应当把一些过于原则性的概括表述，规定为更有益于老年人操作的规范性内容。例如，对《中华人民共和国老年人权益保障法》中的老年人监护制度而言，需要有专门的实施细则来具体确立、指导、保障老年人监护得以真正执行，从而解决老有所依、老有所养的问题。

（二）实践层面老年权益保障的突出问题

1. 老年人权益保障大环境下存在的主要问题

（1）老年人主动寻求诉讼保护的意识淡薄。现行《中华人民共和国老年人权益保障法》与其他国家实施的相关法律相比，其内容比较单一，涉及领域较窄，不能涵盖老年人全部权益，各地区制定的大部分保障老年人权益的相关政策，在有些地方缺乏有效实施，流于形式。对赡养问题不满意的多，而提起诉讼的却较少。城镇老年人的"牢骚"主要集中在子女对老人不关心、养老金不高、发放领取困难方面。农村老年人的关注点主要集中在医疗和物质生活保障上。诉讼少的原因，一是当地基层组织做了大量工作；二是村（居）委会干部的工作方法主要是说服、教育性的，不容易伤害亲情、感情，老年人大都担心法院会采取强制措施；三是村委会做工作具有随时、随地优势，而法庭（法院）来去一趟不容易，执行又比较困难，加之陈旧观念的影响，自觉不自觉地产生"打官司丢脸"的想法。因此，近八成以上的老人表示"有了赡养纠纷要先由村（居）委会干部解决""不去打官司"。这也是大量的纠纷在法院立案后，老人不愿出庭、自动放弃通过诉讼解决问题的原因。

（2）子女未尽赡养义务，对赡养义务缺乏正确认识，尤其不可忽视部分儿媳担任的重要角色。根据《中华人民共和国老年人权益保障法》的规定，赡养人应当履行对老年人经济上供养、生活上照料和精神上慰藉的义务，照顾老年人的特殊需要。这种义务是基于亲权关系而产生的，一般情况下不能解除。在通常情况下，赡养人是老年人的子女。《中华人民共和国婚姻法》第二十八条规定，有负担能力的孙子女、外孙子女，对于子女已经死亡或子女无力赡养的祖父母、外祖父母，有赡养的义务。子女赡养父母是天经地义的事情，然而在现实生活中，仍有一部分子女以各种借口不尽赡养义务，他们没有认识到老年人的自身局限性，不照料生活，精神上不给予慰藉，甚至不予经济上供养，使这些老年人感到孤独寂寞、心灰意冷、缺乏生活的信心，使"老有所养"变成了一种残缺的赡养。

而在有关诉讼案件中，有50%以上的案件反映儿媳在赡养问题上起决定作用。儿媳参与、指使不赡养老人，甚至殴打被赡养人的现象屡见不鲜。有的案件被赡养人甚至直接起诉了儿媳，诉称儿媳打骂自己，要儿媳赔偿、赡养。因此，在赡养纠纷中，儿媳角色的作用也不容忽视。

（3）老年人的婚姻自由经常受到干涉。《中华人民共和国婚姻法》第二条规定的"婚姻自由"是我国婚姻制度中的首要内容。婚姻自由既包含了年轻人的结婚自由，也包括老年人的再婚自由，这一内涵本来是不言而喻的。然而现实生活中反映出的突出问题是，丧偶或者离异的老人不在少数，而老年人再婚却障碍多、麻烦大、难上难。当老年人与配偶双方感情确已破裂，婚姻关系无法维持的情况下，当事人有权提出解除婚姻关系，子女或其他亲属不能因为父母年老而忽视他们的感情需要，反对父母离婚。

婚姻自由权包括结婚和离婚两个方面的自由。《中华人民共和国老年人权益保障法》规定："老年人的婚姻自由受法律保护，子女或者其他亲属不得干涉老年人离婚、再婚及婚后的生活。赡养人的赡养义务不因老年人的婚姻关系变化而消除。"

另外，随着改革开放的不断深入和社会文明程度的不断提高，人们的择偶、婚姻观念也在不断革新，老年人也有自己的感情需要，比年轻人更需要伴侣之间的情感交流、相互支持，单身老人有找个老伴的想法已经很普遍。

现实生活中阻碍老年人再婚有三大障碍。第一是世俗偏见的禁锢。一些人认为，老年人再婚是"老不正经""有伤风化"。这种偏见使老年人倍受压抑，动摇了老年人再婚的想法。第二是老年人自身固有观念的束缚。有的老年人觉得自己再婚会低人一等，让人瞧不起；还有的老人受"终身守节""一女不二嫁"等封建残余的影响，放弃了再婚的念头。第三是子女干涉。一些年轻人认为，父母再婚"有辱门风"，自己脸上无光；父母积攒的财产也会流落外人手里，因此为了自己的名声和财产利益，百般阻挠，想尽办法干涉父母的再婚自由，甚至用侮辱、威胁或者施以暴力来达到阻止父母再婚的目的。

由此可见，从法律上有针对性地强调保护老年人的婚姻自由，特别是再婚自由就显得尤为重要。在老年人再婚的问题上，除了消除世俗偏见，打消老年人自身不正确的固有观念这些无形的枷锁外，更重要的是防止子女对父母婚姻自由的阻挠和干涉，还老年人再婚自由的空间。对于老年人来说，仅有"老有所养"是不够的，还应该"老有所伴""老有所慰"。让再婚老人相互关怀照顾，共度幸福晚年，对国家、社会和家庭都有利。老年人再婚，应得到社会的认可和关注，得到子女的理解和支持。给老年人一个金色的晚年，这也是社会文明进步的需要和体现。

（4）老年人的财产自由处分权经常受到侵犯。自由处分财产，是老年人应有的基本权利，任何人均不得侵犯。根据法律的规定，老年人对生前积累的财产，有权根据自己的意愿及子女、配偶对自己的关心照顾情况，决定由一人或数人继承自己的财产以及确定他们的继承份额，也可以决定把自己生前积累的合法财产无偿地赠送给他人，不受他人的非法干涉。但是在社会生活中，侵犯老年人对财产处分权的事例仍时有发生。老人大都对子女的生活、婚姻、住房无不予以操持和关心，甚至是宁可自己不吃也要给子女吃、宁可自己不住要让子女住，这却使有些子女产生了错误的想法，认为父母的钱就是自己的钱、父母的房子就是自己的房子。以至于自己不工作，却向父母要钱，与父母住在一起，吃父母的、用父母的，使得一些老年人尚健在时，已落得两手空空，连自己的住房都成了子女的房子。有的子女见利忘义、自私自利，根本不尊重老年人的财产自由处分权。

（5）老年人受虐待、被遗弃现象时有发生。由于历史的原因，很多老年人没有固定的工作，老了没有养老金；也有些老人子女多，子女相互攀比，推诿、拒养老人，遗弃老人；还有些老人由于住房紧张，和子女住在一起，当父母子女之间、翁婿之间、婆媳之间为生活琐事发生矛盾时，有些矛盾很难缓解，往往导致矛盾激化，此时的老年人本身处于劣势，受虐待是常有的事。虐待老人的行为主要表现在：家庭成员从肉体上折磨、摧残老人，如不给老人吃饱、吃好，老人有病不给医治等；家庭成员对老人从精神上折磨，表现为辱骂、嫌弃，对老人冷言冷语，指桑骂槐，使老人终日心绪不宁。这些严重侵犯老年人人身权利的行为，情节恶劣，造成了严重后果。同时我们还应当看到，对大量的不构成犯罪而只受道德谴责的人，老人显得无奈，这必须引起国家和社会各界的关注。

2. 法律维权诉讼情况

1）老年人法律维权典型案例——受赡养扶助权典型案例

A. 精神赡养诉讼案例

刘甲年迈，但女儿刘乙长期在外工作。刘甲多次希望刘乙能常回家看看，履行自己作为子女的义务，定期看望及问候老人，而刘乙则因各种原因推脱，不关心其精神需求。刘甲遂起诉刘乙，要求其定期探望。被告刘乙未到庭，但向法院提交书面答辩状，表示双方不存在父女关系。

法院审理后认为，父亲刘甲怠于履行其家庭义务，未能及时给予年幼的婚生女充分的关爱及照料，是导致家庭矛盾尖锐、父女关系恶化的重要原因。但依照《中华人民共和国老年人权益保护法》第十四条及第十八条之规定，被告作为原告的婚生女，是对原告承担法定赡养义务的赡养人，刘甲在处理家庭关系中的不当作为并不能免除刘乙的赡养义务，对老年人的精神赡养是对老年人履行赡养义务的重要内容，故法院支持原告诉讼请求。综合考虑双方关系并没有根本改善及刘甲提供其居所情况和工作情况的事实，确定刘乙每月探望一次，探望时间为每个月第一个星期六下午1时至下午4时。

子女以父母未尽抚养义务为由不愿意履行赡养义务是没有法律依据的，不能为法院所承认和支持。

B. 赡养费诉讼案例

2014年，77岁的刘某以自己身患多种疾病，经济困难，两名子女不履行赡养义务为由，诉至法院要求法院判令两名子女每人每月向其支付赡养费900元。在诉讼中，刘某的两名子女认可刘某医疗费支出的事实，但认为刘某有医疗保险，且其退休金足够支付医疗及生活费用，不同意刘某的诉讼请求。刘某自认其每月收入4000余元，刘某长子刘甲自认其每月税后工资收入为6500元，刘某长女刘乙主张自己无收入。

法院经审理认为，赡养父母是子女应尽的义务，在父母年老时，子女应当履行对老年人经济上供养、生活上照料和精神上慰藉的义务，子女不履行赡养义务时，无劳动能力的或生活困难的父母，有要求子女付给赡养费的权利。原告刘某起诉要求二子女负担赡养费的诉讼请求并无不当，但同时，刘某的赡养费用应与其日常生活水平相适应并应考虑子女的收入情况。根据庭审中查明的事实，刘某长子刘甲有收入来源，刘某长女刘乙虽主张自己没有工作，但结合其年龄适合工作的事实，其没有工作并不能成为其拒绝履行赡养义务的抗辩理由，最终判决两名子女每人每月分别支付刘某赡养费800元、500元。

子女以父母有足够的收入、享受有医疗保险为理由不支付赡养费，这种理由缺乏法律依据，难以被法院认可。另外，法院在审理赡养纠纷时将酌情考量被赡养人的身体情况、日常生活水平、当地消费水平、赡养人是否可以正常工作等情况对赡养费数额予以酌定。尤其是存在多名赡养人的情况，因为经济条件不同，将可能承担不同金额的赡养费。

2）老年人法律维权典型案例——婚姻自由权诉讼案例

2014年，尹甲在妻子去世后，因子女均不在身边，为缓解孤寂和需要生活上有人照料，另寻同村郭某为伴，两人于2017年办理结婚登记。因其子女均表示反对，双方没有固定在尹某家中一起生活。2018年，尹甲儿子尹乙回家时遇到郭某在家中，遂要求郭某离开。双方因此发生口角继而撕扯，在撕扯中将电暖炉摔在地上。尹乙坚决反对郭某到家中与尹甲一起生活，双方矛盾无法化解。尹甲遂起诉儿子侵犯其婚姻自由权。

法院审理后认为，公民享有婚姻自主权，禁止买卖、包办婚姻和其他干涉婚姻自由的行为。老年人的婚姻自由受法律保护。子女或者其他亲属不得干涉老年人离婚、再婚及婚后的生活。赡养人的赡养义务不因老年人的婚姻关系变化而消除。一切干涉婚姻自由的行为，不论采取什么形式，也不论与当事人的关系如何，不论是他们的父母子女、兄弟姐妹或别的亲属及其他任何人，都是侵害婚姻自主权的行为，当事人有权请求法律保护。尹乙坚决反对郭某到家中与尹甲一起生活,当遇到郭某在家中时要求其离开,属于侵害婚姻自主权的行为。法院最终支持了尹甲的诉讼请求。

3)老年人法律维权典型案例——私有财产权诉讼案例

于老太因房屋拆迁获得补偿款 74 万余元,后其六儿子刘某擅自持其存折及身份证将上述款项取走。于老太得知后同意将其中的 23 万元分给众子女,多次向刘某要求返还剩余 51 万元,刘某以仅剩 51 万元、替原告保管为由拒绝归还。后来当地电视台真情调解栏目得知此事后进行调解并录制音像予以播放,但王某仍未予还款。于某遂起诉刘某要求归还钱款本息,并在立案时申请财产保全,但经法院查询,相关的账户中并无存款。王某在诉讼中辩称于老太已立遗嘱且同意将 51 万元作为借款用于其清偿个人债务,均被于老太否认。

法院审理后认为,敬老、养老、助老是中华民族的传统美德。刘某作为儿子,应当履行经济上供养、生活上照料和精神上慰藉的义务,不得以窃取、骗取、强行索取等方式侵犯其母亲的财产权益。法院最后判决刘某依法返还。

4)法律维权诉讼情况概述

20 世纪 90 年代前,我国无论城市和乡村,涉及老年人的诉讼案件鲜有发生。1996 年我国颁布实施《中华人民共和国老年人权益保护法》以来,由于社会观念的转变和老年人权益保护意识的增强,此类案件呈上升趋势。据有关统计,1996 年以前每年此类案件只占整个民事案件的 2%左右;1996 年以后,此类案件以每年增长 7%的速度直线上升,且涉案范围由过去较单一的赡养纠纷发展到收养、侵权、侮辱、继承、再婚、虐待等诉讼案件。在城镇,因企业改制和经营不善引起多起劳保工资、社会保障、医疗保险纠纷等民事案件,在众多涉老案件中,民事方面的案件占多数,而涉及赡养纠纷的又占民事案件中的绝大多数。据不完全统计,自 2005 年始,每年受理涉老案件(劳动工资、社会保障和医疗保险)都分别在 50、80、100 起左右,到 2008 年分别上升到 100、160、200 多起,其中受理并审结的赡养纠纷案件已经占涉老案件的 65%以上。2013~2016 年,每年受理涉老案件急速上升,从 4000 多起上升至 23 000 多起。

该类案件的形成因素是多方面的,主要是社会不良习气的影响和老年人法律意识的增强,开始懂得用法律武器保护自己。其次是社会老龄化进程的加快,家庭结构呈现 8-4-2-1 结构,扶养、赡养人口与被抚养、被赡养人口不成比例。此外,随着市场经济的冲击和老人生活水平的提高,老年人对赡养、扶助条件的要求提高。老年人赡养纠纷案件的特点有:农村较城市多;经济文化落后的地方多;法律越健全,此类案件越多;传统观念、亲情血缘关系的掺杂,使得案件的审理和执行起来较棘手、烦琐反复。因此,建议要把审理涉老案件的重心放在赡养纠纷案件的审理上,重点探索分析此类案件形成的原因和特点,从法律制度上去探究解决纠纷的有效途径和方法。

三、国外对老年权益的法律保护借鉴

健全的法制是建设法治国家的基础。从立法实践上看,外国老年人权益保障制度可分为两种:一是法律规定分散在其他法律中,主要是社会保障和社会福利制度中,如医疗保险就包括了疾病保险;二是专门制定了老年人相关的法律,根据主体的特殊性,制定了有针对性的老年法。采用这种制度的国家不多,如日本、美国、德国等。日本有《老年人福利法》、美国有《老年人法》、新加坡有《赡养老年人法》。这两种制度,分别有各自的特点。第一种保障模式是把老年人作为一个普通群体来对待,老年人所享有的权利相应地规定在整个社会福利中。不足之处是没有体现老年人的特殊性,可操作性不强。如果没有其他配套规定,无法切实保护老年人权益。第二种模式针对性强,权利义务明确,可操作性强,发挥了较好的具体指导作用。不足之处是条文松散，与其他法律协调不好，易重复立法。任何一种制度都有自身的优缺点，不可能是完美的。就后一种模式来说，采用的国家大部分是发达国家，这代表了老年人权益法律保障的发展方向。老年人不管从生理还是心理来说都有独特之处，制定法律一定要将这种独特性表现出来，才能有针对性地解决问题。2002 年世界卫生组织提出了应对全球人口老龄化挑战的三项建议：健康，参与，保障。世界各国的法律基本也是围绕这三个方面进行。发达国家的老年人权益保障工作起步早、发展完善，我们能从中学习经验和教训。

（一）美国老年人权益保障制度

美国作为世界上第三大人口国家，是发达国家中生育率和人口增长最快的国家之一，早在 20 世纪 40 年代就进入了老龄化阶段，在 2000 年人均寿命为 77 岁。目前，65 周岁以上的老年人占总人口的 18%，85 周岁以上的老年人是所有年龄阶段中增长最快的一组，是典型的老龄化国家。美国的人口老龄化有以下几个特点：一是进入老龄社会时间长，已经有 70 年的历史；二是老龄化速度慢，较高的生育率和大量的青壮年移民，缓解了人口老龄化；三是高龄人群比重大。较高的物质生活水平和良好的医疗保健，使得人口越来越趋于高龄化。美国作为一个发达国家，在人口老龄化方面积累了丰富的经验。

1. 美国老年人权益保障制度的介绍

1）制定了相应的法律法规

1935 年美国颁布了《社会保障法》，这标志着"社会保障"（social security）一词从此正式被引入到法律文献中，开启了美国的"老年保险计划"，内容包括老年人福利、遗属抚恤计划、残疾人福利计划，使社会福利的工作由民间组织向政府转移。《社会保障法》还创设了老年援助项目，对不能参加上述计划而有困难的老年人提供援助。20 世纪 60 年代美国的经济发展较快，使得政府有能力发展社会保障事业，是美国老龄工作发展史上有重要意义的一个阶段，《美国老年人法》《医疗保险制度》《医疗救助制度》《禁止歧视老年人就业法》等法律相继颁布，构成了美国老年人法律的重要基石，引领老龄工作走向了正规。早期的老龄政策更多体现的是政治上的利益群体，《老年人法》的出台，让政治获得利益的同时也让老年人分享了社会发展成果，是"政治的普及化"。

2）建立了完善的社会保障体系

美国是世界上最早实行系统的社会保障制度的国家，最早产生于 20 世纪 30 年代的世界性经济危机。美国的养老保险是由联邦政府设置，投保人必须足额缴纳社会保障税，才有资格享受社会保障的退休津贴。而且，个人从政府领取的社会保险金的数额取决于投保人向政府缴纳的社会保险税的数额，社会保险税缴纳得越多，退休后领取的保险金就越多。这鲜明的体现了美国社会保障制度中公平与效率的协调、权利与义务的对等。养老保险对提前或推迟领取养老金的情况，以及投保人去世后，由其遗属享受养老金的条件和标准做了详细严格的规定。目前国民的预期寿命不断延长，国会于 1983 年开始延长退休年龄。到 2027 年，正常的退休年龄将改为 67 岁。同时，政府为了减轻其在养老保障领域的责任，积极鼓励企业养老和个人储蓄养老等私人养老金计划的发展，已成为了美国老年人经济支柱的重要形式。据统计，在美国老年人的收入中，公共养老金收入占其总收入的 40% 左右，而私人养老金计划则占到 60%。美国的医疗保险包括老年医疗保险、医疗救助和私人医疗保险。老年医疗保险由联邦政府举办，有强制性住院保险和非强制性补充医疗保险两部分。政府拨款资助多个老年人项目得到发展，如法律援助、老年学研究等。联邦政府成立了老龄委员会，专门管理全国老龄工作，各个州也相继成立了相关机构。

3）提供社区服务

美国的社区服务分为几种。一是全托制，老年人可以在福利机构享受饮食、娱乐、学习等所有活动。二是日托制，老年人白天在养老机构，晚上回家居住。三是居家服务，老年人可支付一定费用，要求有护理资质的照护员提供上门服务。

2. 美国老年人权益保障制度的作用

1）调解社会利益，缓解阶级矛盾

美国通过社会保险、社会福利等方法将国民收入再分配，为底层和低收入的成员提供援助，减轻贫困，降低失业，使老年人享受福利。同时，这也是各个利益集团相互妥协的结果，缓解了利益集团的矛盾，保证社会发展的有序进行。

2）保障经济发展

解决了老年人的问题，就是解决了经济发展中的一个大问题。老年人群体的稳定，是社会发展的动力，带动了相关产业的发展，刺激了社会消费，而且老年人自身也为社会做出了功不可没的贡献。

（二）日本老年人权益保障制度

日本人口老龄化发展速度较快，加上出生率的下降，进入了"少子老龄化"阶段，对社会经济发展产生了很大影响。《老人福利法》《老人保健法》《护理保险法》等为日本的老龄工作提供了坚实的法律基础。作为世界上平均年龄最大的国家，日本在老龄工作方面有值得我们学习的地方。

1. 《老人福利法》

第二次世界大战后，日本国民经济迅速衰退，难民人数大量增加，原本脆弱的福利政策也几乎崩溃，不能发挥作用了。1950 年，日本政府建立了强调平等保障、医疗保障和最低生活保障的"社会保障体制"，并且以这个体制为基础，开启了"社会保障五年计划"。随着保障工作的开展，1956 年制定了《新国民健康法》。两年之后，《国民年金法》出台。在制定相关法律的过程中，保守派和改良派也在不断斗争。保守派倾向于将传统的家庭养老模式保存下来；改良派则希望改革现存社会体系，改善妇女照顾家庭的现状，实现男女平等。

20 世纪 50 年代日本已经出台了《残疾人福利法》《儿童福利法》，实践证明这两部法律对社会有很大的积极作用。于是，1963 年日本出台了《老人福利法》，这是世界上第一部专门规定老年人福利的法律，涉及社区照料服务、老年人娱乐服务等，其中规定的一些基本原则是政府必须遵守的。它规定了公民有享受政府提供福利的权利，用法律形式予以确定，重在强调政府应承担提高老年人福利的义务，倡导集权式福利体制，并且提出了国家、政府和社会团体对老年人福利的工作分工、费用承担比例和对福利事业的行政监督制度。每年的 9 月 15 号被确定为"敬老日"。《老人福利法》是国家制定老年人法律的基础，为老龄工作提供了法律保障，把老年福利单独出来进行保护，为老年人争取了很多权益，推动了老年人福利事业的发展，也让政府明白了自身承担的老年福利的重大责任。《老人福利法》在日本被称为"老人宪章"，可见它在福利事业的地位之高。

20 世纪 70 年代，日本已经进入了老龄化社会，召开了"富裕老人之国民会议"，这次会议对政府的老年人福利工作做了进一步要求，涉及医疗、工作、住宅、保健等方面。1973 年，《老人福利法》得到修改，从此 70 岁以上的老年人可以享受免费的医疗服务，同时增加了政府对家庭医疗方面的财产支出。日本老年人进入了"福利元年"。

但免费医疗服务也造成了一些负面作用，主要有两个。一是医疗资源的浪费。一些老年人因为家里的关系紧张，为了不待在家里，即使身体无恙也跑到医院和医生谈论身体状况，甚至聚伙聊天，医院实际上成了老年人休闲消遣的场所，而真正生病需要办理各种手续的患者则被浪费了时间。社会住院的现象也比比皆是，即有些老年人没有治疗的必要，却长期住在医院。二是财政负担加重。随着老年人人数的不断增加和对免费医疗服务需求的增加，老年人医疗财政支出快速增加，从 1973 年的 4290 亿日元到 1980 年的 21 270 亿日元，使日本政府产生了财政赤字。这也直接引发了日本的医疗制度改革。

2.《老年保健法》

《老年保健法》于 1982 年制定，也是一部关于老年人的法律，旨在解决《老年福利法》带来的后遗症：扩大医疗服务范围和降低政府在医疗保险方面的财政压力，减少财政赤字。具体采取了三个措施：一是由原来的老年人医疗公费制度改为国家和公民均承担部分费用，减少国库的支出；二是医疗费用共同分担，相对平衡了财政赤字；三是地方政府负责医疗健康服务，老年人是否可以进入养老院由当地政府决定，而后地方政府承担起老年人机构照顾服务、社区照顾服务、预防治疗、文化娱乐等服务责任，国家进行财政补贴，这样各服务机构之间有了较好的协调和配合，提高了服务的质量和效率。根据法律规定，地方政府要为老年人福利工作制订长期计划。

这说明日本的医疗服务由中央集权型开始向地方政府逐渐分权，开始摸索出具有日本特色的老年人权益保障模式。《老年福利法》很重视"健康教育"和"预防性药物治疗"，强调"40 岁保健，70 岁医疗"，规定 40 岁以上公民可以享受免费的诊断、检查，确保老年人疾病的早预防、早发现、早治疗。居家健康照顾服务也是日本比较重视的一个方面，居家福利开始有所发展。

3.《护理保险法》

由于日本人口的老龄化，高龄人群增多，越来越多的高龄老人需要护理，1993 年为 200 万，2000 年增加为 280 万。由于家庭规模小型化、妇女知识文化水平提高、就业率上涨等原因，家庭中可以照顾老年人的成员减少，家庭护理功能弱化。加上普通家庭对护理知识不了解和老老护理状况，很难对老年人进行有效的护理，还会加重家庭的经济负担，造成了家庭关系恶化、老年人被虐待等现象，社会住院更加严重。而福利院容易阻隔老年人与家人感情的交流。

鉴于以上问题，1997 年日本通过了护理保险制度，是继德国之后第二个实行护理保险制度的国家。根据规定，不管一个老年人花去多少护理费，个人只负担总费用的 10%，90% 的费用由国家、地方政府等负担，其中的 50% 由全日本的被保险人交纳的费用来负担，另外的 50%，国家的税金承担 25%，地方政府（县、市、村、镇）承担 25%。护理保险制度在老龄问题严重的情况下颁布，具有重大意义：一是解决了老年人的护理问题，将分散的福利制度整合起来形成了有利于老年人的服务体系；二是以老年人为中心，突出享用者的需求，更加尊重老年人的人权；三是护理费用上的分担比例分工明确，更加科学，减轻了政府的财政负担；四是社会住院现象减少，医疗资源得到充分利用。新的护理制度使得老年人可以按照自己的喜好来选择护理方式，适应了老年人的新情况，是日本社会保障改革的新举措。随着社会的发展，也将给护理保险提出新的课题。

（三）对发达国家老年人权益保障制度的借鉴

老年人权益保障制度与一个国家的国情息息相关，我们要理性分析西方国家的老年人权益保障体系中的优缺点，汲取其有利经验，有助于我们更加清晰地认识自身，为完善我国老年人权益保障工作添砖加瓦。发达国家老年人权益保障制度的成功经验主要有以下几点。

1. 制度的运行要以法律为保障

日本和美国都比较注重法制化建设，确保了各项工作的有序开展，强化了实施过程中的法律责任意识，使老年人都能从法律的角度了解自己的权利和义务。我国目前要分别确立各项法律，建立监督和制约机制。

2. 社会保障水平要与国情及其他各方面相适应

西方国家先富后老，应对老龄化能力较强。我国各方面尚不完善，加上"计划生育"的政策，提前进入老龄社会，属于未富先老，因此不能好高骛远，应当建立起点低、覆盖广的社会保障制度。目前发达国家社会福利造成的沉重财政负担是一个很好的警示。

3. 老龄工作是一个漫长和渐进的过程

各国的老龄工作都是从低到高发展，美国《社会保障法》自1935年颁布后，先后经过了30多次修改。我国要从实际出发，做好长期应战的准备。

4. 老年人权益保障的一些工作强制参与和自由参与并行

我国的养老保险是"社会统筹与个人账户相结合"的方式，我们在大力发展社会保险的同时，要加快推进商业保险的建设，使老年人根据自己的意愿有更多的选择，逐步覆盖全体公民。

5. 注重发挥社会力量

1998年日本颁布了《特定非营利活动促进法》，一番"促进"后，很多对老年人等弱势群体提供帮助的民间组织应运而生。老龄工作需要在政府的主导作用下，调动社会力量共同完成。如要发展老年保健事业，不能过分重视高层次医疗服务，还要发展初级医疗服务和社区医疗服务，让老年人问题在基层就能得到解决，减轻国家的负担。

四、加强老年人权益保护的对策

（一）加强立法

从目前出台的涉老法律法规政策看：第一，对老龄事业支持政策，绝大部分老龄政策是以"通知""意见""决定"等文件形式发布，上升到国家法律和行政法规层面的并不多见；第二，一些涉及老年人权益的保障规范，散见于各个部门规范中。例如，目前只有新修订的《中华人民共和国老年人权益保障法》一部法律，缺少养老保险法、社会救济法、老年监护法等方面一系列法律法规体系。

很多涉及老年问题的文件效力不同，需要通过法律形式固定，实现老年权益保障法制专门化和系统化，这样就能够通过法律公开发布，让老百姓了解老年人权益保障的具体内容，从而行使自己的权利。

进一步完善相关法律和制度，为保障老年人权益提供法律保障和制度支持。老年人权益保障的核心是采取法律措施来进行。老年人权益受到侵害时要敢于勇敢地拿起法律武器寻求法律保护。根据《中华人民共和国老年人权益保障法》的规定，老年人合法权益受到侵害时，被侵害人或其代理人有权要求有关部门处理，或依法向人民法院起诉。老年人与家庭成员因赡养、扶养或者住房、财产等问题发生纠纷时，希望老人们能够及时向当地居委会、村委会或各级老龄工作机构反映，请求他们对实施侵害者进行批评教育，直至改正；也可以直接向人民法院起诉。对于侵犯老人权益、虐待或遗弃老人情节特别严重的，司法机关会追究他们的刑事责任。具体措施如下。一是要修改完善现行《中华人民共和国老年人权益保障法》，与《中华人民共和国婚姻法》《中华人民共和国继承法》等相关法律形成完整的体系，并加强执法力度、司法保护和法律服务工作，依法惩处侵害老年人权益的违法行为。二是进一步完善老年人优待政策和老年人法律援助等制度，并提高老年人对现有政策制度的认知程度，鼓励他们积极申领他们应享受的待遇。三是进一步加强相关法律制度的宣传力度，增强敬老、爱老、助老的法制观念。随着经济的发展、法制的健全、社会的进步，老年人的权益将会得到社会各界的重视，通过政府、社会、基层的共同努力，老年人的权益将会得到应有的重视和保护。

（二）加强执法

1. 建立健全老年维权工作体系和网络，加强老年维权工作

为加强老年维权工作，建议国务院设立一个具有行政职能的老年法执法协调机构，赋予该机构指导全国老年工作、发展老年事业的职责（建议全国老龄工作委员会承担此职能）。人民法院对涉老案件应实行优先立案、优先审理、优先执行；对特困老年人起诉案件实行诉讼费缓、减、免的优惠待遇，政府优先对其实施法律援助；在基层法院设立老年法庭，在审理涉老案件时吸收老龄委工作人员为人民陪审员，以维护老年人利益。老年人的权益问题主要反映在社区、基层，通过老龄管理服务机构、社区老年人协会及社区居委会，主动帮助调解纠纷，化解矛盾，共创和谐社会。

2. 改进老年法律援助工作，维护老年人的合法权益

建立健全组织网络，让维权工作贴近广大老年人。建立以区县法律援助中心为轴心，以街道基层司法所为依托的法律援助工作站，同时，为老年人发放法律援助联系卡，方便老年人就近申请法律援助与办理法律援助手续，形成纵横结合的法律援助网络体系，积极开展老年人法律援助工作。

建立资金保障体制，使得老年人法律援助有坚实的物质基础。老年人法律援助的实质是为经济困难的老年人减免法律服务费或诉讼费，维护老年人的合法权益。资金保障是实施老年人法律援助的物质基础，因此，有必要建立如下法律援助资金保障机制。①资金保障的主要渠道是政府财政拨款，政府应该把法律援助经费纳入各级政府财政预算，并逐步增加财政拨款。法律援助拨款要专款专用。②社会捐助是资金保障的辅助手段。法律援助作为一项社会公益事业，应充分利用法律援助基金会这个国家批准的合法机构，争取社会支持和捐款；提倡律师、公证员、基层法律服务者义务为老年人提供法律援助；民政部门也应拿出募集的部分社会慈善性捐款，以弥补法律援助资金的不足。

（三）普及老年人法律知识

加强老年法规政策宣传，运用多种形式，推进老年法规宣传教育；各级党校把老年法律法规列入党政干部培训班的教学内容，强化全社会维护老年人权益的法制观念；引导老年人自觉学习老年法规政策，提高法制意识，积极运用法律武器，维护自身合法权益。建立健全老年法律服务网络，在加强各省、市及县（区）老年法律援助机构建设的同时，乡镇（街道办事处）和社区以司法机构为依托，建立基层老年法律服务站、点，在各地形成以法律援助机构为主体、律师事务所为骨干、法律志愿者组织为补充的法律援助网络，优先将老年人纳入法律援助对象。加强老年法规政策建设，建立老年政策规定随经济社会发展不断完善的机制，进一步完善老年人政策规定，初步形成健全的老龄政策保障体系。加强制度建设，建立定期对老年法规政策落实情况进行人大检查、政府督查、政协视察制度；制定并完善法律援助、司法救助和法律咨询服务制度；健全老年信访制度，及时受理老年人来信、来电、来访。

（四）加强社会道德规范

大力弘扬尊老敬老的传统美德，营造和谐的社会氛围。老年人权益保障的基础是运用道德手段来进行。道德是关于善与恶、正义与非正义、公正与偏私、荣誉与耻辱等观念，以及与这些理念相适应的由社会舆论、传统习惯和内心信念来保证实施的行为规范的总和。保障老年人的权益，要靠道德的力量，让人民普遍尽义务，讲义务不争权利，讲奉献不求索取。家庭养老目前仍是主要的养老模式，各地和各部门要大力弘扬中华民族敬老、养老的传统孝道美德，提高赡养人的道德和法制观念，有效地避免赡养争议和纠纷，促进家庭和睦、社会安定。

中国传统上非常讲究"孝道"，号称"百行孝为先""百善孝为本"，作为中华民族一向推崇的传统美德，子女对父母的孝敬是出于内心的真情实感，孝完全是发乎情、止乎礼。孝不仅是生活上的赡养，更是一种敬爱之情、精神沟通和心灵慰藉。要把尊敬和关心老年人这一传统美德教育纳入到社会主义核心价值体系教育、公民思想道德教育、普法教育和基础教育体系中，纳入到中小学生思想道德教育和村规民约中，努力营造维护老年人合法权益的社会环境。

参 考 文 献

聚法案例. 2019. 刘某诉刘甲、刘乙赡养费纠纷案(2019-11-13) . https: //www. jufaanli. com/wenshu/krtUNzdF/?q=% E8% B5%A1%E5%85%BB%E7%BA%A0%E7%BA%B7&src=search.

中国裁判文书网. 2015. http://wenshu. court. gov. cn/website/wenshu/181107ANFZ0BXSK4/index. html? docId= 99b5d0aae 61947b8a507cb1570210bc3.

中国裁判文书网. 2019. http://wenshu. court. gov. cn/website/wenshu/181107ANFZ0BXSK4/index. html? doc Id=21efbc300a 934222bceaaad40133b669.

中国裁判文书网. 2019. http://wenshu. court. gov. cn/website/wenshu/181107ANFZ0BXSK4/index. html? docId= 8ea3c7b861 b34db5889faa5701290d5f.

第十一章　中国老年健康服务发展趋势及发展建议

范月蕾　王　跃　赵若春　毛开云

中国科学院上海营养与健康研究所/中国科学院上海生命科学信息中心

随着我国人口老龄化进程进一步加剧，老年健康服务需求巨大，但目前我国老年健康服务仍处于起步阶段，产业链短、缺乏规范化和标准化运作，供需不平衡、消费需求更加多元化等问题愈发突出。与此同时，随着政府对养老业发展的日益重视，《关于深入推进医养结合发展的若干意见》《关于建立完善老年健康服务体系的指导意见》等重磅政策不断出台，我国政府正在不遗余力地构建老年健康服务体系，积极引领我国老年健康服务产业健康、有序发展。未来，还需要进一步加强我国老年服务产业资源的合理配置，完善服务体系，同时加强服务监管，共同促进老年健康服务产业的可持续发展。

一、老年健康服务行业发展趋势

（一）中国老年健康服务行业需求趋势

老龄化造成了老年人数量的激增，众多老人，尤其是空巢老人对老年健康产品和服务有强烈的需求。我国正处于人口老龄化快速发展阶段，截至 2018 年年底，60 岁及以上老年人口达 2.5 亿，2018 年，我国人均预期寿命为 77.0 岁。健康是保障老年人独立自主和参与社会的基础，推进健康老龄化是积极应对人口老龄化的长久之计。然而我国老年人健康状况不容乐观，2018 年我国人均健康预期寿命仅为 68.7 岁，老年人平均有 8 年多的时间带病生存，患有一种以上慢性病的比例高达 75%，患病人数接近 1.9 亿，失能和部分失能老年人超过 4000 万，老年人对健康服务的需求愈发迫切。据估计，到 2020 年，我国老年消费市场规模将达到 3.79 万亿元，无论是老龄用品市场还是养老服务市场都有较大刚需。

随着近年来经济的快速发展、工资水平的不断提高、养老及医疗保障体系的进一步完善，我国的老年人具备了很强的消费能力。这些有需求并且具备消费能力的潜在消费者给老年健康产业的发展带来了广阔的发展空间，这一空间的规模是其他任何国家都无法相比的。老年健康产业相关产品和服务涉及面广，各产品和服务有很强的关联性，有利于产品组合、结构优化和产品创新，与生物技术、信息技术等新技术都有交叉，利于新技术向新产品的转化，提高相关产品的科技含量和附加值。若是能利用好这一巨大机遇，大力发展老年健康产业，必然能有效提高我国的经济发展水平，并有望成为我国国民经济的新兴支柱产业。因此，随着人口老龄化的加剧、人民健康意识的提高、精准医疗等技术的不断成熟，我国老年健康服务产业将迎来黄金发展时期。随着科技创新的发展，未来中国老年健康服务行业将在以下六大细分领域呈现巨大需求。

1. 健康管理

2016 年 10 月，《"健康中国 2030"规划纲要》提出把"共建共享、全民健康"作为战略主题，旨在以人民健康为中心，实现全民健康。在该规划纲要的指导下，我国的医疗卫生体系正在经历着从"以疾病治疗为中心"到"以健康管理为中心"的转变过程，更加注重疾病筛查、早期预防与后期康复，针对的人群也从疾病患者扩大至全方位、全生命周期的人群。2018 年上半年，国务院大部制改革备受关注，原国家卫生和计划生育委员会更名为国家卫生健康委员会。其职责为：负责拟定国民健康政策，协调推动深化医药卫生体制改革，拟定应对人口老龄化、医养结合政策措施等。这一系列举措体现了我国把健康管理上升至国家战略层面，致力于将"大健康"理念转化为实践，注重疾病预防控制，有效应对人口老龄化，更好地为人民群众提供全方位的健康服务。

随着生活水平的不断提高，老年人的健康与养生意识增强，健康和养生逐渐成为他们生活中不可或缺的两大组成部分。老年人由于生理机能的衰退，相较其他年龄阶段的群体，慢性疾病的发病率往往更高。相关数据指出，我国老年人慢性病的患病率是全部人口的 3.2 倍，老年人所消耗的医疗费用是全部人口平均消耗卫生资源的 1.9 倍。中国死因监测数据表明，慢性病占中国老年人群死因的 91.2%，脑血管疾病、恶性肿瘤、心脏病、糖尿病、高血压、呼吸系统疾病等是造成 60 岁以上老年人群期望寿命损失的重要原因，精神障碍也已进入老年人死因的前十位。由此可见，加强慢性病管理是老年人健康管理的首要任务。对于老年群体，老年人常见慢性病有高血压病、冠心病、糖尿病、认知症等，这些疾病就诊治疗为老年人及其家属造成了巨大的经济负担与精神压力。因此，对老年人进行全面的健康管理，尽早进行疾病的筛查预防，对健康危险因素进行干预及病后疾病进程的管理变得尤为重要。

2. 康复与护理

据国家统计局统计，截至 2018 年年底，我国的失能、半失能老年人超过 4000 万。随着有康复护理需求的老年人不断增加，针对老年人的康复护理已逐渐成为政府重点关注并需要迫切解决的难题。近年来，国家在老年人康复护理领域陆续发布了指导性建议及行业标准。2016 年，国家卫生计生委发布了《医疗机构设置规划指导原则（2016—2020 年）》，提出积极支持康复医院、护理院发展，鼓励部分二级医院转型为慢性病医疗机构，为患者提供更完善的治疗、康复、长期护理服务链。同年，人力资源社会保障部等发布《人力资源社会保障保　国家卫生计生委　民政部　财政部　中国残联关于新增部分医疗康复项目纳入基本医疗保障支付范围的通知》，将 20 个医疗康复项目纳入医保支付范围，大力提高康复护理保障水平。此外，国家对提高行业服务质量也提出更高要求，出台了一系列行业标准与行业政策，如《居家老年人康复服务规范》《关于促进护理服务业改革与发展的指导意见》《国家卫生健康委办公厅关于开展"互联网+护理服务"试点工作的通知》等，明确了今后需要大力发展社区与居家康复与护理服务产业的大方向，鼓励开发创新康复护理服务模式，重点完善服务体系建设，最终实现服务供给能力与服务质量的提升。

目前，我国康复护理机构的主要经营模式有公立二级医院转型、公立综合医院托管运营和社会资本投资建设等。公立医院拥有相对较成熟的专业技术与品牌资源，同时拥有医保资质，而社会资本资金相对充足、灵活，两者结合成为我国康复护理产业最优进入路径。同时，创新技术的引入也为行业带来助力，扩大了家庭护理市场，并提高护理质量与专业度。例如，互联网 O2O 服务平台提供上门护理服务、通过人工智能对老年人进行预防评估等，可以提升康复护理的能力与效率。

由于老年人群体的疾病本身具有病程长、恢复期缓慢、易引发并发症等特殊性，而且与护理员的沟通交流、外界环境的变化也会直接影响老年人身心健康和疾病康复进程。培养具有良好专业素质与技能的康复护理人员，是保障老年人身心健康与康复的基本需求。然而，目前我国专业护理人力资源较为匮乏，而且水平参差不齐，制约了老年康复护理行业的发展。国家也出台了相关政策，加强养老人才的培养。2019 年 4 月，国务院办公厅发布的《关于推进养老服务发展的意见》中指出，要建立完善养老护理员职业技能等级认定和教育培训制度，大力推进养老服务业吸纳就业，建立养老服务褒扬机制。因此，加大力度培养专业化的养老服务人才是未来养老康复护理行业发展的重要目标。

3. 社区关爱

近年来，国家政策纷纷提出"积极老龄化"与"健康老龄化"的发展目标，建议在建立多层次的养老保障制度、完善养老服务体系之外，更重要的是鼓励老年人怀有积极乐观的健康心态与生活态度，迎接晚年生活。老年人作为社会的一员，晚年生活同样需要兼顾物质和精神方面的双重满足。在城市地区，长期陪伴及日常照顾双方父母养老的任务，对于工作繁重、肩负照顾下一代的独生子女来说十分艰巨；在农村地区，大多数老年人把儿女作为自己唯一的精神支柱。但是，由于外出务工的儿女无法长期陪伴并保持稳定的沟通，许多农村地区老年人存在不同程度的孤独、抑郁等情绪，严重影响身心健康，老年人自杀现象屡屡发生。由此可见，无论城市地区还是农村地区，只通过子女与家庭成员来实现老年人的精神关怀是杯水车薪的，需要引进更多的社会组织力量来助力老年人，使其晚年生活健康、幸福。

社区是社会管理中最基础的单位，也是一个具有多种社会功能的微型社会，包含有组织服务的功能、人际感情交流的功能及邻里互助的功能等。老年人群体大多分散在不同的社区之中。近年来，以社区为中心的养老模式受到国家与各地方政府的高度重视。2019 年 4 月，习近平总书记在第十四次全国民政会议上强调，要大力发展社会工作和慈善事业，弘扬志愿服务精神，积极发展贴近需求的社区养老托幼等服务，丰富生活服务供给。中央与地方政府相继出台多项相关政策，完善社区健康服务体系。《关于中央财政支持开展居家和社区养老服务改革试点工作的通知》《北京市社区服务设施管理若干规定》《关于加强本市社区健康服务促进健康城市发展的意见》（上海市）等政策，均提出要明确社区健康服务内容，增强社区服务设施的建设与管理，加强社区健康老龄与医疗卫生服务，优化社区健康安全环境等任务。

越来越多的养老服务类社会组织纷纷开始积极调动社会力量为老年人提供生活帮助，丰富老年人的精神生活。例如，各个社区根据自身情况开设居家养老驿站、社区"嵌入式"微型养老服务机构、上门"喘息"服务、"虚拟养老院"等多种类型的社区养老服务。同时，这些组织也借鉴、引进了国外优秀的社区养老服务模式，如互助养老、"时间银行"等。

4. 旅居养老

随着人们生活水平的不断提高、传统观念的转变，越来越多的老年人开始追求高质量的养老生活。在子女们的支持下，更多老年人希望自己能在身体康健、体力良好时，多走走、多看看，领略各地自然风光与历史文化之外，结交新友，扩大人脉。

近年来，国家政策鼓励市场发展多层次、多元化的养老服务，鼓励民间资本进入养老产业，激发市场活力，推进养老产业与健康、养生、旅游、文化、休闲等产业融合发展。民营力量的加入使得旅游养老产业展现出巨大的市场潜力。据海南省老龄办统计，每年冬季高峰时段，全国各地到海南旅游度假的"候鸟老年人"就有 45 万人左右。越来越多的老年人根据季节气候的变化、个人喜好选择离开自己常住的城市或地区，到异地享受更加舒适的环境，充实自己的老年生活。

相比传统旅游，旅居养老作为新颖的养老方式具有其特殊性。

一是旅居养老针对老年人追求安逸、舒适、慢节奏的需求，旅游目的地通常为生态环境好、气候宜人、远离城市喧嚣的地区。同时，当旅居养老者寻找到舒适的、适合养老的环境时，可自主选择居住时长，短则几周，长则数月甚至超过半年。

二是传统旅游多数会选择当地旅店或民宿，而旅居养老者多数会选择购买本地养老机构的项目，与异地养老机构进行服务置换。此外，旅居养老者会寻找当地的老年公寓或老年中心。相较于旅店，这样的模式不仅节约了经济成本，也能使老年人在短时间内适应居住环境。

三是在旅居行程方面，多数机构会提供健康养生课堂、文化教育、兴趣培养等活动项目，以满足老年人多样化、高质量的度假需求。

旅居养老行业目前还处于发展初期，由于其巨大的发展潜力，使其成为养老产业投资重点。但是，旅居养老仍需要政府发挥积极的主导作用，制定统一标准，落实完善行业相关法律法规，加强行业的监管力度，更好地保护消费者权益，引导旅居养老产业健康发展。

5. 互联网+养老

为了化解我国日益严峻的"银发危机"，传统养老产业必须转型升级，主动拥抱新兴产业，实现融合发展。因此，"互联网+养老"成为了今后发展养老服务业的必然趋势。

国家和各级政府、社会都高度重视"互联网+养老"的应用与发展。2017年，工业和信息化部、民政部、国家卫生计生委印发《智慧健康养老产业发展行动计划（2017—2020年）》与《智慧健康养老产品及服务推广目录（2018年版）》，其中提出，"运用互联网、物联网、大数据等信息技术手段，推进智慧健康养老应用系统集成，对接各级医疗机构及养老服务资源，建立老年健康动态监测机制，整合信息资源，为老年人提供智慧健康养老服务"。这标志着"互联网+养老"正式上升至国家战略层面。

"互联网+养老"是由供老年人使用的智能终端设备、线上服务信息平台、线下服务支持供给构成的一个养老服务完整闭环，实现应用信息技术构建可持续发展的养老大健康生态圈。其主要实现路径为智能终端设备采集老年人的相关体征数据或用户需求口令信息，通过互联网上传至线上系统或云平台。然后，系统和云平台对数据进行整理与统计分析，再将结果反馈至用户及亲属、相关机构和社区服务中心，实现线上、线下的精准链接。

无论是居家、社区还是机构养老，"互联网+"的渗入不仅有效提升了服务供给方运营管理的效率，而且更全面地保障了老年人生活的便捷性与安全性，减轻了子女与家属的担忧。"互联网+养老"弥补了传统养老与医疗服务的不足，为满足老年人日益增长的多元化养老需求奠定了基础。

6. 养老金融

近些年，养老金融受到了国家的高度重视，各部委相继出台多项相关政策以保障养老金融行业健康发展。《关于加快发展现代保险服务业的若干意见》《关于金融支持养老服务业加快发展的指导意见》《关于延长老年人住房反向抵押养老保险试点期间并扩大试点范围的通知》《人力资源社会保障部办公厅关于开展长期护理保险制度试点的指导意见》《关于2018年提高全国城乡居民基本养老保险基础养老金最低标准的通知》等系列文件，纷纷明确了大力发展养老金融是应对人口老龄化的必经之路。

各类基金公司、商业银行、保险公司等金融机构都推出了丰富多样的养老金融产品与服务，如养老保险、信托、基金、证券、财富管理、便利结算等。与此同时，创新的养老金融方式也应运而生。其中，具有代表性的为"以房养老"，即老年人通过售房、租房、住房反向抵押等形式，不仅为自己的老年生活提供保障，也可对社会基本养老保障进行强有力的补充。"以房养老"形式在许多欧美国家和地区已成为一个成熟的金融产品，也是养老财政收入的重要来源之一。从我国家庭结构、家庭不动产的财富净值、失独老年人增加等多方面因素考虑，我国住房反向抵押的市场具有一定的发展潜力。但是，由于受到我国传统观念与社会舆论的限制，住房反向抵押贷款自2014年开始试点至今，仍存在开展进度缓慢、老年人接受度不高等瓶颈。为了推动"以房养老"成为补充养老财政收入的手段之一，需要政策更多的激励与支持。同时，政府需加强市场监管力度，完善法律体系，以保障老年人的权益，提升"以房养老"的公信度。

（二）中国老年健康服务行业供给趋势

当前，我国老年健康服务供给侧的根本问题在于无法提供足够的有效供给以满足老年人的养老需求。主要归结于两个方面的原因。

一是总体供给能力不足。截至 2018 年年底，我国 60 岁以上人口超过 2.49 亿，占比达到 17.9%，并且这一人口比例还在不断上升，同时，长期以来中国老年人的养老主要由家庭成员来提供服务，随着人口老龄化、少子高龄化和家庭小型化的发展，家庭提供养老服务的能力显著下降，老年人社会养老服务需求快速增长。具体表现为众多的老年人有养老服务需求，却无法获得相应的养老服务。

二是养老服务供给结构失衡。供给结构失衡主要表现在供给错位，具体表现为供给结构与需求结构脱节，存在大量无效供给，养老服务的实际使用率较低。概括起来，供给侧出现了几个明显的错位现象。首先是对象"避重就轻"，更需要养老服务的"刚需"人群远未被满足。截至 2018 年年底，全国养老服务机构近 3 万个，养老服务床位 746.4 万张，护理床位占比低于 30%，满足失能半失能老人养老服务需求的护理性养老床位较少。其次是供给结构不合理，相对于机构养老，居家和社区养老服务资源不足。在多层次养老服务体系建设中，政府投入大量的人力、物力、财力用于机构建设和床位建设，对居家养老、社区养老的重视程度不够。因此，相对于机构养老而言，居家养老的基础作用没有得到充分发挥。最后是供给质量不高，相当数量的养老机构和组织所提供的养老服务与老年人及其家属的质量期望还存在一定差距。市场上个性化、针对性强的高质量养老服务仍然十分难寻，服务多限于满足老年人的基本需求，对老年人缺乏足够的吸引力。

养老产业变革的过程，是一个需求和供给平衡发展的过程，供给需要不断适应新的消费模式，新的供给也在不断创造新的消费模式。从供给侧来看，既然需求变了、消费理念变了、市场传播手段和方式变了，养老供给就绝对不是现在这样一个简单的模式，不会是单纯的养老院提供日常照料和医疗护理，也不会是单纯地增加养老服务人员队伍数量。未来，我国养老服务业要又快又好发展，必须进行供给侧改革，强化"七个坚持"。

（1）坚持公共性：政府的公共价值功能。政府是规划、设计、引领我国养老服务业发展的源头和核心。通过政策引导和必要的资金支持，提供公平竞争的政策环境，真正发挥市场在资源配置中的决定作用，推动全社会养老服务业发展；政府要实时调整保基本兜底线服务对象和服务方式，对于失能和失智人员中的低保对象，政府可以采取多种方式给予援助。

（2）坚持人本性：老年人基本权利需求。立足于老年人的实际需求，以提升老年人生活和生命质量为核心理念，全面培育和树立社区养老、居家养老、机构养老等方面的典型。对于不同类别老人，空巢老人、失独老人、失能半失能老人、失智老人、普通老人，都应该有差异化的养老政策；对于城乡差异、年龄差异、社会角色差异、社会需求差异、社会价值取向差异，都应该形成多元化、多层次的养老模式。

（3）坚持传统性：百善孝为先。无论是过去还是现在，无论是当前还是未来，无论是城市还是农村，也无论在中国还是其他各国，都不能忽略家庭养老模式的积极作用，尤其是对经济尚不发达的农村地区，家庭养老有其不可替代的经济、资源、地域优势。除了道德力量维系外，行政力量的介入及介入的程度也很重要。老年人权益保障法首次将"常回家看看"纳入法律范围。

（4）坚持时代性：与时俱进。在社会主义道德框架之下，把孝道伦理作为现代社会的一种社会公德、家庭美德融入社会主义核心价值体系之中，弘扬全社会敬老爱老的道德规范和社会风气，建立新的养老文化依托；既要汲取传统崇老文化的合理内核，又要反映当前社会主义的实践；既要反思传统的诉求，又要考虑时代的内容；既要与国情相适应，还要与省情相适应。

（5）坚持区域性：因地制宜。不同区域在经济条件、消费水平、养老负担及老龄事业发展水平四个方面均有所差异。这些差异导致了不同地区在养老服务发展方面所面临的问题及所能调动的社会资源也有所不同。在考虑各区域特点的基础上，综合该地区的财政投入力度和方向、民间资本引进、养老服务内容等各方面，选择更有针对性的政策方针。

（6）坚持国际性：他山之石。健全养老保障制度，是国外发展养老服务业的法律保证，我国可学习发达国家养老服务方面先进经验，使养老服务的对象、内容、标准、机构、管理、工作人员等方面制度化、规范化，权责明确、有法可依、有章可循。

（7）坚持社会性：居家养老服务目标。政府动员社会力量参与社会化养老，推动社会力量成为发展养老服务业的"主角"，并不意味着政府出资责任的减弱、推卸和转移。必须以社区为依托发展居家养老。社区居家养老吸收了家庭养老和机构养老方式的优点及可操作性，把家庭养老和机构养老的最佳结合点集中在社区。

（三）中国老年健康服务行业竞争趋势

产业组织是产业发展的主体，是人才、资本、土地和技术等所有产业要素的整合者，是产业从零散、自发、碎片状态走向连锁化、集团化、行业化进而走向规模化、集群化、系统化，直至宏大产业体系的核心担当者，是产业从起步走向繁荣进而走向成熟鼎盛的主角，更是未来老龄产业巨大市场潜能的挖掘者、变现者和实现者。

2018年12月12日国务院新闻办发表的《改革开放40年中国人权事业的发展进步》白皮书显示，改革开放40年来，我国老年人的权益保障机制得到逐步健全。截至2017年，全国养老服务已经从1978年的8000多家服务机构，扩大到包括养老机构、社区养老服务设施、互助型养老设施等各类养老服务机构15.5万家。党的十八大以来，除已经在老龄产业深耕的企业外，各类产业组织如雨后春笋，迅速涌现，并呈现出六波潮流竞相涌入的态势。

第一波是房地产商高调入场以及各类产业组织竞相涌入老龄产业。在经济进入新常态特别是房地产市场的非理性发展受到限制的背景下，拥有巨大投资动能的房地产商一直在寻找新的突破口。一些房地产商从已有的"养老地产"的成功经验中嗅到了其中若隐若现的发展机遇。随着国家积极应对人口老龄化战略部署和一系列相关政策相继出台，"养老地产"逐渐成为巨大商业投资的新大陆，许多房地产商对此开始高度关注，其中一些直接下海排兵布阵。"养老地产"一度成为新的投资热点，老龄产业市场上涌现出一大批"养老地产"企业，许多大型项目开工运行。"养老地产热"中虽然存在一些房企打着"养老"的幌子跑马占地的现象，但总体来看，其对于房地产业乃至老龄产业的推动作用不容否定，为老龄产业的全面发展作出了新的尝试。与此同时，一大批规模各异的老龄服务机构（其中包括民非机构，但更多的是商业性机构，许多机构同时拥有民非机构和商业性机构的双重身份）快速成立，少数老龄教育培训机构、老龄服务咨询机构、老龄服务投资机构也迅速注册成立。其中，发展院舍型机构服务的老龄服务产业组织相对较多。在这些机构中，不乏国外和中国台湾、中国香港地区的老龄服务集团的身影。

第二波是金融机构介入老龄产业带动更多产业组织积极涌入。一些金融机构市场嗅觉灵敏，通过借力发展"养老地产"和老龄服务推动自身业务快速扩张。例如，商业保险机构采取"商业保险+养老地产+老龄服务"的模式，银行采取"储蓄+老龄服务"的模式。如此，不仅在老龄房地产领域开疆拓土、在发展老龄服务方面带来新的机会窗口，更重要的是对发展老龄金融产业进行了有益探索。大多数规模金融机构对此高度关注但持观望态度，其中企图从规模越来越大的养老金切入老龄产业者大有人在。许多国内或国外各类金融机构也对此表示出极大的兴趣。与此同时，一些中小规模金融机构（如各类投资公司）也不甘落后，纷纷成立组织开始探索；一些传统产业组织（如家具企业）也从日益升温的老龄产业热中努力寻找发展机遇，并纷纷成立相关部门或独立机构下海试水。

第三波是信息和智能类企业的介入给老龄产业发展带来前沿性产业组织。随着"互联网+"和智能化的快速推进，面向老年人提供服务的互联网公司、信息技术咨询公司、智能化服务公司陆续问世，一度形成"互联网+养老""智能化+养老"的投资热潮。与此同时，一些智能化产品制造企业也纷纷涌入。再加上院舍型老龄服务机构建设产生的对设施、设备的刚性需求，一些国外老龄制造产业机构纷纷来华寻找落地中国的战略合作伙伴。而国内一些制造商也纷纷开始关注老龄用品市场。药品、医疗器械、康复护理器材、康复护理高值耗材类制造业厂商也注意到了未来老龄产业将带给他们的新机遇，其中有些已经形成自身销售网络，产值也已达到相当规模。

第四波是 2016 年全国卫生与健康大会召开之后，特别是医养结合新政出台之后，老龄产业领域迎来大批新的专业化健康管理、医疗、康复、护理企业组织，从而改变了以往发展老龄服务以生活照料服务为主、缺少医疗康复护理等核心技术和功能的发展导向。

第五波是旅居和康养服务的兴起带来了许多综合旅游、休闲、娱乐、医疗、养生乃至农业、种植业等混合业态的老龄产业组织，标志着老龄产业客群从高龄失能老年人进一步扩展到更大的中老年消费群体。与此同时，随着院舍型老龄服务机构特别是"养老地产"发展面临瓶颈，在政策的引领下，居家养老服务组织开始较多涌现。

第六波就是目前正在酝酿发力的国有企业，预计它们将携其他任何组织所不具备的资源大举进入老龄产业，这可以说是真正的产业集团军。

在这六波老龄产业组织纷纷面世的同时，国家和地方相继成立各类行业组织，服务老龄产业组织的管理咨询公司（面向新机构开展投资规划和业务咨询的公司）也迅速成立。总的来看，党的十八大以来，老龄产业组织呈现大幅增多趋势，比改革开放以来到 2012 年的 34 年中成立的涉老企业总和还要多。除极少数组织外，其他产业所拥有的产业组织类别，老龄产业都已建立。这标志着自 1999 年提出概念以来，开发老龄产业已经成为我国企业界的经济自觉，同时也标志着作为中央应对人口老龄化重要导向的市场导向已经卓然显现并初见成效。

二、中国老年健康服务行业发展机遇

近年来，我国出台多项政策，积极应对人口老龄化。从中央到各级地方政府都大力推进养老服务业各个环节的标准制定与细化，为今后规范养老服务市场奠定基础。同时，引导全面开放养老服务市场，鼓励社会力量通过创新的服务模式与技术，满足老年人群体多样化的养老服务需求，真正建立以人为本的养老服务模式。

（一）政府对养老业发展日益重视

老龄产业巨大潜在市场开发的前提是强大产业政策的引领和扶持。党的十八大以来，党中央高度重视发展老龄产业。《中华人民共和国国民经济和社会发展第十三个五年规划纲要》和《国务院关于印发"十三五"国家老龄事业发展和养老体系建设规划的通知》对此都有战略性安排；中央的经济工作会议也有具体部署；全面深化改革领导小组召开会议进行具体安排。中央政治局集体学习专题研究应对人口老龄化问题，对老龄产业作出系统性部署。各级人大和政协高度重视，提出许多可行议案和建议。国务院在多次常务会议上对发展老龄产业进行研究，指导各部门和地方政府密集出台相关扶持政策。2019年 11 月，经国务院同意，国家卫生健康委、国家发展改革委、教育部、民政部、财政部、人力资源社会保障部、国家医保局、国家中医药局等 8 部门联合印发了《关于建立完善老年健康服务体系的指导意见》，按照老年人健康特点和老年人健康服务需求，提出要构建包括健康教育、预防保健、疾病诊治、康复护理、长期照护、安宁疗护的综合连续和覆盖城乡的老年健康服务体系，围绕这 6 个环节，提出了工作任务和目标。据了解，该指导意见是我国第一个关于老年健康服务体系的指导性文件，有利于促进资源优化配置，逐步缩小老年健康服务的城乡、区域差距，促进老年健康服务公平可及；有利于激发市场活力，鼓励社会参与，满足多层次、多样化的老年健康服务需求；有利于引导全社会广泛参与，共同促进老年健康服务的有序发展；有利于促进预防关口前移，对影响健康的因素进行干预。它的实施，对加强我国老年健康服务体系建设，提高老年人健康水平，推动实现健康老龄化具有重要的里程碑意义。

据统计，党的十八大以来各级政府出台的发展老龄产业的相关政策文件超过 300 项。许多地方还把发展老龄产业作为地方政府工程，引导社会力量广泛投入。从改革开放 40 年的历程来看，各级政府就某一产业密集出台如此众多的政策文件，其采取措施的力度、各方面的关注度、对老龄产业发展的重视程度，都是其他产业所少见的。这些文件的出台，不仅引领国内外各类市场主体积极参与，推动形成改革开放过程中的新一轮投资热潮，而且标志着世界上第一老年人口大国利用市场决定性机制应对人口老龄化的决心。这些政策的总导向也表明了中央解决老龄问题的决心。在强力发展老龄事业的基础上，主要依靠市场化、产业化解决人口老龄化问题，大力建设老龄产业市场，既是中央遵循老龄社会经济规律的具体体现，也标志着发展老龄产业已经成为我国新时代老龄社会条件下新的国家意志。

从政策内容来看，政府在养老服务提供端依然秉持着"保基本、兜底线、促公平"的原则，发挥着主导作用。同时，政策激励着社会力量逐步成为养老服务业的主体，充分发挥市场化机制下的创造力，实现养老服务标准化、多样化、智能化发展，满足老年人日益增长的养老服务需求，最终推动养老服务行业成为推动经济转型的重要力量，例如，《关于建立完善老年健康服务体系的指导意见》就明确提出，要"履行政府在制定规划和政策、引导投入等方面的职责，发挥市场在资源配置中的决定性作用，激发市场活力，鼓励社会参与，满足多层次、多样化的老年健康服务需求"，还要求"统筹政府各部门、社会各方面资源，动员引导全社会广泛参与"。

（二）老年健康服务需求多元化

老年人口的增加，带来了健康服务的巨大需求。世界卫生组织的《关于老龄化与健康的全球报告》指出，长寿是我们宝贵的财富，但是，寿命延长所带来的益处取决于一个关键因素——健康状况。如果人们在延长的生存时间内健康良好，那么他们去做想做的事情的能力就与年轻人几乎毫无差别；但如果延长的生命中始终伴随着脑力和体力的严重衰退，就会对老年人和社会产生更多的负面影响。因此，应积极地应对老龄化，促进健康老龄化。

随着社会的发展，老年人对于健康服务的需求内容也将会越来越多元化，从之前单一的医疗服务需求逐步向保健、医疗服务、健康管理、心理健康等多元化发展，从而引发包括保健品、医疗机构、老年人健康护理机构、老年人体检、老年人旅游等一系列养老产业的发展。

老年健康服务内容将随各式各样的需求进一步细分，高龄老人、单身老人、空巢老人、居家的病残老人等规模不断增大的各种特殊老年人群体，将会对社会提出更多的老年健康服务需求。

随着老年人健康服务需求的不断多元化，市场参与者也将越来越多元化，除了政府机构，越来越多的社会资本也会参与到其中，预计未来医药企业、地产企业、保险公司、文化旅游企业等都将会成为老年人健康服务的重要参与者。

（三）老年健康服务模式多样化

产业发展模式是产业组织在综合需求取向、需求结构和供给要素、供给能力的基础上动员生产要素对接市场需求的基本方法，是市场中供给方与客户、合作方形成信息流、产品供应流、服务供应流和资金流的持续动力安排，是可重复的有效解决供求矛盾的供给方式，包括客户定位、供给设计、资源和能力配置、成本控制等诸多方面，其核心是供给方要在投资结构、成本结构和盈利结构等关键要素上建构流动性安排机制，能够在突破盈利拐点后持续形成现金流，实现盈余连续增长的根本目标。党的十八大以来，老龄产业作为未来最大的投资新大陆，迎来了诸多产业发展模式，其中有的已经运行较长时间，有的刚刚浮出水面，有的已经取得初步成功，有的正在深入探索，有的运作艰难，还有一些已经难以为继。大体说来，目前老年健康服务产业发展模式可以分为以下三类。

1. 单业态运作的产业发展模式

单业态运作老龄产业是传统产业发展思维的产物，是依托单一资产、产品或服务开展单一重点业务为主、其他少数业务为辅的产业发展形态。在下面的分类介绍中，模式是对同类的概括。每一种模式下面还有具体的存在形态，这里主要介绍其中最大的类别，对其具体形态不作分析，留待以后探讨。

老年健康服务产业的业态是依托重点对象的重点需求形成非物质性的具体业务形态，主要发展模式有以下八种。一是面向半失能和完全失能老年人的单体医养结合式老龄服务模式。这种模式目前已经相对比较成熟，潜含强劲扩张动能。二是面向半失能与完全失能老年人的居家入户式老龄服务模式。这种模式未来发展前景广阔，但起步阶段发展困难，如果没有单体机构或多个单体机构作为支撑将会难以为继。三是依托社区以照料服务为主要内容的老龄服务模式。未来需要进行较大的战略改进方能健康运行。四是面向低龄健康老年人的在地生活文化体育综合性老龄服务模式，也就是市场上所谓面向活力老年人的综合服务模式。目前的运行尚处于起步阶段，但未来创新空间巨大。五是面向可移动老年人的异地旅游老龄服务模式，市场上也称之为活力老年人康养模式或旅居养老模式。这种模式看上去很好，但运作起来容易出现异地得益多、运作者得益少的局面，因此运作者获利空间需要创新开拓。六是共享性互助式老龄服务模式。目前其发展势头缓慢，未来结合战略转型将有较好预期。七是延续性时间银行式老龄服务模式。这是未来老龄服务的一个重要方向，前提是需要政府作为服务信用担保，并对区域范围有更高要求。八是一条龙综合性老龄服务模式，实际上也就是以单体机构为支撑、兼顾社区照料服务和入户式老龄服务的融合模式。这是未来最被看好的老龄服务发展模式，具备形成服务网络的基础。

2. 混业运作的产业发展模式

随着商业模式的不断成熟完善，在产业分工和市场细分到了无以复加的水平之后，随着服务业超越制造业，尤其是在市场竞争空间日益狭小、物质形态的产品和非物质形态的服务日益联动发展的背景下，许多巨无霸跨国公司的成功运作表明，混业运营越来越成为产业发展的新趋势。

在老年健康服务产业领域，当许多企业还在埋头单业态运作时，越来越多的企业已经认识到单业态发展所面临的瓶颈和未来扩展的约束，纷纷试水混业运作老龄产业发展模式。从现实来看，目前市场中正在运行的老龄产业混业运作模式主要有以下十二种。一是银行储蓄+老龄服务的混业模式。其核心在于资本品与服务品的融合，既扩大了自身传统储蓄的业务能力，又为客户提供了前所未有的老龄服务。二是保险+房地产+老龄服务的混业模式。其关键在于保险资本品、房地产和老龄服务的融合，不仅保险业务能力得到提升，三者融合也为老龄产业提供了新的业态。三是房地产+老龄服务的混业模式。其主要创意在于，在为客户提供房产的基础上承诺市场上稀缺的老龄服务（特别是医养结合服务、老年教育服务、休闲养生服务等），为房地产运营提供了新的发展领域。无论房款和服务费用趸交，抑或是会员制费用趸交，皆属于具体运作方式。四是本土化持续照护社区（CCRC）的混业模式，即在房地产基础上重点发展老龄服务（核心是长期照护）。其新的发展趋势是，在房地产和老龄服务的基础上，进一步融合老龄金融产业和老龄用品产业。五是本土化的 RIETS 模式，主要是在资产证券化等金融运作基础上的房地产+老龄服务模式，简称"金融+房地产+老龄服务模式"。这种模式正在积极探索当中，未来将会成为一种重要的老龄产业发展模式。六是物业+老龄服务的混业模式。这种模式正在探索中，未来将会为物业的行业转型升级带来机遇，也将为解决老龄服务的"最后一公里"问题带来希望，代表未来老龄产业的重要发展方向。七是家政+老龄服务的混业模式。这种模式的特点在于面向家庭，目前正在艰难探索，是值得探讨的重要的老龄产业发展模式。八是反季节性旅居+养生+老龄服务的混业模式。这种模式蕴含潜力，值得挖掘。九是旅游旅居+医疗的混业模式。十是农业观光种植+生态旅居旅游+老龄服务+老龄用品的混业模式。十一是海内外旅居旅游+房地产+老龄服务的混业模式。其中既有引进海外来华老年客户的开发，也有对出国老年客户的培育，其特点在于利用国际或地区成本差、海外投资动机、出国旅行愿望等。十二是老龄产业园模式。这是真正的也是比较成熟的老龄产业混业发展模式，目前尚在积极论证，未来具有广阔的发展前景。

3. 新型智能信息技术支撑下的产业发展模式

自从"互联网+"理念特别是相关政策出台以后，"互联网+老年健康服务产业"的模式也迅速涌现。一是互联网+老龄金融的发展模式。主要是银行、保险、基金等领域的金融机构利用互联网特别是智能手机 APP 面向中青年客户开展老年期金融准备活动的发展模式，目前也出现了金融机构利用智能手机 APP 面向老年人开展基金、理财等老龄金融服务。二是互联网+老龄用品的发展模式。主要是利用互联网和智能手机 APP 开设老龄用品网店开展网上销售，老龄制造业厂商也充分利用互联网开展网上咨询销售活动。三是互联网+老龄服务的发展模式。主要是各类老龄服务机构利用互联网搭建服务信息平台，一些地方政府和地方老龄产业行业组织也搭建老龄服务信息平台，吸纳老龄服务机构开展服务。四是互联网+老龄房地产的发展模式。主要是养老地产商和少数适老化改造机构搭建信息平台，开展老龄房地产服务和适老化改造服务。五是互联网+老龄用品+老龄服务的发展模式。主要是老龄制造业厂商利用互联网和智能手机 APP 连接智能化老龄用品开展老龄服务以及信息监测服务。

上述发展模式虽然代表未来老年健康服务产业的发展方向，但总体上还需要进一步与具体业态深度融合，才能最终赢得发展空间。

（四）老年健康服务产业投资规模迅猛增长

投资规模是衡量产业发展水平的重要尺度。党的十八大以来，国际、国内各路资本竞相投入老年健康服务产业。这些投资大多分布在老龄宜居产业（其中养老地产是较集中的业务板块）、老龄服务机构、互联网信息平台及智能化老龄用品上。与此同时，各级政府也加大投入，对社会力量投入老龄产业发挥重要引导作用。

总体来看，由于统计制度的不完善，特别是由于老年健康服务产业统计制度缺失，目前我国对于老年健康服务产业投资规模还没有一个权威的统计。但根据经验判断，党的十八大以来，在政府投入的引导下，各路资本在开发老年健康服务产业的投资规模上是巨大的，如果加上不动产，这个规模将更为庞大。从发改委、民政部、商务部以及国家开发银行等部门的政策性直接引导投资和间接性投入来看，十八大以来的老龄产业投资共达 3000 亿元以上，再加上其他社会资本的直接和间接投入，其投资规模已经超出 1 万亿元。可以预计，今后随着国有企业大举进军老年健康服务产业，相应投资规模将会出现大幅增长。

（五）部分老年健康服务企业迎来盈利拐点

盈利状况是产业发展的终极判断尺度，也是衡量企业发展状况的综合指数。党的十八大以来，作为新兴产业，老年健康服务产业的整体盈利态势比较复杂。从目前掌握的情况看，盈利状况良好的老年健康服务产业企业主要有以下几种：一是开展银行业务+老龄服务的混合运营企业；二是开展商业保险+房地产+老龄服务的混合运营企业；三是开展保健品+老龄服务的混合运营企业；四是开展医疗器具+药品+老龄服务的混合运营企业；五是部分开展老龄房地产+老龄服务的混业运营企业；六是开展医养融合的单体老龄服务机构及其连锁企业；七是部分老龄用品制造企业和销售企业；八是在老龄服务建设热过程中转型发展的传统企业（如家具企业）；九是部分提供互联网和智能化管理服务的 IT 企业。除此之外，其他企业尚在艰难而努力地迈向成本收益拐点。

总之，老龄产业目前的盈利状况虽然离投资者的预期尚有差距，但从产业发展前景来看，未来市场可观。

三、老年健康服务面临的困境及对策

随着人口老龄化加快，老年健康服务需求巨大，但我国老年健康服务仍处于起步阶段，产业链短、集群效应差、缺乏规范化和标准化运作、供需不平衡、政府重视程度不足、消费需求与行为间时滞性显著等问题突出。面对老年健康服务需求与供给的突出矛盾，迫切需要合理配置资源、完善服务体系、加强服务服务监管，促进老年健康服务的可持续发展。

（一）老年健康服务面临的困境

1. 老龄化加剧，服务供给不足

2019 年我国出生人口降至 1465 万，65 岁及以上人口为 17 603 万人，占总人口的比重为 12.6%，我国正加速进入老龄化社会。当前的老年健康服务，仍然是沿袭 20 世纪老年人口比例相对较少的时代的服务模式，无法满足 21 世纪人口结构的巨大变化。在传统的模式下，老年健康服务的内容较为单一，以基础照料为主。随着现代社会的发展和医学的进步，传统的生物医学模式已经无法满足老年健康发展的需求，需要在"生物—心理—社会医学"的理念下，丰富和发展老年健康服务的服务形式与内容。

2. 养老人才短缺，培养速度无法满足需求

养老产业人才分为生活照顾人才、医疗护理人才、生活服务人才、机构管理人才、教育培养人才等五个大类。根据《全国民政人才中长期发展规划（2010—2020 年）》要求，养老护理员到 2020 年应达到 600 万人。依据《民办养老机构管理办法》可知，养老护理人员与服务对象的配备比例是依据服务对象的健康状况不同而有所不同的。其中，对于服务对象生活能自理的，配备比例不低于 1∶8；需要半护理的，配备比例不低于 1∶5；需要全护理的，配备比例不低于 1∶3。因此，按照全国有 4400 万的失能、半失能老人需要长期护理计算，全国将需要 1400 万名养老护理人员。

我国养老护理人员的执业资格制度实施时间较短，从事老年服务的人员总数不超过 50 万，其中确实在护理岗位上的职业护理员不超过 20 万人，而经过劳动部门考核、拿到护理员资格证书的专业护理员不足 2 万人，远远不能满足我国当前的养老需求。

3. 专业性欠缺，服务质量亟待提升

目前我国养老机构中受过高等教育或是经过专业培训合格而上岗的护理人员较少,我国的养老服务人员以中年人为主,养老服务人员普遍存在缺乏专业照护知识。我国养老护理专业多开设于高职院校,目前还少见本科和研究生阶段设置此专业。我国对从事养老服务的人员没有明确的岗位细分,养老护理人员从事的工作较为庞杂和粗放,工作强度高,待遇较低,不利于定向培养各层次护理人才和促进更多人员加入护理队伍中。除了人才本身的原因,大部分养老机构目前仍然面临盈利困难的问题,导致在用人方面更加畏手畏脚,不敢增加人力成本,造成养老机构人员不足、人员服务质量跟不上、人员素质参差不齐等多项问题,并容易形成恶性循环。

专业服务人员短缺、健康服务理念陈旧、现代科学技术手段运用不足,都制约着我国老年健康服务能力的提升。对于老年人而言,白内障、屈光不正、痴呆症和骨关节炎等常见健康问题会导致感觉、认知能力和活动障碍,进而限制老年人各方面的参与能力,这就更需要专业的健康服务支撑。

4. 产品创新不足，亟需科技支撑

当前,我国可用于老年健康服务的养老科技产品较少,老年照护机器人、老年人康复机器人等养老科技产品的创新发展远远落后于日本、美国等发达国家。

我国现有的养老科技产品及模式还存在一系列弊端。一是资源整合能力不足。目前的科技产品及模式不能有效整合居家、社区和养老机构的医护资源;健康档案、慢病管理等医疗数据实时共享未开放。二是用户体验有待提升。老年人群体庞大,文化程度和生活习惯差异较大,用户需求相对复杂,需要产品不断更新迭代,目前试点的产品尚未进入优化阶段。三是商业模式尚不成熟。许多产品与模式只在部分地区试点推广,缺乏规模经营,相关公司规模小,产业链尚未形成,产品同质化严重。

5. 均衡化不够，资源配置失衡

我国老年健康服务面临着城乡结构的不平衡等问题,区域间的医疗资源,以及敬老院、老年公寓、托老所、老年护理院等无法共享。同时,医疗机构与居家养老、社区养老和机构养老之间的服务对接仍存在很多薄弱之处,医养结合尚未在全社会范围内得到充分落实。

6. 市场化较低，社会参与不够

我国老年健康服务主要依赖于家庭和公立性服务机构,市场化程度较低。市场在我国老年健康服务资源配置中的作用尚未充分发挥,社会资本参与医疗、养老、体育健身设施建设相对较低,老年健康服务项目市场化运营的经验积累较少。

7. 保障性较低，支付体系不全

现阶段“医养结合”养老模式将老年人基本医疗卫生服务下沉到社区后报销的相关标准和程序并不完善,存在着以下三个难点。一是报销范围难以确定。医疗报销在住院和门诊间的选择难,老年人家庭病床所提供的医疗服务及药品的报销难。主要原因是城乡居民医疗保险以大病统筹为主,大部分地区门诊报销比例很小或者不予报销,慢性病药品的报销也存在争议。二是报销程序不够顺畅,医疗保险异地转接仍存在困难。三是养老机构很难获得医保定点资格,即使获得,保额也不高。在医养结合养老机构发展进程中,医保定点和医保额度也起到关键性作用。现存大多数养老机构不是医保定点,医疗费用不能进行报销,致使大量失能老人长期占用医院床位,真正需要医疗资源的老人却享受不到医疗资源。目前国内注册的养老机构有 25 133 家,可使用医保的仅 1857 家,占 7.4%,究其原因,还是目前我国在养老服务事业中,缺少

医疗报销体系。即使是医保定点单位，其医保额度又很低，根本无法满足失能老人强烈的医疗需求。

8. 标准化缺失，监管体系滞后

老年健康服务监管体系滞后、服务标准缺失现象仍然存在，导致老年健康服务行业发展不规范、服务质量层次不齐。老年服务项目、服务内容、技术产品、技术操作、质量考核及人才队伍、机构硬件设施等方面的规范化和标准化建设都有待加强。

（二）中国老年健康服务的对策建议

针对我国老年健康服务业存在的问题，我国需加强顶层设计，统筹规划、合理布局，在积极应对人口老龄化的政策框架下完善老年健康服务体系、保障体系所需的制度建设和能力建设，充分调动市场积极性，以信息化平台为支撑有效对接各类服务资源和服务途径，形成养老服务与健康服务间、公益机构与商业机构间的相互补充、相互促进、协同发展的发展体系，以支持老年健康基本服务和特需服务的多元化发展，满足不同年龄、不同健康水平、不同家庭实际情况的多层次需求。

1. 拓宽服务内容，发展新型服务

在"生物—心理—社会医学"理念下，应科学分析和识别老年群体有效需求，与时俱进地把握新形势下的老年健康服务需求特征，创新服务模式，拓宽服务内容，发展新型服务。在"互联网+"的框架下，以便于操作、方便使用、适合老人生理特征、符合老年人购买能力和接受能力为导向，以社区为基本载体，发展自我健康管理、可穿戴设备、在线患者社区、导医服务、健康档案管理、急救互助、呼叫中心和线下服务指挥调度中心等服务工具，推进电子病历、社区家庭信息的一体化，拓展远程医疗、生活照料、辅具配置、心理疏导、饮食调护、运动养生、健康咨询和护理保险等服务。

2. 并举多种举措，拓宽服务途径

一方面，通过制定养老机构与医疗机构的合作机制，落实医疗机构特别是社区卫生服务中心对辖区内养老机构医疗卫生服务责任，引导医疗卫生服务资源进入养老机构，例如，在医疗机构和养老机构之间建立转诊机制，鼓励医疗机构为合作的养老机构患病老人建立绿色通道，简化就医流程；部分有条件的医疗机构可依托急救中心定点急救站，为养老机构入住老人提供重急症的快速转诊治疗服务；鼓励医疗机构为养老机构入住老人实行各类优先优惠措施，如开设老年科室、组建快速诊疗团队等；为合作的养老机构入住老年人上门提供基础医疗服务、定期医疗检查、远程会诊等服务。另一方面，调动社会力量，兴办更多"医养结合"型养老机构。例如，可通过自建医院、内设卫生所（室）和医务室等方式，或服务外包、委托经营的方式吸引各级各类医院参与"医养结合"型养老机构的运营管理，并以此构建"医养结合"型养老机构与医院联合运行的养老模式。

3. 强化科技支撑，助力健康老龄

要实现健康老龄化，就必须提供前瞻性的高质量科技供给。因此，亟需提升科学技术在老年服务领域专业技术层面的支撑力，尤其是提升科技产品的适老性。不仅要将更多新技术应用到老龄领域，还要通过提供专项经费支持、加强专利保护等措施，鼓励专门针对老年人、考虑老年人使用体验的科研项目。科技产品生产商和企业应该紧跟老年人需求和时代发展步伐，生产和研发出适销对路的设备和服务。养老相关机构和企业应该对老年人进行市场细分，然后进行需求排序，对老年人迫切需求的科技产品加大其生产和研发力度，以不断提高用户满意度。

此外，必须全面推进老年医学学科基础研究，提高我国老年医学的科研水平；推行多学科协作诊疗，重视老年疾病的研究；大力推进老年医学研究中心及创新基地建设，促进医研企共同开展创新性和集成性研究，打造高水平的技术创新与成果转化基地。

与此同时，针对目前老年相关疾病尤其是老年慢性疾病防治攻关中亟需解决的薄弱环节加强科技创新部署。在科技创新 2030 重大项目中，强化老年相关疾病防治的基础前沿研究、诊治技术和应用示范的全链条部署；充分发挥国家临床医学研究中心及其协同网络在临床研究、成果转化、推广应用方面的引领示范带动作用，持续提升我国老年相关疾病防治的整体科技水平。

4. 加快人才培养，提升专业能力

积极探索和优化老年健康服务人才培养模式，加快老年健康从业人员培养，提高老年护理队伍整体素质；加大对现有从业人员的支持和培养力度，优化老年健康服务人才的激励制度，充分体现服务人员的劳动价值，保障可持续发展。

立足老年健康服务产业基本需求，理论与技能相结合、临床与基础相结合、传统中医与国外医药相结合、产业理论与药学知识相结合，培养全方位、多层次、复合型人才；在各个高校设置老年健康护理专业、老年健康管理专业、老年健康产业专业等，为各级养老机构、从事老年健康事业工作的管理部门（民政部门、老龄委、事业单位、社区等部门）和致力于老年健康的企业提供专业人才。

在老年基础护理人员培养上坚持实行专业化、职业化和志愿者相结合的原则，加大老年健康服务队伍建设力度，将护理人员分为专业护理及业余护理两大类。针对专业护理人员开展职业认证和职业培训，加强专业度、技能、耐心及体力培训，教授基本临床护理技能、医学和心理学知识，规范护理人员准入和证书等级划分制度，确保老人护理需求。针对业余护理人员，以志愿者为主，采取机构岗前培训方式，教授一些基础护理技能和知识，为享有低保、家庭困难老人提供免费或者低收费服务。

5. 合理配置资源，提高服务效益

开展需求调查和科学评估，从服务对象真实需求出发，因地制宜、合理配置资源，加强医疗机构与居家养老、社区养老和机构养老之间的服务对接，弥补重大缺口，促进区域均衡发展；积极引导社会资源，通过多渠道筹集资金、社会投资等途径，扩大老年健康服务覆盖面，提高服务资源利用效率，实现服务资源效益最大化。

1）大力发展社区卫生服务和全科医生资源，形成老年医疗卫生服务的主体

落实深化医药卫生体制改革要求，将老年人作为社区卫生服务的重点人群，为其提供方便可及且可负担的预防保健、常见病诊疗和转诊、康复和慢性病管理等一体化服务。一是老年健康教育和健康管理。通过宣传预防老年病的知识、老年人健康体检和建立健康档案工作，加强对高危人群和高危因素的干预，实现疾病的早预防、早发现和早治疗，降低发病率、延缓疾病过程。二是发展社区康复服务。落实将社区卫生服务中心住院病床主要用于护理康复的要求，并将部分一级或二级医院转型为护理院，明确其功能和任务，完善服务设施配备，发展专职康复保健人员队伍。三是推广家庭病床等各类入户服务项目。大力发展以全科医生为主体的家庭医疗卫生签约服务，提高家庭病床的覆盖面。四是探索开展政府补贴的社区照料和保健服务项目，采取购买服务方式，激励社会机构提供居家护理和其他生活照料服务。

2）加强养老机构与医疗卫生机构的合作，提高养老机构的医疗和护理服务质量

加强各类养老机构内设医务室的规范化建设，明晰医务室的功能定位、服务范围、人员和设备配备等要求，使养老服务机构与当地医疗卫生机构建立长期合作关系。采取与全科医生或社区卫生服务机构签约

的方式，为养老机构开展上门医疗服务和技术指导，满足老年人医疗需求，提高养老机构护理服务能力。

3）发展老年专科医院和综合医院的老年科，为老年医疗服务提供高质量的技术支撑

加强高水平的老年专科医院或大型综合医院的老年病科建设，为老年人提供综合性的急重症门诊和住院服务。同时。完善医院和社区医疗卫生服务机构之间的双向转诊机制，采取支付方式改革等措施，引导医院将急症治疗后的老年患者转诊到社区医疗机构的康复病床或家庭病床，从而降低医疗费用，提高医疗系统的效率。

6. 促进多方联动，鼓励社会参与

将老年健康服务的发展统筹到整个国民经济和社会发展中，制定科学合理的发展目标，明确产业发展重点与方向，营造公平竞争的市场环境，调动市场机制，形成政府指导、社会支持、民间参与的老年健康服务产品多元化发展格局，完善老年健康服务的创新链、产业链和价值链。

1）探索老年健康服务产业连锁经营模式，加强市场认知和推广

探索老年健康服务产品连锁经营模式，应在经济比较发达地区优先进行试点，提供高品质、高质量、专业化产品和服务，统一宣传广告、服务规程和业务流程，实施特色经营，树立独特企业形象，加深品牌信任度、市场认知度；逐层推进，进而推广到经济发展水平较差地区，拓展经营网点，实现产品推广，市场范围不断扩大。同时，利用连锁经营模式实现品牌产品国际化，拓展国外市场，带动物流等产业联动发展。

2）促进老年健康服务的企业联合和培育龙头企业

通过培植一批老年健康服务产业名牌企业，组织引导中小企业依托龙头企业的带动力和核心竞争力，协作互补，拉长产业链条，实现资源互补共享。在企业联合和培育龙头企业的过程中，国家应在政策、财政、税收等方面给予不同的支持，积极为企业提供各种企业并购、重组和发展上市的指导，在金融上提供银行贷款等方面支持。

7. 加强健康普及，提升科技素养

老年人是科技养老产品和服务的最终消费者，因此老年人的科技素养会影响其对待科学知识及科技智能产品和服务的态度，科技素养不高，不会或者不愿使用现代科技设备，均不利于我国养老科技成果的转换，也不利于老有所养、老有所乐的和谐社会构建。因此，需要加强针对老年人的健康知识宣教普及，提高老年人的科技素养。

引导鼓励老年人根据自己需求选择学习内容、接受继续教育，提高自身科学的认识观念，以及使用和操作养老科技产品的能力。鼓励老年人参加多种学科课程，比如音乐、绘画、舞蹈、科普知识等，通过科学技术课程学习，培养老年人对科学技术知识的兴趣，引导老年人跟上时代步伐的同时，又对老年人的精神空虚、情感冷漠起到很好的调节作用。

鼓励老年大学、老年活动中心、基层老年协会、妇女之家、残疾人康复机构及有资质的社会组织等宣传心理健康知识。培训专职、兼职社会工作者和心理工作者，引入社会力量，为空巢、丧偶、失能、失智老年人、留守妇女儿童、残疾人和计划生育特殊家庭成员提供心理辅导、情绪疏解、悲伤抚慰、家庭关系调适等心理健康服务。

8. 完善服务监管，规范服务市场

加强顶层设计，制定老年法律、标准和规范，推进老年健康服务立法进程，构建和完善法律调控机制，以法律形式明确产业定位，规范经营行为，确保老年健康市场良性运转。提高老年健康服务标准化水平，制定重点行业标准和规范，加强质量、安全、技术认证和服务标准的立法工作。完善监督机制，明确监管部门职责，依法规范从业机构行为，强化日常市场监管，严肃查处不法行为，确保老年健康产品质量和安全，保障市场平稳运行。

1）制定多元化的质量评估标准体系

针对老年人的医疗服务、预防保健服务、养生服务、护理服务、心理服务、营养服务和康复服务等，研究制定满足各类需求的质量评估标准体系，并在对应主管部门的框架下对公共服务机构和商业服务机构的服务质量进行评估，以此在引导和鼓励服务质量不断提升的同时，为养老机构分类管理制度等多种政策或激励制度的发展提供科学依据，使老年健康服务市场更加完善与规范。

2）建立长期护理补贴或者保险制度

为缓解长期失能残障老年人家庭的经济负担和照料成本，应探索建立适合中国国情的长期护理补贴或保险制度。建议由政府建立老年人健康状况的评价体制，根据老年人需要接受的服务类别对为其提供服务的家庭护理人员、家庭病床、社区老年护理病床和服务项目、老年护理院等进行补贴。也可以探索建立社会性长期护理保险，鼓励各地根据具体情况，在基本医疗保障制度体系中设立长期护理险种。在筹资和报销水平、管理和经办等方面进行探索，在试点的基础上逐步建立统一的保险制度。同时，针对中高收入的中老年人发展商业性长期护理保险项目，满足其更高层次的护理需求。

参 考 文 献

杜鹏, 董亭月. 2015. 促进健康老龄化: 理念变革与政策创新——对世界卫生组织《关于老龄化与健康的全球报告》的解读. 老龄科学研究, 31(12): 5-12.

辜胜阻, 方浪, 曹冬梅. 2015. 发展养老服务业应对人口老龄化的战略思考. 经济纵横, (9): 7-13.

李家伟. 2012. 公平配置医疗资源, 从根本上破解老年人"看病难". 中国老年, (7): 33.

闾志俊. "互联网＋"背景下智慧养老服务模式. 中国老年学杂志, (17): 4321-4325.

倪江崴. 广州市民间资本进入养老服务产业: 109-111.

王红漫. 2019. 重视中国老年人群健康状况　推进健康老龄化国家战略. 中华流行病学杂志, 40(3): 259-265.

原辉. 2019. 2020 年我国老年消费市场规模将达 3.79 万亿元. 老同志之友: 下半月, (5): 14.

张丽, 严晓萍. 2019. 智慧养老服务供给与实现路径. 河北大学学报 (哲学社会科学版), 44(4): 96-102.